护士安全用药手册丛书

# 儿科护士安全用药手册

主 编 武爱萍 王 帅

副主编 朱桂梅 朱丽媛 赵 艳

U0297308

中国医药科技出版社

## 内 容 提 要

本书是"护士安全用药手册丛书"之一,内容由总论、各论、附录和索引四部分组成。总论部分主要介绍合理用药的基本知识,药品的管理与贮藏、特殊药品的管理,儿科护士用药的各项管理规定及婴幼儿各时期安全用药特点等。各论部分按【适应证】【用法用量】【操作要点】【不良反应】【应急措施】【用药宣教】等介绍药物的合理应用。本书供临床护理人员合理、安全用药参考使用。

## 图书在版编目(CIP)数据

儿科护士安全用药手册/武爱萍,王帅主编.—北京:中国医药科技出版社,2018.4
(护士安全用药手册丛书)
ISBN 978 - 7 - 5214 - 0002 - 1

Ⅰ.①儿… Ⅱ.①武… ②王… Ⅲ.①小儿疾病—用药法—手册 Ⅳ.①R720.5 - 62

中国版本图书馆 CIP 数据核字(2018)第 050288 号

**美术编辑** 陈君杞
**版式设计** 张 璐

出版 中国医药科技出版社
地址 北京市海淀区文慧园北路甲 22 号
邮编 100082
电话 发行:010 - 62227427 邮购:010 - 62236938
网址 www.cmstp.com
规格 787×1092mm ¹⁄₃₂
印张 9⅜
字数 261 千字
版次 2018 年 4 月第 1 版
印次 2018 年 4 月第 1 次印刷
印刷 三河市航远印刷有限公司
经销 全国各地新华书店
书号 ISBN 978 - 7 - 5214 - 0002 - 1
定价 **38.00 元**

# 编委会

# 编者序

　　临床用药安全是护理安全管理中的重中之重，是减少医疗纠纷、保证医疗质量与患者安全的有效措施。有研究报道：在美国，住院患者所受到的医疗伤害占 3.5%，其中因用药疏忽或错误占 7%。我国一项研究显示，与用药安全有关的缺陷占所有护理缺陷的 33.5%。护士是药物治疗的直接执行者和观察者，在整个用药过程中始终处于第一线。安全有效地使用药物，是临床护士最基本的职责，也是护理管理者监控的重点。

　　护理人员是药品不良反应的直接发现者和上报者，其对药品不良反应的认知与处置非常重要。及时正确地处理不良反应，是保证患者安全的重要因素。本丛书对于不良反应大的药物，均给出了不良反应的处理方法和预防措施。

　　安全用药离不开患者的配合，患者的用药教育，也关乎治疗的成败，甚至可以危及患者的生命安全。由于专业知识有限，一些护理人员对患者的用药宣教不到位，甚至有的护理人员不会、不敢对患者进行用药宣教。如使用胰岛素的患者，护理人员应该在注射后 15 分钟，提醒患者进食，但很多护理人员并未做到。本丛书特别增加了【用药宣教】这一栏目，解决护理人员用药宣教的难题。

　　多年来针对护士用药安全的书籍很少，临床工作中护理人员迫切需要补充药学知识，特别是关于注射用药物配制、不良反应认知与处理、用药宣教等方面的知识。基于此，我们组织了在临床一线工作多年的药学、护理及临床的专家编写了此丛书。

本丛书根据临床特点分为五个分册，每个分册均由总论、各论和附录组成。总论部分简要介绍合理用药的基本知识，药品的管理和储藏、特殊药品的管理，以及涉及药品管理的各项管理规定、安全用药特点等。各论部分以各专业的疾病系统分类，常用药物按药理作用分类，简明介绍药物特点、临床应用和操作时注意的关键点，分设【适应证】【用法用量】【操作要点】【不良反应】【应急措施】【规格】【贮藏】及【用药宣教】等。附录部分根据专业的不同，设置不同的附录。

编写本丛书旨在为一线的护理人员合理用药、安全用药提供参考，使护理人员更好地掌握药物的特性，正确判断用药风险，及时恰当地进行用药宣教，减少不良反应的发生，避免因用药宣教不到位而发生的用药风险。

本丛书在编写过程中参考了大量的文献资料，由于水平有限，难免会出现疏漏与不足，望广大读者批评指正。随着科学的发展，药品知识更新很快，包括药品说明书的更新，具体临床实践中应以药品说明书为准。

丛书编委会
2018 年 1 月

# 目录

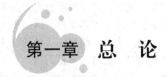

# 第一章 总 论

## 第一节 合理用药的基本知识

### 一、合理用药的概念

合理用药是指根据疾病种类、患儿状况和药理学理论选择最佳的药物及其制剂，制定或调整给药方案，以期有效、安全、经济地防治和治愈疾病的措施。

**1. 合理用药的重要性** 药物在疾病的预防、诊断和治疗中不可或缺，但其作用具有"双重性"，一方面其可以防治疾病，另一方面使用不当会造成严重不良后果。合理用药可以取得良好的治疗效果；不合理用药，轻则疗效不佳，延误诊断和治疗；重则加重病情，甚至导致死亡。随着医药技术的发展，药物的品种越来越多，为人类抵御疾病提供了有力的武器。但是不合理使用也会带来极大的危害。

**2. 合理用药的基本概念** 世界卫生组织和美国卫生管理科学中心，对合理用药制定了以下7条标准：①药物正确无误；②用药指征适宜；③药物的疗效、安全性、使用及价格对患儿适宜；④剂量、用法、疗程妥当；⑤对患儿没有禁忌证，可预见的不良反应最小；⑥药品调配及提供给患儿的药品信息无误；⑦患儿遵医嘱情况良好。

**3. 合理用药原则** 在使用药物时必须遵循安全、有效、经济、适当等合理用药的原则。

（1）安全性 安全性是合理用药的前提。安全性是合理用药的首要条件，体现了对患儿生命安全的保护。患儿应承受最小的治疗风险而获得最大的治疗效果。安全性是相对的。安全性越大即有效剂量和产生严重不良反应的剂量之间范围越宽，尽管一些药物安全性很窄，但临床上不得不用。例如华法林，它作为一种抗凝血剂，同时可导致出血。使用华法林的患儿须经常检测了解达到抗凝效果的药量是否过量或不足。

（2）有效性 在保证安全性的前提下，有效性是合理用药的关键。"药到病除"是药物的治疗目的，通过药物的作用达到预期的治疗目的。不同的药物其有效性的表现明显不同，分别为：①根治致病原，治愈疾病；②延缓疾病进程；③缓解临床症状；④预防疾病发生；⑤避免某种不良反应的发生；⑥调节人的生理功能。判断有效性的指标有多种，临床常用治愈率、显效率、好转率、无效率等来判断。

（3）经济性 经济性并不是指尽量少用药或使用廉价药品，经济性的正确含义就是要以消耗最低的药物成本，实现最好的治疗效果。尽可能少的药费支出换取尽可能大的治疗收益，合理使用有限医疗卫生资源，减轻患儿及社会的经济负担。

（4）适当性 合理用药最基本的要求是将适当的药品，以适合的剂量，在合适的时间内经适当的用药途径给相应的病人使用以达到预期的治疗目的。

**4. 合理用药注意事项**

（1）合理用药是指安全、有效、经济地使用药物。优先使用基本药物是合理用药的重要措施。

（2）用药要遵循的原则，即能不用就不用，能少用就不多用，能口服不肌内注射，能肌内注射不静脉输液的原则。

（3）购买药品注意区分处方药和非处方药，处方药必须凭执业医师或执业助理医师开具的处方购买。

（4）阅读药品说明书是正确用药的前提，特别要注意药物的禁忌、慎用、注意事项、不良反应和药物间相互作用等事项。

（5）处方药要严格遵医嘱，切勿擅自使用。特别是抗菌药物和激素类药物，不能自行调整用量或停用。

（6）任何药物都有不良反应，非处方药长期、大量使用也会导致不良后果。

（7）儿童以用肝脏、肾脏功能不全的患儿，用药应当谨慎，用药后要注意观察；从事驾驶、高空作业等特殊职业者要注意药物对工作的影响。

（8）药品存放要科学、妥善，防止因存放不当导致药物变质或失效。

（9）接种疫苗是预防一些传染病最有效、最经济的措施，国家免费提供一类疫苗。

（10）保健食品不能替代药品。

## 二、药物的不良反应

药物不良反应（adverse drug reactions，简称 ADR）是指正常剂量的药物用于预防、诊断、治疗疾病或调节生理功能时出现的有害的和与用药目的无关的反应。其特定的发生条件是按正常剂量与正常用法用药，在内容上排除了因药物滥用、超量误用、不按规定方法使用药品及质量问题等情况所引起的反应。

### （一）药物不良反应的种类

药品不良反应分为 A、B 两大类。A 类反应主要是毒副作用，B 类反应则为特异质或特应性反应。少数特异质者对于某种或某几种药物可出现极为敏感或极不敏感的反应。特应性的意思是"一个人所具有的特性；特有的易感性；奇特的反应"。B 类反应又可进一步分为遗传药理学不良反应和药物变态反应。A 类反应又称为剂量相关的不良反应，它是药物常规药理作用的延伸和发展。A 类反应的发生与药物在体内浓度的高低（或剂量大小）密切相关。

**1. 副作用** 是在能够起到治疗作用的正常剂量下，药物引起的一些与治疗目的无关的作用，这种作用是该药物本身固有的性质，而并非用药的品种、剂量、方法错误所引起的。例如，在给胆道、肠道、泌尿道平滑肌痉挛引起的各种绞痛的患儿使用阿托品皮下注射时，其解痉作用是阿托品的治疗作用；但阿托品还有抑制腺体分泌、散大瞳孔的作用，从而引起口干、抑制排汗、视物模糊、眼压升高等副作用。

**2. 毒性反应**　指用药剂量过大或用药时间过长，药物在体内蓄积过多引起的严重不良反应，一般比较严重，是可以预知和可避免的。

（1）**急性毒性**　短期内过量用药而立即发生的毒性。

（2）**慢性毒性**　长期用药在体内蓄积而逐渐发生的毒性。致癌、致畸、致突变也属于慢性毒性范畴。

**3. 变态反应或过敏反应**　指药物引起的病理性免疫反应，亦称过敏反应。过敏反应的发病率不高。主要有两种形式：一种是在用药当时就发生，称为即发反应；另一种是潜伏半个小时甚至几天后才发生，称为迟发反应。轻则表现为皮疹、哮喘、发热；重则发生休克，甚至可危及生命。青霉素的过敏反应率居各种药物变态反应的首位，其过敏性休克反应率也最高，占用药人数的0.004%～0.015%。上百种常用的药物均可不同程度地引起各种变态反应，甚至过敏性休克，临床用药时也不可忽视。对于常致过敏的药物或过敏体质的患儿，用药前应进行过敏性试验，阳性反应者应禁用该药。

**4. 后遗效应**　是指停药后原血药浓度已降至阈浓度以下而残存的药理效应。如前日晚上服用巴比妥类催眠药后，次日早晨仍有困倦、头晕、乏力等后遗作用。

**5. 继发效应**　又称治疗矛盾，是由治疗效应所带来的不良后果，如长期服用广谱抗菌药物受到次的二重感染。

**6. 特异质反应**　是一种性质异常的药物反应，通常是有害的，甚至是致命的，常与剂量无关，即使很小剂量也会发生。这种反应只在极少数病人中出现，如氯霉素导致的再生障碍性贫血发生率约为1/50000。特异质反应通常与遗传变异有关，例如伯氨喹、氨苯砜、阿霉素和一些磺胺类药物，甚至新鲜蚕豆在极少数病人中引起的溶血并导致严重贫血。就是因为这些个体的葡萄糖－6－磷酸脱氢酶（GbPD）缺乏。

**7. 药物依赖性**　是指在长期应用某种药物后，机体对这种药物产生了生理性或精神性的依赖和需求，分生理依赖和精神依赖两种。

具有依赖性特性的药物（或物质）有以下3类。①麻醉药品，即阿片类药物包括天然来源的阿片及其中所含的有效成分，如吗啡、可待因；也包括人工合成或半合成的化合物，如海洛因、哌替啶、美沙酮、芬太尼、可卡因、古柯叶、大麻等。②精神药物，即镇静催眠药和抗焦虑药，如巴比妥类和苯二氮䓬类等；中枢兴奋剂，如苯丙胺、甲基苯丙胺等；致幻剂如麦角二乙胺。③其他，如乙醇、烟草、挥发性有机溶剂等。

## （二）如何判断药物不良反应

1. 出现了与药物治疗目的无关的反应，而且出现时间与服药的时间有"因果"关系。

2. 出现的反应与该药说明书（或医生交代说明）中的不良反应相符。当然若不相符也不能完全排除嫌疑，也许是该药所致的新的不良反应。

3. 用药的反应不能用原有疾病或其他影响因素来解释。

4. 停用药物或减少用药剂量后，反应消失或减轻。

5. 再次服用同类药物后，出现同样的反应。一般来说，对已怀疑会出现不良反应的药物，不主张再次使用。但无意中再次用药可给判断提供依据。

6. 药物不良反应的症状，往往不同于原有疾病的症状；但有时却有些类似临床症状，应予以区别。

## （三）发生药物不良反应后应对的措施

1. 出现严重的不良反应，如尿量明显减少、黄疸、乏力等，可能是药物引起肝肾功能损害、血细胞减少等，患儿应立即停药，并及时就医。

2. 对药物产生过敏反应，或者由于遗传因素造成的特异性反应，如过敏性休克、过敏性药疹、磺胺药引起的溶血性黄疸等，一经发现，应立即停药。因为这一类不良反应与用药的剂量无关，而且反应的严重度难以预料。

3. 不良反应的产生与服药剂量有关，而且反应较重，难以耐受者需减量或改用其他药物。

4. 药物不良反应较轻，按病情不允许停药时，可继续用药，同时做对症处理。

## （四）不良反应上报

**1. 新的药品不良反应** 是指药品说明书中未载明的不良反应。该药品的说明书是判断是否为新的药品不良反应的唯一依据。注意：必须在 15 日内上报。

**2. 严重药品不良反应** 是指因服用药品引起以下损害情形之一的反应：①引起死亡；②致癌、致畸、致出生缺陷；③对生命有危险并能够导致人体永久的显著的伤残；④对器官功能产生永久损伤；⑤导致住院或住院时间延长。

注意：严重的、除死亡事件外必须在 15 日内上报；死亡的不良反应事件要即时上报。

**3. 一般的药品不良反应** 是指新的、严重的药品不良反应以外的所有不良反应。

## 三、药物相互作用

药物相互作用（drug interation）系指两种或两种以上的药物同时应用时所发生的药效变化。即产生协同（增效）、相加（增加）、拮抗（减效）作用。合理的药物相互作用可以增强疗效或降低药物不良反应，反之可导致疗效降低或毒性增加，还可能发生一些异常反应，干扰治疗，加重病情。作用增加称为药效的协同或相加，作用减弱称为药效的拮抗，亦称谓"配伍禁忌"。

药物相互作用主要有药效学相互作用和药代动力学相互作用两个方面。

**1. 药效学相互作用**

（1）相同受体上的相互作用 药物效应可视为与机体中存在的受体或效应器相互作用的结果，不同性质的药物对于同一受体可起到激动或抑制两种相反的作用。因此，作用于同一受体的药物联合应用，在效应上可产生加强或减弱的不同结果，例如氨基糖苷类抗生素相互作用，其抗菌作用相加，但耳毒性、肾毒性作用也同样相加；利福平和异烟肼合用，可防止结核菌产生耐药。

（2）相同生理系统的相互作用　这种药物合用的相互作用是通过受体以外的部位或相同生理系统而实现的药物效应的减低或增强，例如抗组胺药、麻醉性镇痛药、抗抑郁症药等可增强镇静催眠药的作用。

（3）某些药物的相互作用　可能是由于使体液成分和水、电解质平衡发生变化，例如排钾利尿药的长期应用可造成低血钾症，与非去极化型肌松药合用可能产生持久性肌肉麻痹。

**2. 药代动力学的相互作用**　由于相互作用改变了药物的吸收、分布、排泄和生物转化，导致产生药理效应的可利用药量的增减变化，从而影响了药物效应。

（1）改变胃排空与肠蠕动　大多数药物主要在肠道吸收，从胃排入肠道的速度为药物到达吸收部位的限速步骤，影响胃排空，使药物提前或延迟进入肠道，将加强或减少吸收，而使药效增强或减弱。多潘立酮加强胃肠蠕动，促使同服药物提前进入肠道，加速吸收而增效，如对乙酰氨基酚。相反，如对乙酰氨基酚与阿托品合用可减弱胃肠道蠕动，则可减弱对乙酰氨基酚的效果。另外，某些药物在消化道内有较固定的吸收部位，如地高辛只能在小肠的某一部位吸收，莫沙必利能增强胃肠蠕动，使胃肠内容物加速运行，缩短药物与吸收部位的接触时间影响吸收而降低疗效。相反，阿托品可减弱胃肠蠕动，使药物在吸收部位滞留时间延长，由于增加吸收而增效。

（2）竞争与血浆蛋白结合　许多药物进入体内可与血浆蛋白相结合，血浆蛋白结合的药物暂时失去活性，但这种结合是可逆的，结合体可分解而重新释放出具有活性的游离型药物，因此可作为药物的暂时贮存形式。每一种药物与血浆蛋白的结合大致有一定的比率，若由于某种原因使结合率降低，则因游离型药物的增多而作用增强。各种药物与血浆蛋白的结合能力强弱不一致，两种药物合用时，结合能力强的药物可使结合能力弱的药物从血浆蛋白质中置换出来，使结合力弱的药物在血中游离体的浓度高于正常，结果是作用增强，但同时也有引起中毒的危险，如抗凝血药物华法林因合用美洛昔康而使血中游离浓度增高，可导致危及生命的出血。

（3）诱导药物代谢酶 苯巴比妥、卡马西平、苯妥英钠等可诱导 CYP，加速经 CYP 代谢的药物的代谢。

（4）抑制药物代谢酶 与诱导药物代谢酶作用相反，有些药物具有抑制药物代谢酶活性的作用，往往可使与其合用药物的正常代谢受阻，致使其血浆浓度升高，结果是药效增强，同时也有引起中毒的危险，这些药物药物包括伊曲康唑、伏立康唑、克拉霉素等。

（5）尿液 pH 的改变影响药物的排泄 大多数药物是通过肾脏排泄的，尿液 pH 的变化可直接对其排泄产生影响，人尿液的 pH 可随食物和药物的影响而变化，应用碱性药物可使尿液碱化，则弱酸性药物排泄加快，而弱碱性药物排泄减少，因而可影响这些药物的血药浓度，使疗效和毒性发生变化，例如，巴比妥类药物中毒时，静脉滴注碳酸氢钠，碱化血液和尿液，既可减少药物在脑中的蓄积，又可加快药物从肾排泄，有助于中毒的解救。

（6）竞争肾小管排泌 对于经肾小管分泌而随尿液排泄的药物，由于药物的性质不同，其经肾小管分泌的难易也不尽相同。如丙磺舒和青霉素合用，由于丙磺舒较青霉素易于从肾小管分泌，即与青霉素竞争肾小管载体，使青霉素排泄减少，而升高青霉素的血药浓度而增强疗效。

## 四、药物的剂型和贮藏

### （一）药物的剂型

制剂即剂型，是指药物根据医疗需要经过加工制成便于贮藏与使用的一切制品。制剂约有几十种，简介如下：

**1. 液体制剂及半液体制剂**

（1）水剂（芳香水剂） 一般是指挥发油或其他挥发性芳香物质的饱和或近饱和水溶液。如薄荷水。

（2）溶液剂 一般为非挥发性药物的澄清水溶液，供内服或外用，如苯扎氯铵溶液。一些由中药复方提制而得的口服溶液，称为"口服液"（oral liquid）。

（3）**注射剂** 也称"注射液"，俗称"针剂"，是指供注射用药物的灭菌的溶液、混悬剂或乳剂。还有供临时制配溶液的注射用灭菌粉末，有时称"粉针"，如青霉素钠粉针。供滴注用的大容量注射剂俗称"大输液"。

（4）**煎剂** 是生药（中草药）加水煮沸所得的水溶液，如槟榔煎。中药汤剂也是一种煎剂。

（5）**糖浆剂** 为含药物或芳香物质的近饱和浓度的蔗糖水溶液，如复方右美沙芬糖浆。

（6）**合剂** 是含有可溶性或不溶性固体粉末药物的透明液或悬浊液，一般用水作溶媒，多供内服，如复方甘草合剂。

（7）**乳剂** 是油脂或树脂质与水的乳状悬浊。若油为分散相（不连续相），水为分散媒（连续相），水包于油滴之外，称"水包油乳剂"（油/水），反之则为"油包水乳剂"（水/油）。水包油乳剂可用水稀释，多供内服；油包水乳剂可用油稀释，多供外用。

（8）**醑剂** 是挥发性物质的醇溶液，如樟脑醑。

（9）**酊剂** 是指用不同浓度的乙醇浸出或溶解所得的醇性溶液，如复方土槿皮酊。

（10）**流浸膏** 将生药的醇或水浸出液浓缩（低温）而得，通常每1ml相当于原生药1g，如甘草流浸膏。

（11）**洗剂** 是一种悬浊液，常含有不溶性药物，专供外用（如洗涤创面、涂抹皮肤等），如炉甘石洗剂。

（12）**搽剂** 专供揉搽皮肤的液体制剂，有溶液型、混悬型、乳化型等，如酞丁安搽剂。

（13）**其他浸剂** 凝胶剂、胶浆剂、含漱剂、灌肠剂、喷雾剂、气雾剂、吸入剂、甘油剂、滴眼剂、滴鼻剂、滴耳剂等。

**2. 固体制剂及半固体制剂**

（1）**散剂** 为一种或一种以上的药物均匀混合而成的干燥粉末状剂型，供内服或外用，如冰硼散。

（2）**颗粒剂** 或称"冲剂"，系将生药以水煎煮或以其他方法进行提取，再将提取液浓缩成稠膏，以适量原药粉或蔗糖与之混合成为颗粒状，服时用开水或温开水冲服，如阿奇霉素颗粒。

（3）浸膏　将生药的浸出液浓缩（低温）使呈固体状后，加入固体稀释剂适量，使每 1g 浸膏与原生药 2～5g 相当，如莨菪浸膏。

（4）丸剂　系由药物与赋形剂制成的圆球状内服固体制剂，分糖衣丸、胶丸、滴丸、肠溶丸等。滴丸是一种新剂型，由药物与基质加热熔化混匀后滴入不相混溶的冷凝液中经收缩、冷凝而制成，如复方丹参滴丸。

（5）片剂　系由一种或多种药物与赋形剂混合后制成颗粒，用压片机压制成圆片状分剂量的制剂。新的剂型中尚有多层片、缓释片、泡腾片等。

（6）膜剂　又称薄片剂（lamellae），是一种新剂型，有三种形式：①系指药物均匀分散或溶解在药用聚合物中而制成的薄片；②是在药物薄片外两面再覆盖以药用聚合物膜而成的夹心型薄片；③是由多层药膜叠合而成的多层薄膜剂型。按其用途有：眼用膜剂、皮肤用膜剂、阴道用膜剂、口服膜剂等，如盐酸克仑特罗膜、壬苯醇醚膜等。

（7）胶囊剂　系将药物装于空胶囊内制成的制剂。

（8）微型胶囊　简称"微囊"，系利用高分子物质或聚合物包裹于药物（固体或液体，有时是气体）的表面，使成极其微小的密封囊（直径一般为 5～400μm），起着遮盖或保护膜的作用，能掩盖药物的苦味、异臭，增加药物的稳定性，防止挥发性药物的挥散，如维生素 C 微囊。

（9）栓剂　系供纳入人体不同腔道（如肛门、阴道等）的一种固体制剂，形状和大小因用途不同而异，熔点应接近体温，进入腔道后能熔化或软化。一般在局部起作用，也有一些栓剂，如对乙酰氨基酚栓，经过直肠黏膜吸收而发挥全身作用。

起全身作用的栓剂，已受到国内外重视，有了一些进展。具有如下优点：①通过直肠黏膜吸收，有 50%～75% 的药物不通过肝脏而直接进入血循环，可防止或减少药物在肝脏中的代谢以及对肝脏的不良反应；②可避免药物对胃的刺激，以及消化液的酸碱度和酶类对药物的影响和破坏作用；③适于不能吞服药物的患者，尤其是儿童；④比口服吸收快而有规律；⑤作用时间长，但亦有使用不方便、生产成本比片剂高、药价较贵等缺点。

（10）软膏剂　系药物与适宜的基质均匀混合制成的一种易于涂布在皮肤或黏膜上的半固体外用制剂、如氧化锌软膏。

（11）眼膏剂　为专供眼用的灭菌软膏，如红霉素眼膏。

（12）乳膏　又称"乳霜""冷霜""霜膏"，系由脂肪酸与碱或碱性物质作用而制成的一种稠厚乳状剂型，状如日用品中的雪花膏，较软膏易于吸收，不污染衣服（因本身含皂类，较易洗去）。根据需要有时制成油包水型，但多为水包油型，如哈西奈德乳膏。

（13）糊剂　为大量粉状药物与脂肪性或水溶性基质混合制成的制剂，如干髓糊。

（14）其他　还有硬膏剂、泥罨剂、海绵剂、煎膏剂、胶剂、脂质体、固体分散体等。

**3. 控制释放的制剂**　近年来有一类新发展起来的可以控制药物释放速率（缓慢地、恒速或非恒速）的制剂。制备时将药物置入一种人工合成的优质惰性聚合物中，制成内服、外用、植入等剂型。使用后，药物在体内或在与身体接触部位缓缓释放，发挥局部或全身作用。药物释放完毕，聚合物随之溶化或排出体外。本类剂型按其释放速率可分为缓释制剂及控释制剂。缓释制剂是指用药后可缓慢地非恒速释放；控释制剂是指用药后可缓慢地恒速或近恒速释放。

（1）口服缓释或控释制剂　例如缓释片或控释片，其外观与普通片剂相似，但在药片外部包有一层半透膜。口服后，胃液通过半透膜，进入药片内溶解部分药物，形成一定渗透压，使饱和药物溶液通过膜上的微孔，在一定时间内（例如24小时）恒速或非恒速排出。其特点是，释放速度不受胃肠蠕动和 pH 变化的影响，药物易被机体吸收，并可减少对胃肠黏膜的刺激和损伤，因而减少药物的不良反应。血药浓度平稳、持久。

此外，还可运用控释技术，将药制成缓释或控释糖浆、缓释或控释微粉剂，撒在软食物（如果酱、米粥等）上服用，为小儿或咽下困难的患儿服药提供方便。

（2）控释透皮贴剂　这是一种用于贴在皮肤上的小膏药，其所含药物能以恒定速度透过皮肤，不经过胃肠道和肝脏直接进入血流。这种制剂属于透皮治疗系统（transdermal therapeutic system），它由几种不同的层次组成：最外面是包装层，向内是药物贮池，再向内是一层多孔的膜，里面是一黏性附着层，此层上附有一保护膜，临用前撕下。贴膏贴上后，通过多孔膜，控制药物释放的速度。也可将药物混于聚合物之中，通过扩散作用缓缓释放出药物。目前这种治疗系统还只用于小分子药物（例如东莨菪碱、硝酸甘油）。如含东莨菪碱的贴膏，贴一次可在 3 天之内防止晕动病（恶心、呕吐等）有效。改变了过去由于东莨菪碱口服吸收快，易引起不良反应，不便用于防治晕动病的状况。

（3）眼用控释制剂　如控释眼膜，薄如蝉翼，大小如豆粒，置于眼内，药物即可定量地均衡释放。国内近年试制的毛果芸香碱控释眼膜，置入 1 片于眼内，可以维持 7 天有效，疗效比滴眼剂显著，并且避免了频繁点药的麻烦，不良反应也少见。氯霉素控释眼丸为我国首创的一种控释制剂，系根据我国传统药"龙虱子"设计的薄型固体小圆片，用先进的滴丸工艺制成。放入眼内后，能恒速释药 10 天，维持药物有效浓度，相当于 10 天内每 8.4 分钟不间断地滴眼药水一次，因此避免了频繁用药、使用不便的缺点。

## （二）药物的贮存

为保证药品在贮存期间不变质，一定要按规定的方法贮存。一般包装上均注明贮存方法，应予注意。

**1. 密闭保存**　这类药品宜用玻璃瓶密闭保存，用磨口瓶塞塞紧瓶口或用软木塞加石蜡熔封。开启后应立即封固。

（1）易因引湿而变性的药品　如苯妥英钠片、维生素 $B_1$ 片、颠茄浸膏片，以及各种胶丸、胶囊、浸膏等。

（2）易吸潮而变质的药品　如阿司匹林、硫酸亚铁、胃蛋白酶、胰酶、淀粉酶等。

（3）易风化的药品　硫酸亚铁、硫酸镁、硫酸锌、硫酸阿托品，磷酸可待因、硫酸奎宁、硼砂等。

（4）易于挥发的药品　如薄荷油、各种香精、乙醇、丁香油、水合氯醛、樟脑及各种制剂等。这类药品应密闭并在30℃以下处保存。

（5）在空气中易氧化或吸收　氧化而变质的药品：如维生素C、硫酸亚铁。

**2. 低温保存**　这类药品应放置在2~8℃的低温处。

（1）易受热而变质的药品　如丙种球蛋白、促皮质素、三磷酸腺苷、辅酶A、胰岛素、缩宫素、肝素、垂体后叶素注射剂各种生物制品（如脊髓灰质炎疫苗、破伤风抗毒素）等。

（2）易燃易爆易挥发的药品　如乙醚、无水乙醇、各种挥发油、芳香水、浓氨溶液、过氧化氢溶液、亚硝酸异戊酯等。这些药品除应低温存放外，还应密闭。

（3）易因受热而变形的药品　如甘油栓、对乙酰氨基酚栓等。

**3. 避光保存**　有些药物间光易分解或变质。这些药品大量时应装在遮光容器内，置于阴暗处或不见光的柜内；小量时可装在有色瓶中，必要时用黑纸包好。针剂应放在遮光的纸盒内。这类药品包括：利多卡因、毛花苷C、去甲肾上腺素、氢化可的松、醋酸可的松、维生素C、解磷定、硝普钠、哌替啶、普萘洛尔、甲氧氯普胺、氨茶碱、肾上腺素注射剂等。

**4. 冷冻保存**　有些生物制品须在冷冻条件下保存，以保证药效，如肉毒素。

**5. 防止过期**　药品的有效期是指药品在一定的贮存条件下，能够保持质量的期限。药品的有效期应根据药品的稳定性不同，通过稳定性实验研究和留样观察，合理制订。

到效期的药品，应根据《中华人民共和国药品管理法》规定，过期不得再使用。对有效期的药品，应严格按照规定的贮存条件进行保管，要做到近效期先出、近效期先用。

对于有效期的药品应定期检查以防止过期失效；账卡和药品上均应有特殊标记，注明有效期，以便于管理。

## 五、特殊药品的管理

为了确保用药安全，按照国家有关规定，医院应对麻醉药品、精神药品、毒性药品及放射性药品进行严格管理，管理内容应包括以下一些方面：

**1. 麻醉药品和精神药品的管理**

（1）经营资质 医疗机构需要使用麻醉药品和第一类精神药品的，应当经所在地设区的市级人民政府卫生主管部门批准，取得麻醉药品、第一类精神药品购用印鉴卡（以下称印鉴卡）。医疗机构应当凭印鉴卡向本省、自治区、直辖市行政区域内的定点批发企业购买麻醉药品和第一类精神药品。

设区的市级人民政府卫生主管部门发给医疗机构印鉴卡时，应当将取得印鉴卡的医疗机构情况抄送所在地设区的市级药品监督管理部门，并报省、自治区、直辖市人民政府卫生主管部门备案。省、自治区、直辖市人民政府卫生主管部门应当将取得印鉴卡的医疗机构名单向本行政区域内的定点批发企业通报。

医疗机构取得印鉴卡应当具备下列条件：①有专职的麻醉药品和第一类精神药品管理人员；②有获得麻醉药品和第一类精神药品处方资格的执业医师；③有保证麻醉药品和第一类精神药品安全储存的设施和管理制度。

（2）处方资质 医疗机构应当按照国务院卫生主管部门的规定，对执业医师进行有关麻醉药品和精神药品使用知识的培训、考核，经考核合格的，授予麻醉药品和第一类精神药品处方资格。执业医师取得麻醉药品和第一类精神药品的处方资格后，方可在本医疗机构开具麻醉药品和第一类精神药品处方，但不得为自己开具该种处方。

医疗机构应当将具有麻醉药品和第一类精神药品处方资格的执业医师名单及其变更情况，定期报送所在地设区的市级人民政府卫生主管部门，并抄送同级药品监督管理部门。

（3）处方管理 医疗机构应当对麻醉药品和精神药品处方进行专册登记，加强管理。麻醉药品处方至少保存 3 年，精神药品处方至少保存 2 年。为门（急）诊患儿开具的麻醉药品注射剂，每张处方为一次常用量；控缓释制剂，每张处方不得超过 7 天常用量；其他剂型，每张处方不得超过 3 天常用量。

第一类精神药品注射剂，每张处方为一次常用量；控缓释制剂，每张处方不得超过 7 天常用量；其他剂型，每张处方不得超过 3 天常用量。哌甲酯用于治疗儿童多动症时，每张处方不得超过 15 天常用量。

第二类精神药品一般每张处方不得超过 7 天常用量；对于慢性病或某些特殊情况的患儿，处方用量可以适当延长，医师应当注明理由。

为门（急）诊癌症疼痛患儿和中、重度慢性疼痛患儿开具的麻醉药品、第一类精神药品注射剂，每张处方不得超过 3 天常用量；控缓释制剂，每张处方不得超过 15 天常用量；其他剂型，每张处方不得超过 7 天常用量。

为住院患儿开具的麻醉药品和第一类精神药品处方应当逐日开具，每张处方为 1 天常用量。

对于需要特别加强管制的麻醉药品，盐酸二氢埃托啡处方为一次常用量，仅限于二级以上医院内使用；盐酸哌替啶处方为一次常用量，仅限于医疗机构内使用。

医疗机构应当要求长期使用麻醉药品和第一类精神药品的门（急）诊癌症患儿和中、重度慢性疼痛患儿，每 3 个月复诊或者随诊一次。

药师应当对麻醉药品和第一类精神药品处方，按年月日逐日编制顺序号。

**2. 毒性药品的品种与管理** 毒药系指毒性极大，用量稍大即可危及生命的药品，剧药的毒性仅次于毒药，多服易中毒；限剧药是指剧药中较毒而又常用的品种。毒性药品使用不当，会致人中毒或死亡，因此，必须遵照有关规定严加管理。化学药品类的毒性药品包括去乙酰毛花苷 C、三氧化二砷、升汞、水杨酸毒扁豆碱、亚砷酸钾、氢溴酸东莨菪碱、士的宁。

医疗单位供应和调配毒性药品，凭医生签名的正式处方。药店供应和调配毒性药品，凭盖有医生所在的医疗单位公章的正式处方。每次处方剂量不得超过 2 天极量。

调配处方时，必须认真负责，计量准确，按医嘱注明要求，并由配方人员及具有药师以上技术职称的复核人员签名盖章后方可发出。

**3. 放射性药品的管理** 放射性药品是指用于临床诊断或者治疗的放射性核素制剂或者其标记化合物。放射性药品与其他药品的不同之处在于，放射性药品含有的放射性核素能放射出射线。医疗单位设置核医学科、室（同位素室），必须配备与其医疗任务相适应的并经核医学技术培训的技术人员。非核医学专业技术人员未经培训，不得从事放射性药品使用工作。医院必须取得《放射性同位素使用许可登记证》才能使用放射性药品。

（1）放射性药品的保管 放射性药品应由专人负责保管。

①收到放射性药品时，应认真核对名称、出厂日期、放射性浓度、总体积、总强度、容器号、溶液的酸碱度以物理性状等，注意液体放射性药品有无破损、渗漏，注意发生器是否已做细菌培养、热原检查。做好放射性药品使用登记。贮存放射性药品容器应贴好标签。

②建立放射性药品使用登记表册，在使用时认真按项目要求逐项填写。并做永久性保存。

③放射性药品应放在铅罐内，置于贮源室的贮源柜内，平时有专人负责保管，严防丢失。常用放射药品应按不同品种分类放置在通风橱贮源槽内，标志要鲜明，以防发生差错。

④发现放射性药品丢失时，应立即追查去向，并报告上级机关。

（2）放射性药品的使用

①用于患儿前，应对其品种和用量进行严格的核对，特别是在同一时间给几个患儿服药时，应仔细核对患儿姓名及给药剂量。

②放射性药品在使用过程中除注意公众防护外，还应注意工作人员本身的防护，尽量减少对工作人员的辐射剂量，防止污染环境。

③发生意外事故（放射性药品的撒、漏等）应及时封闭被污染的现场和迅速切断污染的来源，防止事故扩大，对受污染人员及时采取必要的去污措施，若污染严重须报告上级有关部门和领导；若发生放射性药品源丢失或被盗，应立即追查去向并向主管部门报告。

（3）放射性废物的处理 放射性药品使用后残留和剩下部分被称为放射性废物。放射性废物有固体、液体和气体三种，故称"放射性三废"。"放射性三废"处理不当会造成周围环境的放射性污染，影响工作人员和周围居民的健康。因而妥善处理"放射性三废"是十分重要的。

①固体废物的处理主要采用放置法。被放射性药物污染的固体物质应存在固定的指定地点并采用适当的屏蔽物加以防护，待其自然衰变后；当作非放射性废物处理即可。如为过期的发生器吸附柱应标明日期并用塑料袋包装后置于贮源室，待其自然衰变后再处理。

②液体废物的处理应根据放射性物质的最大容许浓度、化学性质、放射性强度、废液的容积以及下水道的排水设备等情况进行不同的处理。一般采用放置法，半衰期短的也可用稀释法达到容许排放水平。放射性强度低的废水也可直接排入下水道，但其放射性浓度不得超过露天水源中限制尝试的 100 倍。不能直接排入下水道的放射性废液，可采用衰变池贮存十个半衰期后排入下水道。

③气体废物的处理易产生气体的放射性药物在开瓶、分装时应在通风橱内于通风条件下操作。通风橱排气口应高出周围 50m 以内的屋顶 3m 或 4m。以使放射性废气直接排入高空。通风橱排气口的过滤装置，应视使用情况定期更换。

**4. 药品有效期管理** 药品的有效期是指药品在一定的贮存条件下，能够保持药品质量的期限。部分药品，尤其是抗生素类、生物制品、脏器制品，由于其本身不稳定以及受外界因素的影响，会逐渐发生药效降低、毒性增加，有的甚至不能供药用。为了确保药品的质量和用药安全，对这些药品均规定了在一定贮存条件下的有效期限，应严格遵守特定的贮存条件，并在有效期限内使用，两者均不可忽视。

药品批号一般均由六位数字组成，前两位表示年份，中间两位表示月份，末两位表示日期。如批号为 830203，则表明此产品是 1983 年 2 月 3 日生产的。有的药厂在产品批号上不但包括年、月、日还包括分号。如 811011－4 中的 4 即为分号，以短横线连

于年、月、日号之后，表明该产品是 1981 年 10 月 11 日生产的第
4 批。进口药品批号、制造日期、失效日期的缩写和原文如下：

批号：Bat. No. （Batch Number）

Lot. No. （Lot Number）

制造日期：Date of manufacture

Mft. date （Manufacture date）

Manuf. date （Manufacture date）

失效日期：Exp. date （Expiration date 或 Expiry date）

从制造之日起 X 年内有效：X years from date of manufacture

在 X 年 X 月之前使用：Use before：month，year. 如 Use be-
fore：Nov. 2016，即在 2016 年 11 月之前使用。

英、德、法等国的药品常常以日/月/年的顺序排列；美国药
品有些是以月/日/年顺序排列；日本药品则常以年/月/日顺序
排列。

有效期与失效期的含义不同，二者区别为：标失效期为 2019
年 12 月者，系指该药品用到 2019 年 11 月底为止；标有效期为
2019 年 12 月者，系指用到 2019 年 12 月底为止。对有失效期限
的药品，应按效期分别存放，并按月挂牌示意，使用及发放时应
掌握"近期先出，陈货未尽，新货不出"的原则。凡有失效期的
药品均有不稳定因素，因此应注意质量检查。

已到期的药品，如需延长使用，应送请当地药检部门检验
后，根据检验结果，确定延长使用期限。

有效期药品品种及有效期限请参阅国家卫生健康委员会规定
文件或药品说明书。

**5. 危险性药品的管理** 危险性药品系指受光、热、空气等影
响可引起爆炸、自燃或具有强腐蚀性、刺激性、剧毒性的药品。
对于这类药品，必须严格管理，以防发生火灾、爆炸、毒害事
故，确保人员及物资安全。

易燃液体药品均具有挥发性，其蒸气与空气混合后即可成为
易燃、易爆的气体（有些蒸气还有毒性）。对于这类药品，包装
应紧密，库房必须通风，不可接近炉火或受日光曝晒，容器也不
宜装满（不应超过容器容积的 95%），以免因受热膨胀，造成容

器渗漏或爆裂。常用易燃液体危险药品有：乙醚、乙醇、丙酮、苯、甲苯、石油醚、松节油、火棉胶等。

腐独性药品滴落于皮肤上，可引起灼伤，严重者能使组织坏死。有些还可产生刺激性的蒸气，损害呼吸道。这类药品必须严密包装，于干燥阴凉处存放，轻取轻放，防止碰击，切勿将可相互起化学反应的药品放在一起，以免引起爆炸和火灾。酸液不得露天存放，应避阳光和雨雪。常见强腐蚀性药品有：盐酸、硫酸、硝酸、冰醋酸、溴、氢氧化钠、氢氧化钾等。

氧化剂具有强烈的氧化性能，其本身虽不燃烧，但在空气中遇酸类或受潮湿、强热，或与易燃物、可燃物接触，即可分解引起燃烧和爆炸；易爆炸品在受到高热、摩擦、冲击或与其他物质接触发生作用后即可发生剧烈反应，产生大量气体和热量，引起爆炸。因此，氧化剂和爆炸性药品必须严密装封，置于干燥、阴凉、通风处，与有机物、易燃物隔离，严防碰撞，避免日晒、雨淋。

## 六、儿童合理用药基本原则

### （一）基本原则

儿童用药的基本原则包括正确诊断及选择合理药物、正确的给药方法（包括剂量、途径、给药时间），避免药物滥用、错用及重复使用。

**1. 正确诊断及选择合理药物** 正确诊断是合理用药的重要前提。根据诊断有针对性地选择药物，尤其是抗感染药物。

**2. 掌握正确用药剂量** 严格按照说明书中规定剂量执行，不宜擅自增加与减量，儿童按年龄、体重或体表面积计算小儿剂量。临床上结合病情及疾病适当调整。选择适当地给药途径根据疾病的种类与严重程度，能口服不选肌内注射、可肌内注射不选择静脉给药，最大程度降低输液带来的风险；根据不同的药物选择合适的给药时间。

**3. 避免药物滥用、错用及重复使用** 心理、物理治疗可医治的，就不依赖药物；一种药物可治疗的疾病，就不应多种药物合用；通过血常规、细菌培养和药敏试验，确定是细菌、病毒感染及相应病原体感染后，有针对性地选择药物。

**4. 对患儿家长做出正确的用药指导** 让家长了解药物的不良反应，仔细观察儿童用药后反应，避免药物间、药物与食物间相互作用。

## （二）儿童安全合理用药注意事项

**1. 注意不同名称相同药物，避免重复给药** 有些药物，尽管商品名称不同，但化学成分相同，易发生重复给药，引起药物过量。如奇宏、瑞奇林、舒美特、希舒美，化学成分相同，均为阿奇霉素。有些复方制剂名称不同，但其中有些成分相同，也应注意避免重复用药。如某些感冒、止咳药都含对乙酰氨基酚和马来酸氯苯那敏。

**2. 注意观察小儿用药后反应** 护士应了解常见药物的不良反应，持续时间，嘱家长观察儿童用药后的反应，以便及时发现问题，采取措施。如使用退热药后，儿童如出汗过多，家长就及时给儿童换干爽的内衣，并注意保暖，同时为儿童补充足够的饮水，以免虚脱。用药前应询问儿童父母是否有家族过敏史，尽量避免给予有潜在过敏因素的药物。

**3. 注意选择合理给药途径** 由于不同剂型、不同给药途径而起效时间、疗效不尽相同，因此选择正确的给药途径对确保治疗有效很重要。应根据病情轻重缓急、用药目的及药物本身的性质选择合理的给药途径。

选择适当的给药途径的原则：①口服给药相对安全，能口服尽量口服，不能口服的可采用其他途径；②急、重症儿童应考虑采用静脉给药；③有些药物（如地高辛），口服较肌内注射吸收快，应引起注意；④地西泮直肠给药比肌内注射吸收快，因而更适于迅速控制患儿惊厥；⑤患儿皮肤黏膜用药易被吸收，甚至可引起中毒。

**4. 注意给药间隔及时间** 婴、幼儿肝、肾功能发育尚不成熟，肝脏代谢、肾脏排泄速度较成人缓慢，体内消除半衰期延长。在注意给药剂量的同时，还应注意给药间隔时间。如对乙酰氨基酚每 4 ~ 6 小时给药 1 次，24 小时内应小于 5 次；新生儿、早产儿间隔 6 ~ 8 小时给药 1 次。

不同的药物应选择适当的给药时间，保证及时发挥药效，减少不良反应。如驱虫药宜在清晨空腹或睡前服，使药物迅速进入肠道，有利于杀灭寄生虫；促消化药可在饭时或饭前服用，以使其及时发挥药效；刺激性药物可在饭后 15 ~ 30 分钟服用，以避免对胃产生刺激。

另外，有些处方药有效剂量与中毒剂量很接近，需监测血药浓度。

**5. 避免药物间相互作用** 红霉素与酸性食物及药物同服，可降低红霉素的作用，如维生素 C。

**6. 避免药物食物间相互作用** 某些药物和食物之间可发生相互作用，影响药物的药效，如铁剂与茶、咖啡、菠菜、奶制品；钙剂与奶制品；伊曲康唑与西柚汁等。

告知患儿家长避免将药物与含钙高的食物同时服用，如奶制品、牛奶、蛋黄、海带、紫菜、猪骨、牛骨等，应间隔一段时间，有利于药物的吸收。治疗腹泻的肠黏膜保护剂，如蒙脱石散剂（思密达）等，需与食物或其他药间隔 2 小时。

阿托品滴眼时每次 1 滴，每日两次，每次用药间隔 10 小时以上，严禁过量，小儿散瞳使用 3 天。点眼时不要用力挤压药瓶，而使药量过大。滴药后，用手指压迫泪囊处 5 ~ 8 分钟，以免药液流入鼻腔吸收，产生副作用。

### （三）儿童生理特点与药品不良反应的关系

儿童生长发育迅速，药品在体内的代谢过程与成人有很大的差异，易发生不良反应。

1. 新生儿皮肤、黏膜相对面积较大，且黏膜娇嫩角质薄，有些外用药可透过皮肤吸收引起全身性损害。

2. 新生儿、婴幼儿血 – 脑屏障发育不成熟，药物易于直接作用于中枢神经系统而导致神经系统不良反应。如阿片类引起呼吸抑制，抗组胺药、氨茶碱、阿托品等引起昏迷及惊厥，氨基糖苷类可使听神经受损，在成人不易透过血 – 脑屏障的药物，如多潘立酮（吗叮啉）在婴幼儿也易引起中枢神经系统不良反应。

3. 小儿药物血浆蛋白结合率较成人低，游离药物浓度高，易导致药理作用增强甚至中毒。

4. 婴幼儿、新生儿由于肝脏代谢酶及功能系统发育不完善，可使某些药品的代谢减慢，半衰期延长，易引起不良反应。由于细胞内葡萄糖 – 6 – 磷酸脱氢酶和谷胱甘肽还原酶不足，儿童使用某些具有氧化作用的药品可引起高铁血红蛋白血症和溶血性贫血。

5. 小儿肾功能发育不全，经肾脏排泄的药物排泄慢，可使毒性增加，儿童泌尿系统不良反应发生率比成人较高。

# 第二节　用药管理规定

药物治疗是临床中护理工作的重要内容，护理人员作为药物治疗的直接执行者以及观察者，在整个过程中始终处于第一线。随着临床用药不断增加，在护理工作中经常会出现用药上的失误，影响患儿治疗，甚至危及患儿生命，引发医疗纠纷。因此，加强护理人员临床用药中的监护作用以及安全管理，做到安全合理并且有效地用药具有十分重要的意义。

严格遵守查对制度是医嘱全面落实的根本保证；及时、准确、无误地执行医嘱，保证患儿的用药安全是每个护理人员应尽的义务和责任；同时要强化操作规程，保证用药的安全；在临床用药的过程中，护理人员必须严格执行各项操作规程，包括领药、配药、发药环节把关；用药前后护理人员应对患儿进行详细评估，了解患儿病情、用药目的、疗效以及不良反应的观察，并向患儿讲解有关用药的注意事项，随时解答患儿提出的疑问；严格执行无菌操作，静脉用药现用现配，防止药品效价降低，减少感染的发生；按照医嘱的要求，准确调节滴速；注意药物之间的配伍禁忌；口服药应准确执行给药时间；特殊用药向患儿解释，看服到口。

**1. 一般用药管理规定**

（1）严格遵医嘱给药，抢救患儿时可执行口头医嘱，护理人员在给药前和给药后分别向医生复述医嘱，两人核对给药。非抢救患儿不能执行口头医嘱。

（2）应严格执行护理查对制度。

（3）给药应严格遵守无菌操作。

（4）给药后及时准确记录时间并签字；临时输液医嘱在临时医嘱单上签字。

（5）观察用药反应和疗效，及时记录。

（6）用青霉素前先看皮试结果方可给药。

（7）毛花苷 C 稀释后静脉推注，注意监测心率，缓慢静推。

（8）微量泵注入的药物要标明药名、剂量、浓度、速度。

**2. 病房药品管理规定**

（1）药品柜应随时保持清洁整齐，严格按照药品储藏条件保管药品。

（2）内服药、外用药、注射用药应分类分区放置，并且按有效期时限先后有计划地使用，定期检查。

（3）毒麻药品专锁专柜、专人管理、专用处方、专设使用记录。

（4）药品标签与药名相符，标签明显清晰。内服药的标签为蓝色边，外用药为红色边，剧毒药为黑色边。标签上标有药物名称、浓度、剂量和有效期。凡存在标签不清、药物过期、变色、破损、浑浊等均不能使用。

（5）口服药应保留药瓶，药瓶上注明日期和时间，对可疑过期或者变色的药物不得使用。

（6）易被光线破坏的药物应避光保存，如维生素 C、氨茶碱、硝普钠、肾上腺素等。

（7）抢救药放在抢救车内，每班清点记录并签名，用后及时补充，便于急救时使用。

（8）易燃易爆药品应放置在阴凉处，远离明火，远离易燃化学药品如过氧乙酸、乙醇、甲醛等。

（9）患儿个人用药单独存放，并注明床号和姓名。

**3. 抢救药管理规定**

（1）抢救车内备有一定数量的抢救药及物品，做到抢救药、器械和设备齐全，随时检查和补充，确保应急使用，完好率100%。

（2）抢救药按规定放置，所有的药物应标注有效期，定期核对，及时更换并记录。

（3）建立抢救物品交接班本，班班清点交接。

（4）所有医护人员掌握抢救设备的性能及保养方法、抢救药的基本药理作用。

**4. 病房毒、麻药品管理规定**

（1）病房毒、麻药品只能供住院患儿按医嘱使用，不得借用。

（2）专柜专锁存放，专人管理。

（3）病房毒、麻药品按需保持一定基数，每班交接清点，双方签全名。

（4）使用毒、麻药品时，需医生开具医嘱及专用处方，使用后保留空安瓿。

（5）建立毒、麻药品使用登记本，注明使用日期、时间、患儿床号、姓名、使用药物名称、剂量，使用护理人员签全名。

（6）如果遇到长期医嘱，当患儿需要使用时，仍需医生开具医嘱、专用处方，保留空安瓿。

**5. 微量泵用药的管理规定**

（1）护理人员应熟练掌握微量泵的使用方法。

（2）使用微量泵前，检查微量泵的性能是否良好，再按操作流程正确连接输液导管，设置药液推注速度。

（3）加药前，根据医嘱计算药物的剂量，经双人核对无误后方可使用。

（4）微量泵注射器外应注明药物名称、剂量、浓度、滴注速度的标签，粘贴时勿将针筒的刻度完全包裹，以便观察针筒内药液的颜色、性质、量。按照无菌操作原则。

（5）使用药物期间注意观察注射的部位有无外渗及红肿。

（6）认真记录微量泵内药物液体的容量、速度和起止时间。

（7）保证蓄电池应处于备用状态，保证微量泵正常使用，若蓄电池耗尽报警，立即接通外部电源，使其继续正常工作。

（8）巡视病房，应密切观察用药效果和不良反应。

**6. 化疗药物使用管理规定**

（1）化疗药物由经过专门训练的护理人员进行配制。

（2）接触化疗药物的护理人员操作前必须穿防护衣、戴防护帽子、口罩、乳胶手套，防止化疗药物接触皮肤或由呼吸道吸入。

（3）在打开粉剂安瓿时，用无菌纱布包裹；溶解药物时，溶媒应沿安瓿壁缓缓注入瓶底，待粉剂浸透后再搅动。

（4）使用针腔比较大的针头抽取药液，所抽取药液不宜超过注射器容量的3/4，防止药液外溢。

（5）如果药液不慎溅入眼睛内或皮肤上，立即用生理盐水反复冲洗。洒在地面或桌面的药液，及时用纱布吸附且用清水冲洗。

（6）操作时确保注射器与输液管接头处衔接紧密，以免药液外漏。

（7）药液输完后拔针时戴乳胶手套。

（8）接触化疗药物的用具、污物放入专用袋集中封闭处理，化疗废弃物放在带盖的容器内，标记明显。

（9）护理人员处理化疗患儿的尿液、粪便、分泌物或呕吐物时必须戴手套。

（10）医务人员尽量减少对化疗药物的不必要接触，规范操作。医院应每年定期为接触化疗药物的护理人员进行体检，合理安排休假，护理人员怀孕和哺乳期可考虑暂时脱离接触化疗药物的环境。

**7. 青霉素类药物使用管理规定**

（1）医嘱开具青霉素类的药物及青霉素皮试时，护理人员必须先查阅患儿病史并询问患儿有无药物过敏史。如有青霉素过敏史或者主诉青霉素皮试阳性者，禁止行青霉素过敏试验。若无青霉素过敏史者，可做过敏试验，皮试阴性者方可使用青霉素类药物。

（2）停用青霉素3天以上（不含第3天）或更换批号，若需再次注射青霉素时，应重新做皮试。

（3）青霉素皮试后，嘱患儿不得随意外出，避免剧烈运动，观察 20 分钟后判断试验结果。

（4）青霉素皮试阴性者，须在当天的临时医嘱单上注明青霉素皮试阴性，在输液标签上显示出青霉素皮试（－）符号。

（5）有青霉素过敏史或青霉素皮试阳性结果者，护理人员要做到以下几点：

①立即通知医生，告知患儿家属。

②在护理记录单上注明青霉素皮试阳性或青霉素过敏史。

③在临时医嘱单上注明青霉素（＋）及产品批号。

④在患儿床尾卡过敏药物一栏注明青霉素（＋）标识。

⑤在患儿床头悬挂过敏药物警示标识。

（6）在每次注射青霉素类药物前，认真进行查对，询问青霉素过敏史并且核对皮试结果，静脉滴注青霉素类药物时，做到现用现配，滴注前需由两名护理人员共同核对后方可滴注。需要外出检查时，应停止输液或调换其他液体，门诊患儿注射后嘱观察20 分钟后方可离院。

（7）在青霉素类药物滴注过程中，护理人员应认真巡视，观察用药反应，若患儿出现不适的症状或主诉应立即停药，通知医生对症处理且加强观察，若患儿出现呼吸急促、心慌、血压下降等过敏性休克征象时，立即给予平卧、保暖、吸氧，同时通知医生进行抢救。

**8. 输液反应预防管理措施**

（1）减少液体贮存，按有效期摆放液体；先用近效期液体，后用远效期液体；护士长定期检查液体贮存情况，确保无过期液体。

（2）按治疗室管理规定做到药品分类分区放置，标签醒目；落实清洁、消毒工作；无关人员不得随意进入；各类医疗垃圾按规定处理。

（3）护理人员在输液时检查是否有包装破损、漏液、微粒、絮状物等，严格执行无菌操作规范；选择合适的配液针头，不用大于 9 号的针头稀释瓶装药物，以防胶塞进入液体；实习护理人员须有护理人员带教方可配液、输液。

（4）加强医护沟通，发现医生开具医嘱与药物说明书要求的溶媒不符，或一袋液体加入多种药物、有药物配伍禁忌时或科室输液量过多时要及时与医生沟通。

**9. 防止发生配伍禁忌**

（1）护理人员应了解常用药物性质、注射药物配伍禁忌以及影响药物稳定性的因素。

（2）两种药物在同一输液中配伍时，应先加浓度较高者，后加浓度较低者，以降低发生反应的速度。

（3）有色的注射用药物应最后加入，以防有细小沉淀时不易被发现。

（4）注射用药物配制后现用现配，以缩短药物间反应时间。

**10. 静脉输液差错预防管理措施**

（1）严格执行查对制度和无菌操作。

（2）一人一针一管，注意配伍禁忌。

（3）静脉配药时应严格核对、仔细检查药品名称、剂量、浓度、有效期，如发现药物变色、沉淀、浑浊，药物已过期，安瓿有裂痕或密封瓶盖松动等情况，均不能应用。一人加药后，保留安瓿，且经另一人核对、签名方可用于患儿。

（4）更换液体时，应核对输液标签与加入药物是否相符，无误后签名，并核对床号、床尾卡、反向核对患儿的姓名；如遇昏迷患儿，除以上查对外，应询问家属患儿的名字或核对患儿腕带，准确无误后方可更换。

（5）根据药物性质及患儿情况控制输液滴速，特殊治疗及药物应遵医嘱随时调整滴速。

（6）输液过程中，应随时巡视病房，患儿主诉不适或发现患儿病情突然变化，应立即减慢或停止输液，通知值班医生，配合医生做出处理，妥善保留相关实物，并记录在案。

（7）静脉推注药物必须放置在治疗盘内。严格查对后，根据药物作用和性质，控制推注速度。

（8）护理人员对科室的所有液体每日清查，并签名。

（9）实习同学必须在带教老师的严格带教下工作。因带教不严而发生差错事故者，由带教老师负主要责任，因带教排班不明确而发生问题时，由护士长负责。

（10）每名护理人员下班前，应按工作程序检查一遍自己的工作，防止疏忽遗漏。

**11. 服药差错预防管理措施**

（1）严格执行查对制度。

（2）药品按给药途径分类放置，分类标志明显。

（3）护理人员在配药或发药时应精力高度集中，排出干扰因素，不可同时做其他事情。注意核对患儿床号、姓名、药品名称、剂量、剂型、时间，遇到可疑之处要及时查清。

（4）药物配备完毕后，根据服药本（单）重新核对一次；发药前与另一名护理人员再次核对。

（5）给药前，详细询问患儿药物过敏史，对有过敏者，应严密观察。

（6）发药时应携带服药本（单），查对床号、床头卡，询问患儿姓名，得到准确回答后方可发药，并看服到口。特殊药物向患儿交代注意事项。

（7）患儿的所有药物应一次取离药盘，以减少遗漏。

（8）如患儿提出质疑，应重新认真核查医嘱，如无错误应给予耐心解释，患儿满意后再给服药。如遇患儿不在，应将药品带回保管，并做好交接班，避免将药物放于患儿床旁。

（9）随时观察服药情况，如有不良反应，及时处理。

**12. 处理医嘱差错预防管理措施**

（1）护理人员转接医嘱前后均要进行查对。

（2）转接医嘱时，注意力须高度集中，转接后经两人核对无误方可执行。

（3）护理人员转接医嘱后须经第二人核对后方可打印执行单。临时医嘱执行后应及时在临时医嘱本和临时医嘱单上签名。

（4）治疗、输液、服药、护理单转接后，须经第二人核对无误后方可使用，并保留原来的底稿，以备查阅。

（5）做到班班查对，每日总核对一次医嘱，护士长每周至少参加 3 次医嘱总核对。

**13. 药物不良反应应急处理措施**

（1）发生急性变态反应，如过敏性休克时

①停药，更换液体及输液器。

②立即皮下注射 0.1% 盐酸肾上腺素 0.5～1ml（婴儿的酌减），症状如不缓解可每隔半小时皮下或静脉注射该药 0.5ml，直到脱离危险期。

③遵医嘱执行各项治疗，观察病情变化并及时处理。

④必要时给予吸氧、吸痰、人工呼吸、气管插管或气管切开。

⑤遵医嘱及时正确给药，备好晶体液、升压药等以便补充血容量。

⑥注意保暖，维持体温，观察、监测患儿生命体征并记录。

⑦留置导尿患儿，记录尿量，了解肾功能。

⑧安慰患儿，做好心理护理。

⑨按流程逐级上报，封存液体。

（2）患儿出现寒战、高热时

①立即停药，同时通知医生，遵医嘱更换药液。

②遵医嘱对患儿进行各项治疗，准备抢救车，同时备好抢救药物。

③监测患儿生命体征，注意保暖。

④当患儿出现抽搐、惊厥时，迅速解开患儿衣扣、裤带，应用开口器及压舌板，防止咬伤，必要时加床挡保护。

⑤减少对患儿的各项刺激，护理动作轻柔，保持病室安静，避免强光。

⑥注意患儿的末梢循环，高热、四肢厥冷、发绀提示病情加重。

⑦安慰患儿，给予心理支持。

⑧按流程逐级上报，封存液体。

（3）患儿使用药物后即刻出现荨麻疹时

①立即停药，同时通知医生，遵医嘱更换液体。

②遵医嘱给予抗过敏药物。

③皮肤瘙痒者注意保护皮肤勿抓伤。

④给予患儿心理支持，缓解患儿紧张情绪。

**14. 化疗药物外渗应急处理措施**

（1）立即停止化疗药物的注入，用注射器抽出头皮针内化疗药物，按生理盐水静脉滴注15～20分钟，如外渗明显可保留针头接无菌注射器回抽漏于皮下的药液，然后拔出针头。

（2）发生化疗药物外渗后要及时通知医生和护士长。

（3）根据不同药物选择相应的解毒剂局部封闭。

（4）外渗24小时以内者可用冰袋局部冷敷，减少药液向周围组织扩散。冷敷期间要加强观察，防止冻伤。

（5）避免患处局部受压，外渗部位根据药物不同选择相应的药物外敷。

（6）在护理记录单上详细记录外渗药物和范围以及采取的措施。

（7）加强交接班，密切注意观察局部变化。必要时请皮肤科医生会诊。

# 第二章  抗感染药物的安全使用

感染性疾病是指由致病微生物（包括朊毒体、病毒、衣原体、支原体、立克次体、细菌、螺旋体、真菌、寄生虫）通过不同方式引起人体发生感染并出现临床症状的疾病。目前感染性疾病仍是临床常见疾病之一，其中如结核病、病毒性肝炎、性病等的发生率还有所上升。抗感染药物是人类用来对付细菌、真菌、病毒、原虫、寄生虫感染的有力武器。

世界范围内抗菌药物不合理使用由来已久，由此导致的细菌耐药日益严重，我国的情况更为严峻。随着抗菌药物在医疗、农业、养殖、畜牧等各个领域的广泛使用和滥用，细菌耐药性在不断增强，细菌耐药导致患儿治疗失败、医疗费用增加、病死率上升，耐药菌的进一步发展可能使人类重新面临感染性疾病的威胁。我国政府积极响应世界卫生组织的倡导，从 2011 年 4 月起开展了抗菌药物合理使用专项整治活动。

儿童正处于生长发育阶段，各脏器功能尚不完善，稍有不慎，更容易发生药物不良反应。滥用抗菌药物很容易破坏儿童体内的正常菌群，降低机体的抵抗力，导致耐药菌株产生，引发难以治愈的严重感染。耐药菌株的广泛播散，不仅使很多抗菌药物疗效降低，而且可能对儿童造成诸多不利的影响。

# 第一节　抗菌药

## 一、青霉素类

### 青霉素

#### Benzylpenicillin

【适应证】用于敏感细菌所致各种感染，如脓肿、菌血症、肺炎和心内膜炎等。

【用法用量】肌内注射：儿童每日3万~5万 U/kg，分2~4次用。静脉滴注：儿童每日20万~40万 U/kg，分4~6次加入输液中静脉滴注（输液中的青霉素浓度一般为1万~4万 U/ml，输注时间30~60分钟）。

【操作要点】

1. 静脉输液中不能加入任何其他药物，注意药物的配伍禁忌，如不应与脂肪乳、红霉素、苯妥英钠、B族维生素和维生素C、碳酸氢钠等同时加入静脉输液中。

2. 不宜作鞘内注射，以免发生青霉素脑病。

3. 不可静脉推注。

4. 青霉素G肌内注射时应深部肌肉缓慢注射，以免疼痛。

5. 新鲜配制使用，用药过程中护士至少30分钟观察患儿一次，发现异常情况立即通知医生给予抢救。

6. 首次用药要严格控制滴数，速度宜慢，待患儿无不良反应后再调至正常速度。

【不良反应】

1. 可有皮肤过敏、血清病型反应、溶血性贫血、血管神经性水肿、哮喘、间质性肾炎等变态反应，最严重的是过敏性休克，可危及生命。

2. 大剂量给药时易引起中枢神经毒性青霉素脑病，表现为幻觉、肌肉痉挛、癫痫大发作等反应。

【应急措施】

1. 一旦发生过敏性休克，应立即停药，就地抢救，立即给患儿皮下或肌内注射1%肾上腺素0.5～1.0mg，必要时以5%葡萄糖注射液或氯化钠注射液稀释静脉注射，临床表现无改善时，半小时后重复一次。心跳停止者，肾上腺素可作心内注射（幼儿酌减）。同时给氧并静脉滴注大剂量肾上腺皮质激素。

2. 使用过程中如出现皮疹等不良反应，立即减慢输液速度或停止用药，通知医生。

【用药宣教】

1. 告知患儿家长不可擅自调节输液速度，用药期间观察患儿有无皮疹、面色苍白、呼吸急促等不良反应，出现异常及时通知医护人员处理。

2. 告知家长皮试阴性者也有极少数人出现过敏反应。指导家长如何观察患儿有无呼吸困难、皮疹等不适，发现后立即告知医护人员。

【规格】注射剂（粉）：0.48g（80万U），0.96g（160万U），2.4g（400万U）。

【贮藏】密封，在凉暗干燥处保存。

## 阿莫西林

### Amoxicillin

【适应证】用于敏感细菌（不产$\beta$-内酰胺酶菌株）所致的感染，如大肠埃希菌、奇异变形杆菌或粪肠球菌所致的泌尿生殖道感染。

【用法用量】

1. 口服　儿童每日50～100mg/kg，亦分3～4次口服；>1个月体重<20kg儿童用量为每次20mg/kg，每8小时1次。

2. 肌内注射或稀释后静脉滴注　小儿每日体重50～100mg/kg，分3～4次给药。

【操作要点】

1. 注射液要现用现配。

2. 本品与氨基糖苷药（如庆大霉素、卡那霉素）、环丙沙星、培氟沙星等药属配伍禁忌，联用时不可置于同一容器中。

3. 静脉给药时以注射用水、氯化钠注射液稀释为宜。

4. 静脉注射宜缓慢，过快可引起抽搐。

【不良反应】

1. 过敏反应　可出现药物热、荨麻疹、皮疹等过敏反应。

2. 消化系统　多见腹泻、恶心、呕吐等症状，偶见假膜性结肠炎等胃肠道反应。

3. 血液系统　偶见嗜酸性粒细胞增多、白细胞减少、血小板减少、贫血等。

4. 皮肤黏膜反应　偶见斑丘疹、渗出性多形性红斑、Lyell综合征、剥脱性皮炎。

5. 肝、肾功能紊乱　少数患儿用药后偶见血清氨基转移酶轻度升高、急性间质性肾炎。

6. 其他　兴奋、焦虑、失眠、头晕以及行为异常等中枢神经系统症状。

7. 长期使用本品可出现由念珠菌或耐药菌引起的二重感染。

8. 静脉注射量大时可见惊厥、嗜酸性粒细胞增多。

【应急措施】　参见青霉素过敏反应的救治。

【用药宣教】

1. 告知家长本品口服制剂宜饭后服用，以减轻胃肠道反应。

2. 告知家长在治疗期间或治疗后出现严重持续性腹泻（可能是假膜性肠炎）时，必须停药。

3. 告知家长本品可以与牛奶等食物同服。

4. 告知家长在服用本品期间不要吃高纤维食品，如燕麦，芹菜，胡萝卜等。

【规格】　①片剂：0.1g，0.125g，0.25g。②分散片：0.125g，0.25g，0.5g。③肠溶片：0.3g。④胶囊剂：0.125g，0.25g，0.5g。⑤颗粒剂：0.125g，0.25g，0.3g，1.5g。⑥注射剂（粉）：0.5g，1g，2g。

【贮藏】　密封，在干燥处保存。

# 哌拉西林

## Piperacillin

【适应证】主要用于铜绿假单胞菌和各种敏感革兰阴性杆菌所致的严重感染。与氨基糖苷联合应用，亦可用于有中性粒细胞减少症等免疫缺陷患儿的感染。

【用法用量】

1. 婴幼儿和 12 岁以下儿童　每日按体重给予 100～200mg/kg，分 2～3 次静脉滴注。新生儿体重低于 2kg 者，出生后第 1 周每 12 小时 50mg/kg，静脉滴注；第 2 周起 50mg/kg，每 8 小时 1 次。新生儿体重 2kg 以上者出生后第 1 周每 8 小时给予 50mg/kg，静脉滴注；1 周以上者每 6 小时给予 50mg/kg。

2. 12 岁以上儿童　每日 6～8g，对复杂的感染常用每日 8～16g，分 2 次静脉滴注。

【操作要点】

1. 使用本品前必须作皮肤过敏试验，以用青霉素皮试液做皮试，阳性反应者禁用。

2. 注射液要现用现配。

3. 与氨基糖苷药（如庆大霉素、卡那霉素）、环丙沙星、培氟沙星等药有配伍禁忌，联用时不可置于同一容器中。

4. 应避免静脉推注。

5. 静脉输液浓度应 <2%，在 20～30 分钟内输完。

【不良反应】本品过敏反应的发生和严重程度均低于青霉素。

1. 注射局部引起静脉炎或局部红肿。

2. 消化系统反应有腹泻、恶心、呕吐，少见肝功能异常、胆汁淤积性黄疸等。

3. 可致皮疹。

4. 偶见过敏性休克。

5. 神经系统可见头痛、头晕、乏力等。

6. 少见肾功能异常，白细胞减少及凝血功能障碍。

【应急措施】参见青霉素过敏反应的抢救。

【用药宣教】

1. 告知家长，用药期间注意观察患儿注射部位是否出现静脉炎或局部红肿。

2. 告知家长，用药期间注意观察患儿消化系统反应：如腹泻、恶心、呕吐等。

3. 告知家长，长期用药应注意检查患儿肝、肾功能。

【规格】注射剂（粉）：0.5g，1g，2g，3g，4g。

【贮藏】密封，凉暗干燥处保存。

## 美洛西林

### Mezlocillin

【适应证】用于治疗铜绿假单胞菌及其他敏感革兰阴性杆菌所致的下呼吸道感染、尿路感染、生殖系统感染及血流感染、脑膜炎等。

【用法用量】肌内注射临用前加灭菌注射用水溶解，静脉注射通常加入5%葡萄糖氯化钠注射液或5%~10%葡萄糖注射液溶解后使用。肌内注射每日2~4次，静脉滴注按需要每6~8小时1次，其剂量根据病情而定，一般为0.1~0.2g/kg，严重感染者可增至0.3g/kg；肌内注射每日2~4次，静脉滴注按需要每6~8小时1次，其剂量根据病情而定，严重者可每4~6小时静脉注射一次。

【操作要点】

1. 使用本品前必须做皮肤过敏试验，以用青霉素皮试液做皮试，阳性反应者禁用。

2. 用药时需严格掌握静脉注射时间，0.5g剂量的注射时间为15~20分钟；早产儿和新生儿要延长输注时间。肾功能不全患儿给药间隔时间应大于12小时。

3. 以5%的葡萄糖水注射液稀释本品时，在20℃以下，24小时内超过10%的本品会分解。本品稀释溶液在冰箱内保存不得超过24小时，应新鲜配制。

4. 本品与阿来卡显、乙胺碘肤酮、诺氟沙星、非格司亭、庆大霉素、柔红霉素、卡那霉素、哌替啶、新霉素等药有配伍禁忌。

5. 尽量避免静脉注射。

【不良反应】

1. 本品不良反应以变态反应较为多见，有皮疹、药物热、嗜酸性粒细胞增多等。腹泻、恶心、呕吐等胃肠道反应亦发生于少数患儿，个别患儿出现血清氨基转移酶升高和血小板减少、白细胞总数减少。少数患儿静脉给药时可发生血栓性静脉炎。

2. 可出现神经、肌肉过度应激，偶见癫痫发作的报道，偶见凝血功能障碍。

【应急措施】参见青霉素过敏反应的救治。

【用药宣教】告知家长，大剂量使用本品的患儿应定期测定血钠浓度。

【规格】注射剂（粉）：0.5g，1g，1.5g，2g，2.5g，3g，3.5g，4g。

【贮藏】密封，在干燥处保存。

# 阿洛西林
## Azlocillin

【适应证】用于敏感的革兰阴性菌及阳性菌所致的各种感染，以及铜绿假单胞菌感染，包括败血症、脑膜炎、心内膜炎、化脓性胸膜炎、腹膜炎，以及下呼吸道、胃肠道、胆道、肾及输尿管、骨及软组织和生殖器官感染、外耳炎、烧伤、皮肤及手术感染。

【用法用量】静脉滴注，儿童按体重每次 75mg/kg，婴儿及新生儿按体重每次 100mg/kg，每日 2～4 次，溶媒宜用 5% 葡萄糖氯化钠注射液或 5%～10% 葡萄糖注射液。

【操作要点】

1. 使用本品前必须做皮肤过敏试验，以用青霉素皮试液做皮试，皮试阳性反应者禁用。

2. 本品宜现用现配，静脉滴注时速度不宜过快。

【不良反应】

1. 可见皮疹、瘙痒、皮肤湿疹样改变等过敏反应，偶有药物热和过敏性休克。

2. 胃肠道反应，如恶心、呕吐、腹胀、腹泻、食欲不振等，口服给药时较常见。

3. 静脉炎，大剂量应用可出现神经系统反应，如抽搐、痉挛、神志不清。

【应急措施】参见青霉素过敏反应的救治。

【用药宣教】告知家长本品不宜与肝素、香豆素等抗凝药合用，也不宜与阿司匹林、布洛芬等非甾体类抗炎药合用，以免引起出血。

【规格】注射剂（粉）：0.5g，1g，1.5g，2g，3g，4g。

【贮藏】密封，在干燥处保存。

## 氨苄西林

### Ampicillin

【适应证】用于敏感菌所致的呼吸道感染、胃肠道感染、尿路感染、皮肤及软组织感染、脑膜炎、血流感染及心内膜炎等。

【用法用量】

1. 口服　小儿每日剂量按体重 25mg/kg，一日 2～4 次。

2. 注射　儿童：肌内注射每日按体重 50～100mg/kg，分 4 次给药；静脉滴注或注射每日按体重 100～200mg/kg，分 2～4 次给药。一日最高剂量为按体重 300mg/kg。足月新生儿：按体重一次 12.5～25mg/kg，出生第 1、2 日每 12 小时 1 次，第三日～2 周每 8 小时 1 次，以后每 6 小时 1 次。早产儿：出生第 1 周、1～4 周和 4 周以上按体重每次 12.5～50mg/kg，分别为每 12 小时、8 小时和 6 小时 1 次，静脉滴注给药。

【操作要点】

1. 患儿用药前，必须先使用青霉素皮试液进行皮试。

2. 静脉给药时以注射用水、氯化钠注射液稀释为宜。

3. 配伍禁忌　硫酸阿米卡星、卡那霉素、庆大霉素、链霉素、磷酸克林霉素、盐酸林可霉素、多粘菌素甲磺酸钠、多粘菌素 B、氯霉素、红霉素乙基琥珀酸盐和乳糖酸盐、四环素类注射剂、新生霉素、肾上腺素、间羟胺、多巴胺、阿托品、盐酸肼屈嗪、水解蛋白、氯化钙、葡萄糖酸钙、维生素 B 族、维生素 C、含有氨基酸的营养注射剂、多糖（如右旋糖酐40）和氢化可的松琥珀酸钠。

4. 应现用现配，配制后1小时内输入完毕。

5. 肌内注射溶液配制　分别溶解125mg、500mg和1g本品于0.9~1.2ml、1.2~1.8ml及2.4~7.4ml灭菌注射用水宜缓慢，过快可引起抽搐。

【不良反应】【应急措施】参见"青霉素"。

【用药宣教】

1. 告知家长，口服本品不能以果汁、蔬菜汁及苏打水送服，宜在餐前1~2小时服用。

2. 用药期间如出现严重的持续性腹泻，可能为假膜性肠炎，应停药并进行确诊。

3. 长期或大量用药者应定期检查肝、肾、造血系统功能及血清钾、钠水平。

4. 余参见"青霉素"。

【规　格】①片剂：0.125g，0.25g。②胶囊剂：0.125g，0.25g。③注射剂（粉）：0.5g，1.0g，2.0g。

【贮藏】遮光，密闭，干燥处保存。

## 二、头孢菌素类

### 头孢唑林

### Cefazolin

【适应证】用于治疗敏感细菌所致的中耳炎、支气管炎、肺炎等呼吸道感染、尿路感染、皮肤软组织感染、骨和关节感染、败血症、感染性心内膜炎、肝胆系统感染及眼、耳、鼻、喉科等感染。

【用法用量】

1. 1个月以上的婴儿和儿童每日按体重25~50mg/kg，分3~4次给药。剂量可按感染严重程度而定，重症患儿每日100mg/kg。儿童肾功能不全者，首剂予以12.5mg/kg。

2. 维持剂量　①Ccr > 70ml/min以上，每日25~50mg/kg，

分 3 ~ 4 次给药；②Ccr 为 40 ~ 70ml/min 时，每 12 小时按体重 10 ~ 15mg/kg；③Ccr 20 ~ 40ml/min 时，每 12 小时按体重 3.125 ~ 10mg/kg；④Ccr 为 5 ~ 20ml/min 时，每 24 小时按体重 2.5 ~ 10mg/kg。

【操作要点】

1. 注射液配制　分别加 2ml 和 2.5ml 灭菌注射用水或 0.9% 氯化钠注射液于 500mg 和 1g 本品中；将 0.5g 或 1g 本品于 10ml 注射用水中，缓慢静脉注射（3 ~ 5 分钟）；静脉滴注时用 0.9% 氯化钠注射液稀释后静脉滴注。

2. 本品与下列药物有配伍禁忌　硫酸阿米卡星、硫酸卡那霉素、盐酸金霉素、盐酸土霉素、盐酸四环素、葡萄糖酸红霉素、硫酸多粘菌素 B、粘菌素甲磺酸钠、戊巴比妥、葡萄糖酸钙、葡萄糖酸钙。

【不良反应】

1. 静脉注射发生的血栓性静脉炎和肌内注射区疼痛均较头孢噻吩少而轻。

2. 可见皮疹、红斑等过敏反应，偶有药物热及过敏性休克。肾功能减退患儿应用高剂量（每日 12g）的本品时可出现脑病反应。

3. 可有恶心、呕吐、腹痛、腹泻等胃肠道反应。

【应急措施】

1. 如发生静脉炎，停止在患肢静脉输液并将患肢抬高，根据情况用 50% 硫酸镁进行湿热敷，或用喜辽妥软膏外敷，如合并全身感染，应用抗生素治疗。

2. 出现药疹、药物热等不良反应时，通知医生停药或减量。

3. 发生过敏性休克时，需予以肾上腺素、保持呼吸道通畅、吸氧、糖皮质激素及抗组胺药等紧急措施。给药剂量根据患儿体重遵医嘱执行。

【用药宣教】告知患儿家长用药目的及有可能出现的不良反应，如惊厥、皮疹、发热等，一旦出现以上症状应及时告知医护人员处理。静脉滴注过程中勿擅自调节滴速。

【规格】注射剂：0.5g，1g，2g。

【贮藏】密闭，在凉暗干燥处保存。

# 头孢硫脒

## Cefathiamidine

【适应证】用于敏感菌所引起呼吸系统、肝胆系统、五官、尿路感染及心内膜炎、败血症。

【用法用量】每日 50 ~ 100mg/kg，分 2 ~ 4 次，静脉滴注。

【操作要点】临用前以灭菌注射用水或 0.9% 氯化钠注射液适量溶解，再用 0.9% 氯化钠注射液或 5% 葡萄糖注射液 250ml 稀释。药液宜现用现配，配制后不宜久置。

【不良反应】偶有荨麻疹、哮喘、皮肤瘙痒、寒战高热、血管神经性水肿等，偶见治疗后非蛋白氮和谷丙转氨酶升高。

【应急措施】

1. 出现一般过敏反应　如荨麻疹，可使用抗过敏药物，如苯海拉明口服 12.5 ~ 25mg，每日 3 次；或应用氯苯那敏口服 0.12mg/kg，每日 3 次。

2. 严重过敏现象　①立即皮下或静脉注射 0.1% 肾上腺素注射液 0.5 ~ 1ml，如不缓解，十几分钟后，可再次注射 0.1% 肾上腺素注射液 0.3 ~ 0.5ml，有条件者可静脉滴注 5% 葡萄糖或葡萄糖氯化钠注射液加氢化可的松。年龄达到 1 岁的儿童每次 25mg，1 ~ 5 岁儿童每次 50mg；6 ~ 12 岁儿童每次 100mg。对血压急剧下降者，输液中加入升压药物如间羟胺或去甲肾上腺素，有条件者也可同时吸入氧气。②现场无输液条件时，可静脉注射 25% 葡萄糖 60 ~ 80ml，静脉注射升压药物，但推药速度应缓慢。

【用药宣教】

1. 告知家长本品可发生过敏性休克，用药后出现过敏反应或其他严重不良反应须立即停药并及时救治。

2. 几乎所有抗生素包括本品在使用时都有难辨梭状芽胞杆菌性腹泻的报道，根据病情严重程度可能为轻度腹泻至致命性结肠炎。

【规格】注射剂（粉）：0.5g，1g。

【贮藏】密封，2 ~ 10℃ 低温保存。

## 头孢拉定

### Cefradine

【适应证】用于敏感菌所致的急性咽炎、扁桃体炎、中耳炎、支气管炎和肺炎等呼吸道感染、泌尿生殖道感染及皮肤软组织感染等。

【用法用量】

1. 口服 每日 25～50mg/kg，分 3～4 次服用。

2. 肌内注射或静脉滴注 严重感染者，每日 50～150mg/kg，分 3～4 次给药。

【操作要点】

1. 肌内注射配制 将 2ml 注射用水加入 0.5g 瓶装内，应做深部肌内注射；静脉注射液配制：将至少 10ml 注射用水或 5% 葡萄糖注射液分别注入 0.5g 瓶装内，于 5 分钟内注射完毕；静脉滴注液配制：将适宜的稀释液 10ml 分别注入 0.5g 瓶装内，然后再以 0.9% 氯化钠注射液或 5% 葡萄糖注射液进一步稀释。

3. 本品注射剂中含有碳酸钠，因此与含钙溶液（林格液、乳酸盐林格液、葡萄糖和乳酸盐林格液）有配伍禁忌。

【不良反应】

1. 静脉注射有发生静脉炎的报道。

2. 本品毒性低微，不良反应较轻，发生率也较低。胃肠道反应较为常见，有恶心、呕吐、腹泻、上腹部不适等。个别患儿可见伪膜性肠炎、嗜酸性粒细胞增多、间接 Coombs 试验阳性反应、白细胞及中性粒细胞减少等。国内上市后有报道在患儿中使用本品可能导致血尿，故应用本品应谨慎并在监测下用药。

【应急措施】

1. 如发生静脉炎，停止在患肢静脉输液并将患肢抬高，根据情况用 50% 硫酸镁进行湿热敷，或用喜辽妥软膏外敷，如合并全身感染，应用抗生素治疗。

2. 如出现上述其他不良反应，应通知医生给予停药或者减量处理。

【用药宣教】

1. 告知家长用药目的及可能出现的不良反应，当患儿出现发热、腹泻、恶心、呕吐、胃痛、食欲减退等症状应立即通知医护人员处理，如在家出现上述症状应停止用药并及时就医。

2. 告知患儿家长服药剂量、方法、时间，不可让患儿自行服药，将药物放置于患儿不能自取处。告知药物贮藏方法。

3. 静脉用药时告知患儿家长用药目的及有可能出现的不良反应，如皮疹、发热、恶心、呕吐、腹痛等，一旦出现以上症状应及时告知医护人员处理。静脉滴注过程中勿擅自调节滴速。

【规格】 ①片剂：0.25g。②胶囊剂：0.25g。③颗粒剂：0.25g。④注射剂：0.5g，1g，1.5g。

【贮藏】 密闭，在凉暗处（避光并不超过20℃）保存。

## 头孢呋辛

### Cefuroxime

【适应证】 由肺炎链球菌、流感嗜血杆菌、克雷伯杆菌属、金黄色葡萄球菌、化脓性链球菌及大肠埃希菌所引起的呼吸道感染、耳鼻喉科感染、泌尿道感染、皮肤和软组织感染、败血症、脑膜炎，也用于由淋病奈瑟菌所引起的单纯性（无并发症）及有并发症的淋病，尤其适用于不宜青霉素治疗者，由金黄色葡萄球菌所引起的骨及关节感染。

【用法用量】

1. 口服 一般每次0.125~0.25g，每日2次；2岁以上患有中耳炎的儿童，每次0.25g，每日2次，每日不超过0.5g。

2. 肌内注射或静脉滴注 50~100mg/kg，每6~8小时1次；>3个月婴儿16.7~33.3mg/kg，8小时1次。儿童肾功能不全时的剂量参照成人肾功能不全时的相应剂量调整。

注：成人每日2.25~4.5g，每8小时给予0.75~1.5g，肌内注射或静脉给药，成人Ccr>20ml/min时，剂量为750mg~1.5g，每日3次；Ccr为10~20ml/min时和<10ml/min时，剂量分别为750mg每12小时1次和750mg每2小时1次。

【操作要点】

1. 本品注射剂不能以碳酸氢钠溶液溶解，两者混合后溶液变色。

2. 本品注射剂不可与其他抗菌药在同一容器中给药。

3. 不可与氨基糖苷类抗生素混合于同一注射器内或输液瓶中。

4. 肌内注射宜深部注射。

5. 静脉给药时，应充分溶解，溶液澄清，缓慢滴注。

6. 应现用现配，时间长了溶液颜色会变深。

【不良反应】

1. 可见皮疹、瘙痒、发热等变态反应，偶有过敏性休克。

2. 少数患儿可见头痛、眩晕，偶有急性脑病。

【应急措施】

1. 出现过敏性休克时，参照青霉素过敏性休克的应急措施。

2. 如发生静脉炎，停止在患肢静脉输液并将患肢抬高，根据情况用 50% 硫酸镁进行湿热敷，或用喜辽妥软膏外敷，如合并全身感染，应用抗生素治疗。

【用药宣教】

1. 告知患儿家长用药目的及有可能出现的不良反应，如皮疹、发热等，一旦出现以上症状应及时告知医护人员处理。

2. 静脉滴注过程中勿擅自调节滴速。

3. 告知家长用药期间护理人员会至少 30 分钟巡视一次，及时处理不良反应。

【规格】注射剂（粉）：0.25g，0.5g，0.75g。

【贮藏】遮光，密封，在阴凉（不超过 20℃）干燥处保存。

## 头孢孟多

### Cefamandole

【适应证】适用于敏感细菌所致的肺部感染、尿路感染、胆道感染、皮肤软组织感染、骨和关节感染以及败血症、腹腔感染等。

【用法用量】1个月以上的婴儿和儿童，每日剂量按体重50~100mg/kg，分3~4次肌内注射，或每日100~150mg/kg，分3~4次静脉滴注。

【操作要点】

1. 肌内注射液的配制：于1g瓶中加入无菌注射用水或注射用氯化钠溶液3ml，并加入0.5%~2%利多卡因注射液（不含肾上腺素）做深部肌内注射；静脉注射液配制：与1g瓶中加至少10ml灭菌注射用水或5%葡萄糖注射液或0.9%氯化钠注射液，于5分钟内缓慢静脉注射；静脉滴注液配制：每1g瓶中加入10ml灭菌注射用水，溶解后再用适当量稀释液稀释。

2. 本品注射剂含有碳酸钠，因而与含有钙或镁的溶液（包括林格液或乳酸林格液）有配伍禁忌，两者不能同瓶滴注；如必须合用时，应分开在不同容器中给药。

【不良反应】

1. 少数可发生肌内注射区疼痛和血栓性静脉炎。

2. 偶可见皮疹、荨麻疹、药物热等过敏反应。

【应急措施】

1. 如发生静脉炎，停止在患肢静脉输液并将患肢抬高，根据情况用50%硫酸镁进行湿热敷，或用喜辽妥软膏外敷，如合并全身感染，应用抗生素治疗。

2. 大剂量给药时，头孢菌素会引起惊厥发作，如果惊厥发作应立即停药，通知医生，将患儿取侧卧位，立即松解颈部衣扣，清理口鼻腔分泌物，防止窒息，保持呼吸道通畅。必要时放置牙垫，防止舌咬伤。吸氧，配合医生应用止惊药如地西泮、苯巴比妥、10%水合氯醛。准备气管插管及吸痰用具。注意防坠床及碰伤。

【用药宣教】

1. 告知患儿家长，用药过程中观察患儿有无过敏反应，如出现皮疹、发热、惊厥等症状，及时通知医护人员处理。

2. 静脉滴注期间勿擅自调节滴速。

【规格】注射剂（粉）：0.5g，1g，2g。

【贮藏】密闭，在凉暗（避光并不超过20℃）干燥处保存。

## 头孢西丁

### Cefoxitin

【适应证】临床主要用于敏感菌所致的呼吸道感染、心内膜炎、腹膜炎、肾盂肾炎、尿路感染、败血症以及骨、关节、皮肤和软组织等感染。

【用法用量】2～12 岁儿童，每日 100～150mg/kg。危重病例可增至每日 200mg/kg，分 3～4 次静脉给药。

【操作要点】

1. 对利多卡因等局部麻醉药有过敏史者不宜肌内注射。

2. 静脉注射时用注射用水配制成 0.1g/ml，缓慢静推，一般不建议静脉注射。

3. 与阿米卡星、氨曲南、红霉素、非格司亭、庆大霉素、氢化可的松、卡那霉素、甲硝唑、新霉素、奈替米星、去甲肾上腺素等药物属配伍禁忌。

4. 不宜用大量输液稀释，药液宜现配现用，不宜配制后久置。

【不良反应】一般均呈暂时性及可逆性，主要的不良反应有：

1. 偶见恶心、呕吐、食欲下降、腹痛、腹泻、便秘等胃肠道反应。

2. 偶见皮疹、荨麻疹、红斑、药热等过敏反应；罕见过敏性休克症状。

3. 少数患儿用药后可出现肝、肾功能异常。

4. 长期大剂量使用本品可致菌群失调，发生二重感染。还可能引起维生素 K、维生素 B 缺乏。

5. 肌内注射部位可能引起硬结、疼痛；静脉注射剂量过大或过快时可产生灼热感、血管疼痛，严重者可致血栓性静脉炎。

【应急措施】一旦发生过敏反应，必须就地抢救，遵医嘱立即给予患儿肌内注射 0.1% 肾上腺素注射液 0.5～1ml，必要时以 5% 葡萄糖注射液或氯化钠注射液稀释后做静脉注射。

【用药宣教】

1. 告知患儿家长，用药过程中观察患儿有无过敏反应，如出现皮疹、发热、惊厥等症状，及时通知医护人员处理。

2. 静脉滴注期间勿擅自调节滴速。

3. 告知家长，少数患儿长期大剂量使用本品可致菌群失调，发生二重感染。还可能引起维生素 K、维生素 B 缺乏。

4. 告知家长，少数患儿肌内注射部位可能引起硬结、疼痛；静脉注射剂量过大或过快时可产生灼热感、血管疼痛，严重者可致血栓性静脉炎。

【规格】注射剂（粉）：1g。

【贮藏】密闭，在凉暗（不超过20℃）干燥处保存。

# 头孢替安

## Cefotiam

【适应证】用于治疗敏感菌所致术后感染、烧伤感染、皮肤软组织感染、骨和关节感染、呼吸系统感染、胆道感染、泌尿生殖系统感染、耳、鼻、喉感染、败血症、脑脊膜炎、腹膜炎等。

【用法用量】儿童每日 40～80mg/kg，分 3～4 次静脉注射，可用0.9%氯化钠注射液或葡萄糖注射液溶解后静脉注射；可将本品的一次用量添加到葡萄糖注射液、电解质液或氨基酸等输液中于 0.5～1 小时内静脉滴注。

【操作要点】

1. 做好发生休克时急救处置的准备，让患儿保持安静状态，仔细观察。

2. 与氨基糖苷抗生素、呋塞米等强利尿药合用可加重肾损害，同置于一个容器中给药可影响药物效价。

3. 为了避免大剂量静脉给药时偶尔引起的血管痛，血栓性静脉炎，应注意注射液的配制，注射部位，注射法等，并尽量减慢注射速度。

4. 溶解后的药液应立即使用，若必须贮存应在 2 小时内用完，药液颜色可能随着时间的延长而加深。

【不良反应】

1. 休克　偶有发生休克症状，给药后应注意观察，若发生感觉不适、口内感觉异常、喘鸣、眩晕、排便感、耳鸣、出汗等症状，应停药。

2. 过敏性反应 若出现皮疹、荨麻疹、红斑、瘙痒、发热、淋巴结肿大、关节痛等过敏性反应时应停药并做适当处置。

3. 肾脏 偶尔出现急性肾衰竭等严重肾障碍，应定期实行检查，出现异常情况时中止给药，并做适当处置。

4. 血液系统 有时出现红细胞减少，粒细胞减少，嗜酸性粒细胞增高，血小板减少，偶尔出现溶血性贫血。

5. 肝脏 有时出现 ALT、AST、碱性磷酸酶增高，偶尔出现胆红素、乳酸脱氢酶、$\gamma$–谷氨酰转肽酶增高。

6. 消化系统 偶尔出现假膜性肠炎等伴随带血便症状的严重结肠炎。

7. 呼吸系统 偶尔发生伴随发热、咳嗽、呼吸困难、胸部 X 线异常、嗜酸性粒细胞增高等间质性肺炎的症状，若出现上述症状，应停药并采取注射肾上腺皮质激素等适当处置。

8. 中枢神经系统 对肾功能不全患儿大剂量给药时有时可出现痉挛等神经症状。

9. 菌群失调 偶有出现口腔炎、念珠菌症。

10. 维生素缺乏症 偶有出现维生素 K 缺乏症（低凝血酶原血症、出血倾向等），维生素 B 族缺乏症（舌炎、口腔炎、食欲不振、神经炎等）。

11. 其他 偶有引起头晕、头痛、倦怠感、麻木感等。

【应急措施】出现过敏性休克时，参照青霉素过敏休克的应急措施。

【用药宣教】

1. 告知家长，给药期间定期做肝功能、肾功能、血象等检查。

2. 经口摄取不良的患儿或采取非经口营养的患儿，如出现穿刺部位长时间出血、皮肤出血、呕血、便血等维生素 K 缺乏症表现，应立即停药，通知医生。

3. 告知家长，本品偶尔发生伴随发热、咳嗽、呼吸困难、胸部 X 线异常、嗜酸性白细胞增高等症状的间质性肺炎，若出现上述症状，应停药并告知医务人员。

【规格】注射剂（粉）：0.5g，1.0g。

【贮藏】遮光、密闭，30℃以下保存。

## 头孢克洛
### Cefaclor

【适应证】用于敏感菌所致的呼吸系统、泌尿系统、耳鼻喉科及皮肤、软组织感染等。

【用法用量】一个月以上儿童口服，每日20~40mg/kg，分3次服用，每日总量不可超过1g。

【操作要点】本品宜空腹口服，因食物可延迟其吸收。

【不良反应】

1. 多见胃肠道反应　软便、腹泻、胃部不适、食欲不振、恶心、呕吐、嗳气等，程度均较轻。

2. 血清病样反应　较其他抗生素多见，典型症状包括皮肤反应和关节痛。

3. 过敏反应　皮疹、荨麻疹、嗜酸性粒细胞增多、外阴部瘙痒等。

【应急措施】出现上述不良反应时应遵医嘱停药或减量。

【用药宣教】

1. 告知患儿家长，观察患儿有无过敏反应，如出现皮疹、嗳气、恶心、呕吐、腹泻等症状，及时就医。

2. 告知患儿家长，服药剂量、方法、时间，不可让患儿自行服药，将药物放置于患儿不能自取处。本品应空腹服用，因食物会影响药物吸收。并告知药物贮藏方法。

【规格】①片剂：0.25g，0.5g。②干混悬剂：0.125g；0.25g。

【贮藏】遮光，密封，在凉暗（不超过20℃）干燥处保存。

## 头孢丙烯
### Cefprozil

【适应证】用于上呼吸道感染、化脓性链球菌性咽炎/扁桃体炎、肺炎链球菌、流感嗜血杆菌（包括产 β - 内酰胺酶菌株）和卡他莫拉菌（包括产 β - 内酰胺酶菌株）性中耳炎、急性鼻窦炎、下呼吸道感染、皮肤和皮肤软组织感染。

【用法用量】

1. 2 ~ 12 岁儿童　上呼吸道感染，每次 7.5mg/kg，每 12 小时 1 次；皮肤及软组织感染，20mg/kg，每日 1 次。

2. 6 个月 ~ 2 岁儿童　中耳炎，15mg/kg，每 12 小时 1 次；急性鼻窦炎，7.5mg/kg，每 12 小时 1 次；较重病例，每次 15mg/kg，每 12 小时 1 次。

【操作要点】同时服用强利尿剂的患儿使用本品时应注意监测肾功能。

【不良反应】

1. 不良反应主要为腹泻、恶心、呕吐和腹痛等胃肠道反应。

2. 亦可发生过敏反应，常见为皮疹、荨麻疹，过敏性休克少见。

【应急措施】

1. 发生过敏性反应时，应立即停止用药，数日内症状可消失。

2. 如发生过敏性休克须立即就地抢救，遵医嘱给予给氧、静脉输液、静注肾上腺素、抗组胺药、皮质激素、升压药等对症治疗措施。

【用药宣教】

1. 告知患儿家长，观察患儿有无过敏反应，如出现皮疹、恶心、呕吐、腹泻、腹痛等症状，及时通知医生。

2. 告知患儿家长，服药剂量、方法、时间，不可让患儿自行服药，将药物放置于患儿不能自取处。本品宜空腹服用，与食物同服会延迟药物达到血药峰时间。并告知药物贮藏方法。

【规格】①片剂：0.25g，0.5g。②颗粒剂：0.125g，0.25g。③干混悬剂：15g: 0.75g，31.5g: 1.5g，31.5g: 3g。

【贮藏】遮光，密封，在阴凉（不超过 20℃）干燥处保存。

### 头孢噻肟

Cefotaxime

【适应证】用于敏感细菌所致的肺炎及其他下呼吸道感染、尿路感染、脑膜炎、败血症、腹腔感染、盆腔感染、皮肤软组织感染、生殖道感染、骨和关节感染等。本品可以作为小儿脑膜炎的选用药物。

【用法用量】

1. 新生儿 日龄≤7日者，每12小时给予50mg/kg；日龄>7日者，每8小时给予50mg/kg。

2. 1个月以上儿童 每8小时给予50mg/kg，治疗脑膜炎时剂量增至每6小时75mg/kg，均予静脉给药。

【操作要点】

1. 肌内注射液配制 0.5g、1g、2g的本品分别加入2ml、3ml、5ml灭菌注射用水。

2. 静脉注射液配制 至少溶于10~20ml灭菌注射用水于，5~10分钟徐缓注入。

3. 静脉滴注液配制 用葡萄糖注射液或0.9%氯化钠注射液稀释至100~500ml。

4. 肌内注射剂量超过2g时，应换不同部位注射。

5. 本品与氨基糖苷类不可同瓶滴注，不能与碳酸氢钠液混合。

【不良反应】

1. 有皮疹和药物热、静脉炎、腹泻、恶心、呕吐、食欲不振等不良反应。

2. 偶见头痛、麻木、呼吸困难和面部潮红。

3. 极少发生过敏性休克。

4. 静脉给药速度过快会导致心律失常。

5. 长期用药可致菌群失调，引发二重感染。

【应急措施】

1. 出现过敏性休克时，参照青霉素过敏性休克的应急抢救。

2. 如发生静脉炎，停止在患肢静脉输液并将患肢抬高，根据情况用50%硫酸镁进行湿热敷，或用喜辽妥软膏外敷。

【用药宣教】

1. 告知患儿家长本品名称，作用，用药过程中观察患儿有无过敏反应，如出现皮疹、恶心、呕吐、腹泻等症状，及时通知医生处理。

2. 静脉滴注过程中勿擅自调节输液速度。

3. 告知家长长期用药可使维生素K和B族维生素缺乏。

【规格】注射剂（粉）：0.5g，1g，2g。

【贮藏】遮光，密封，在阴凉（不超过20℃）干燥处保存。

## 头孢哌酮

### Cefoperazone

【适应证】用于各种敏感菌所致的呼吸道、泌尿道、腹膜、胸膜、皮肤和软组织、骨和关节、五官等部位的感染，还可用于败血症和脑膜炎等。

【用法用量】每日100~150mg/kg，分2~3次静脉滴注或静脉注射。

【操作要点】

1. 本品应作快速静脉滴注（30~60分钟）或缓慢静脉推注（10分钟），不宜行快速静脉推注。

2. 肌内注射液配制　每1g药物加灭菌注射用水2.8ml及2%利多卡因注射液1ml，其浓度为250mg/L。

3. 静脉注射液配制　每1g药物加葡萄糖氯化钠注射液40ml溶解稀释。

4. 静脉滴注液配制　取1~2g本品溶解于100~200ml葡萄糖氯化钠注射液或其他稀释液中，最终浓度为5~25mg/L。

5. 不能与青霉素、氨基糖苷类抗生素、氨茶碱混合给药。

【不良反应】

1. 胃肠道　腹泻、恶心、呕吐。

2. 皮肤反应　过敏反应、斑丘疹、荨麻疹、嗜酸细胞增多和药物热。

【应急措施】

1. 发生不良反应，应立即通知医生停药或者减量，及时对症处理。

2. 出现出血倾向，可用维生素 K 对抗。

【用药宣教】

1. 告知患儿家长，用药过程中观察患儿有无过敏反应，如出现皮疹、恶心、呕吐、腹泻等症状，及时通知医生处理。

2. 静脉滴注过程中勿擅自调节输液速度。

【规格】注射剂（粉）：0.5g，0.75g，1g。

【贮藏】遮光，密封，在阴凉（不超过20℃）干燥处保存。

## 头孢唑肟

### Ceftizoxime

【适应证】用于敏感菌所致的下呼吸道感染、尿路感染、腹腔感染、盆腔感染、败血症、皮肤软组织感染、骨和关节感染、肺炎链球菌或流感嗜血杆菌所致脑膜炎。

【用法用量】深部肌内注射或静脉滴注：6 个月以上儿童每次 50mg/kg，每 8～12 小时 1 次。严重感染，每日 150mg/kg，每日最大剂量不超过成人严重感染剂量（1g，每 8 小时 1 次或 2g，每 8～12 小时 1 次）。

【操作要点】

1. 对本品及其他头孢菌素过敏者、青霉素过敏性休克者禁用。

2. 肌内注射和静脉给药可有局部硬结、疼痛、静脉炎等，注意观察。

3. 应现用现配，特殊情况配制放置不能超过 2 小时。

【不良反应】

1. 皮疹、瘙痒和药物热等过敏反应。

2. 有腹泻、恶心、呕吐、食欲不振等胃肠道反应。

3. 偶见头痛、麻木、眩晕、维生素 K 和维生素 B 缺乏症，少见过敏性休克。

【应急措施】

1. 一旦发生不良反应，应立即停药，通知医生及时救治。

2. 发生过敏性休克时，需予以肾上腺素、保持呼吸道通畅、吸氧、糖皮质激素及抗组胺药等紧急措施。

【用药宣教】

1. 告知患儿家长用药过程中观察患儿有无过敏反应，如出现皮疹、恶心、呕吐、腹泻等症状，及时通知医生处理。

2. 静脉滴注过程中勿擅自调节输液速度。

【规格】 注射剂（粉）：0.5g，0.75g，1g。

【贮藏】 密闭，在凉暗（避光并不超过20℃）干燥处保存。

# 头孢克肟

## Cefixime

【适应证】 用于敏感菌所致的咽炎、扁桃体炎、急性支气管炎和慢性支气管炎急性发作、中耳炎、尿路感染等。

【用法用量】 口服，每日 8mg/kg，分 1～2 次服用。儿童体重≥50kg 或年龄≥12 岁时用成人剂量（每日 400mg）。

【操作要点】 食物可影响本品吸收速度和吸收总量，宜饭前 1 小时或饭后 2 小时服用。

【不良反应】 最常见者为胃肠道反应，其中腹泻、大便次数增多、腹痛、恶心、消化不良、腹胀。偶见皮疹、荨麻疹、药物热、瘙痒、头痛、头昏。

【应急措施】 发生不良反应，应立即通知医生停药或者减量，及时对症处理。

【用药宣教】

1. 告知患儿家长，观察患儿有无过敏反应，如出现皮疹、恶心、呕吐、腹泻、腹痛等症状，及时就医。

2. 告知患儿家长，服药剂量、方法、时间，不可让患儿自行服药，将药物放置于患儿不能自取处。本品宜饭前 1 小时或饭后 2 小时服用。告知药物贮藏方法。

【规格】 ①片剂：50mg，0.1g，0.2g。②干混悬剂：50mg，0.1g，0.2g。

【贮藏】 密闭，在凉暗（避光并不超过20℃）干燥处保存。

## 头孢他啶

### Ceftazidime

【适应证】 用于敏感革兰阴性杆菌所致的败血症、下呼吸系感染、腹腔胆系感染、复杂性尿路感染和严重皮肤软组织感染。可用于治疗单纯的感染或由两种以上敏感菌引起的混合感染。

【用法用量】 儿童常用 30～100mg/(kg·d)，2～3 次分用，重症可给予 150mg/(kg·d)，最大日剂量可达 6g，新生儿和满 2 个月的婴儿可用 25～60mg/(kg·d)，分 2 次用。

【操作要点】

1. 静脉给药时应快速静脉滴注或缓慢静脉推注，不宜做快速静脉推注。

2. 肌内注射不宜用于早产儿、新生儿、6 岁以下幼儿及对利多卡因或酰胺类局部麻醉药过敏者。

3. 本品不可与氨基糖苷类抗生素在同一容器中给药。与万古霉素混合可发生沉淀。

4. 本品与氨基糖苷类抗生素或呋塞米等强利尿剂合用时需严密观察肾功能，以避免肾损害的发生。

5. 有黄疸的新生儿或有黄疸严重倾向的新生儿禁用。

6. 本品与下列药物有配伍禁忌 硫酸阿米卡星、庆大霉素、卡那霉素、妥布霉素、新霉素、盐酸金霉素、盐酸四环素、盐酸土霉素、黏菌素甲磺酸钠、硫酸多黏菌素 B、葡萄糖酸红霉素、乳糖酸红霉素、林可霉素、磺胺异噁唑、氨茶碱、可溶性巴比妥类、氯化钙、葡萄糖酸钙、盐酸苯海拉明及其他抗组胺药、利多卡因、去甲肾上腺素、间羟胺、哌甲酯、琥珀胆碱等。偶亦可能与下列药物发生配伍禁忌：青霉素、甲氧西林、琥珀酸氢化可的松、苯妥英钠、丙氯拉嗪、维生素 B 族和维生素 C、水解蛋白。

【不良反应】

1. 过敏反应 以皮疹、荨麻疹、红斑、药热、支气管痉挛和血清病等过敏反应多见，少见过敏性休克症状。

2. 消化道反应 少数患儿有恶心、呕吐、食欲下降、腹痛、腹泻、胀气、味觉障碍等胃肠道症状，偶见假膜性肠炎。

3. 血液学改变 少数患儿用药后可出现中性粒细胞减少、嗜酸性粒细胞增多。

4. 中枢神经反应 用药后偶见头痛、眩晕、感觉异常等中枢神经反应的症状；少见癫痫发作。

5. 二重感染 少数患儿长期应用本品可导致耐药菌的大量繁殖，引起菌群失调，发生二重感染。偶见念珠菌病（包括鹅口疮、阴道炎等）。

6. 少数患儿长期应用本品可能引起维生素 K、维生素 B 缺乏。

7. 服用本品期间，饮用含乙醇食物者可出现双硫仑样反应（患儿面部潮红、头痛、眩晕、腹痛、胃痛、恶心、呕吐、气促、心率加快、血压降低、嗜睡、幻觉等）。

8. 肌内注射时，注射部位可能引起硬结、疼痛；静脉给药时，如剂量过大或速度过快可产生血管灼热感、血管疼痛，严重者可致血栓性静脉炎。

【应急措施】如遇休克反应，可按青霉素过敏性休克处理方法进行处理。

【用药宣教】

1. 告知家长用药期间可能出现的不良反应，如有异常立即通知医护人员。

2. 告知家长，护士会至少 30 分钟会巡视一次，观察用药反应。

3. 告知家长不要擅自调节液体速度，以免引起不良反应。

【规格】注射剂（粉）：0.5g，1.0g，2.0g。

【贮藏】密封，在凉暗处保存。

## 头孢吡肟

### Cefepime

【适应证】用于治疗各种细菌性感染：包括下呼吸道感染、尿路感染、皮肤软组织感染、骨髓炎、败血症及其他严重全身感染。

【用法用量】

1. 16 岁以上儿童或体重为 40kg 或 40kg 以上儿童　可根据病情，每次 1~2g，每 12 小时 1 次，静脉滴注，疗程 7~10 天。

2. 2 月龄至 12 岁儿童　最大剂量不可超过成人剂量。体重超过 40kg 的儿童的剂量，可使用成人剂量。一般可给予 40mg/kg，每 12 小时 1 次静脉滴注；对细菌性脑脊髓膜炎儿童，可为 50mg/kg，每 8 小时 1 次，静脉滴注。对儿童中性粒细胞减少伴发热经验治疗的常用剂量为 50mg/kg，每 12 小时 1 次（中性粒细胞减少伴发热的治疗为每 8 小时 1 次），疗程与成人相同。

3. 2 月龄以下儿童　经验有限，可使用 30mg/kg。对 2 月龄以下儿童使用本品应谨慎。

【操作要点】

1. 在用本品治疗期间患儿出现腹痛、腹胀时应考虑假膜性肠炎发生的可能性。

2. 本品与氨基糖苷类药物或强效利尿剂合用时，应加强临床观察，并监测肾功能，避免引发氨基糖苷类药物的肾毒性或耳毒性反应。

3. 本品不可加至甲硝唑、万古霉素、庆大霉素、妥布霉素或硫酸奈替米星、氨茶碱溶液中。

4. 本品可用 0.9% 氯化钠注射液，5%~10% 葡萄糖注射液、0.16mol/L 乳酸钠注射液、林格注射液等溶解，应现用现配。

【不良反应】　主要为腹泻、头痛、皮疹、恶心、呕吐及瘙痒、便秘、眩晕等。偶有发热、口腔及阴道念殊菌感染、假膜性肠炎、局部痛或静脉炎。

【应急措施】

1. 出现皮肤过敏反应，立即停药，对症处理。

2. 出现严重的速发型过敏反应或过敏性休克，立即应用肾上腺素和其他急救措施。

3. 出现腹泻症状，应考虑假膜性肠炎可能性，轻症停药即可，中、重度患儿需给予甲硝唑口服，无效时考虑口服万古霉素。

4. 发生口腔及阴道念珠菌二重感染，及时报告医生，按黏膜念珠菌病治疗原则处理。

【用药宣教】告知家长，患儿出现严重腹泻时，应及时报告医务人员。

【规格】注射剂（粉）：0.5g，1.0g，2.0g。

【贮藏】遮光，密闭，在干燥凉暗处保存。

# 三、其他 $\beta$ - 内酰胺类

## 氨曲南

### Aztreonam

【适应证】用于敏感菌所致的尿路感染、下呼吸道感染、血液感染、皮肤软组织感染、腹膜炎等腹腔感染、生殖道感染。

【用法用量】本品可供静脉滴注、静脉注射和肌内注射给药。>1 周龄的婴儿和儿童可给予 30mg/kg，每 6～8 小时 1 次；≥2 岁儿童如有严重感染可给予 50mg/kg，每 6 小时或 8 小时 1 次，每日最大剂量不应超过 8g。

【操作要点】

1. 可与氯霉素磷酸酯、硫酸庆大霉素、硫酸妥布霉素、头孢唑啉钠、氨苄西林联合使用，但和奈夫西林、头孢拉定、甲硝唑有配伍禁忌。

2. 注射时，如下药液可用作本品的溶解或稀释液：灭菌注射用水、0.9%氯化钠注射液、林格液、乳酸钠林格液、5%～10%葡萄糖液、葡萄糖氯化钠注射液等。用于肌内注射时，还可用含苯甲醇的氯化钠注射液作溶剂。

【不良反应】

1. 常见的不良反应有胃肠道不适、皮疹、瘙痒、血清转氨酶升高等。

2. 可见腹泻、恶心、呕吐、味觉改变、黄疸及药物性肝炎。

3. 个别患儿有阴道炎、口腔黏膜损害。

【应急措施】

1. 用药前备好抢救药品及物品。

2. 一旦发生过敏性休克按照青霉素过敏性休克进行抢救。

3. 巡视患儿，如发现患儿有低血糖症状，立即通知医生，给予紧急处理。

【用药宣教】

1. 告知家长常见的胃肠道反应有恶心、呕吐、腹泻。过敏反应如皮疹、紫癜、瘙痒等。

2. 告知家长肌内注射本品可有疼痛，静脉偶见静脉炎及血栓性静脉炎等。

3. 告知家长本品可增加胰岛素水平，要做好预防低血糖症状发生，避免空腹用药。

【规格】注射剂（粉）：0.5g。

【贮藏】遮光，密闭，在干燥凉暗处保存。

## 亚胺培南 – 西司他丁钠
### Imipenem and Cilastatin Sodium

【适应证】用于治疗敏感革兰阳性菌及阴性杆菌所致的严重感染如败血症、感染性心内膜炎、下呼吸道感染、腹腔感染、盆腔感染、皮肤软组织感染、骨和关节感染、尿路感染以及多种细菌引起的混合感染。

【用法用量】≥3 个月体重 <40kg 的儿童 15mg/（kg·d），分 3~4 次静脉滴注。每日最大剂量不可 >2g。

【操作要点】

1. 本品每 0.5g 用 100ml 溶剂，制成 5mg/ml 液体，缓缓滴入。肌内注射用 1% 利多卡因注射液为溶剂，以减轻疼痛。

2. 注射时应注意改换注射部位以防止发生血栓性静脉炎。

3. 本品应在使用前溶解，要现用现配。

4. 本品不可与含乳酸钠的输液或其他碱性药液相配伍。

5. 用药期间常会出现非血尿性红色尿，注意与血尿区分。

【不良反应】

1. 皮疹、皮肤瘙痒、发热等过敏反应较多见。

2. 恶心、呕吐、腹泻等胃肠道症状亦较多见。

3. 亚胺培南每日用量 2g 以上以及既往有抽搐病史或肾功能

不全者用药后可出现中枢神经系统不良反应（如头昏、抽搐、肌阵挛及精神症状等）。

4. 长期用药可致二重感染，如出现假膜性肠炎、口腔白色念珠菌感染等。

5. 本品静脉滴注速度过快时可出现头昏、出汗、全身乏力、血栓性静脉炎等症状。

【应急措施】

1. 若在使用本品时出现过敏反应，应立即停药并做相应处理。

2. 用药期间密切观察患儿生命体征的变化，如出现异常，立即通知医生停药并配合抢救。

【用药宣教】

1. 告知家长在用药期间常会出现非血尿性红色尿，发现后不要惊慌，立即通知医护人员。

2. 告知家长可能会出现的不良反应，如发现异常立即通知医护人员。

3. 告知家长，护士会密切观察患儿用药反应，并及时处理。

【规格】注射剂（粉）：0.25g，0.5g，1g（以亚胺培南计）。

【贮藏】密闭，避光，室温下保存。

## 美罗培南

### Meropenem

【适应证】用于敏感菌所致的呼吸道、尿路、肝胆、外科、骨科、妇科、五官科感染以及腹膜炎、皮肤化脓性疾病等。本品可用于敏感菌所致脑膜炎。

【用法用量】年龄 >3 个月而体重 <50kg 的儿童，每次 10 ~ 20mg/kg，每 8 小时 1 次，脑膜炎患儿可加量至 40mg/kg，每 8 小时 1 次，囊性纤维化可给予 25 ~ 40mg/kg，每 8 小时 1 次。目前尚无儿童肾功能不全的使用经验。

【操作要点】

1. 本品可静脉滴注。本品 1g 静脉滴注 15 ~ 30 分钟；或溶于

5～20ml液体中缓慢静脉注射，注射时间应超过5分钟。

2. 正在服用抗癫痫药的患儿禁用本品。

3. 早产儿、新生儿、婴儿、进食不良及有癫痫史或中枢神经功能障碍的患儿慎用本品。

4. 连续用药一周后应检查肝功能。

【不良反应】

1. 过敏反应　皮疹、瘙痒、药物热等症状。偶见过敏性休克。

2. 消化系统　腹泻、恶心、呕吐、便秘等胃肠道症状。

3. 肝脏、肾脏　偶见肝功能异常、胆汁淤积性黄疸、排尿困难和急性肾衰竭等。

4. 中枢神经系统　偶见失眠、焦虑、意识模糊、眩晕、神经过敏、感觉异常、幻觉、抑郁、痉挛、意识障碍等中枢神经系统症状。

6. 血液系统　偶见胃肠道出血、鼻出血和腹腔积血等出血症状。

7. 其他　肌内注射或静脉给药时可致局部疼痛、红肿、硬结，严重者可致血栓性静脉炎。

【应急措施】当患儿出现以上不良反应时，立即通知医生，配合以上对症处理。

【用药宣教】

1. 告知家长用药期间可能出现的不良反应。

2. 告知家长本品不能与抗癫痫药同用，如患儿有癫痫史要如实告知医生。

【规格】注射剂（粉）：0.5g，1g。

【贮藏】密闭，凉暗干燥处保存。

## 四、氨基糖苷类

（此类药物儿童慎用，除特殊疾病外不予以使用。）

### 链霉素

### Streptomycin

【适应证】与其他抗结核药联合用于结核分枝杆菌所致各种结核病的初治病例，或其他敏感分枝杆菌感染，单用可治疗土拉菌病，或与其他抗菌药物联合用于鼠疫、腹股沟肉芽肿、布鲁菌病、鼠咬热等，亦可与青霉素或氨苄西林联合治疗草绿色链球菌或肠球菌所致的心内膜炎。

【用法用量】肌内注射，按体重每日 15 ~ 25mg/kg，分 2 次给药；治疗结核病，按体重 20mg/kg，每日 1 次，每日最大剂量不超过 1g，与其他抗结核药合用。

【操作要点】

1. 皮试方法　取本品皮试液 0.1ml 做皮内注射，20 分钟后判断皮试结果。

2. 配伍禁忌　青霉素类、头孢菌素类。

3. 用药前必须做皮肤过敏试验，皮试阳性者不能使用本品。

4. 本品肌内注射的浓度≤0.5g/ml，应经常更换注射部位，肌内注射宜深，有助于吸收的同时还可避免局部出现硬结。

5. 本品不得直接静脉注射（出现呼吸抑制），也不可鞘内注射（引起椎管的粘连及堵塞）。

6. 皮试液的配制

（1）取 100 万 U 的本品，加入 3.5ml 的 0.9% 氯化钠注射液摇匀，得浓度为 25 万 U/ml 的药液。

（2）取 0.1ml 上述药液的上液，加入 0.9ml 的 0.9% 氯化钠注射液摇匀，得浓度为 2.5 万 U/ml 的药液。

（3）取上一步骤配制药液的上液 0.1ml，加入 0.9ml 的 0.9% 氯化钠注射液摇匀，得浓度为 2500U/ml 的皮试液。

【不良反应】

1. 能不可逆损害前庭和耳蜗神经，出现头晕、平衡失调、耳鸣、听力减退等。

2. 可有口周部及四肢麻木、针刺感，大剂量偶可见呼吸抑制。

3. 常见皮疹等过敏反应，偶见过敏性休克。

【应急措施】药物过量时，可出现类似于灰婴综合征样循环衰竭，采取对症及支持疗法，补充大量水分，必要时给予腹膜透析或血液透析。

【用药宣教】

1. 告知家长本品可能引起的不良反应，用药期间出现任何异常，立即通知医生。

2. 告知家长不能擅自调节滴速。

【规格】注射剂（粉）：0.75g（75 万 U），1g（100 万 U），2g（200 万 U），5g（500 万 U）。

【贮藏】密闭，在干燥处保存。

## 阿米卡星
### Amikacin

【适应证】本品用于铜绿假单胞菌及其他假单胞菌、大肠埃希菌、变形杆菌属、克雷伯菌属、肠杆菌属、沙雷菌属、不动杆菌属等敏感革兰阴性杆菌与葡萄球菌属（甲氧西林敏感株）所致严重感染。

【用法用量】肌内注射或静脉滴注，每日 15mg/kg，每 8 小时或12 小时 1 次，静脉滴注时，成人 500mg，应以 100 ~ 200ml 输液稀释，于 30 ~ 60 分钟内滴注；儿童可按比例减少输液量。

【操作要点】

1. 对长期用药的患儿，应进行听力监测。

2. 用药时注意药物配伍禁忌，如不宜与两性霉素 B、头孢噻吩、磺胺嘧啶和四环素等注射剂联合应用。

3. 大剂量用药，可致呼吸抑制，应密切观察患儿用药期间的生命体征变化。

4. 配制静脉用药时，每 500mg 加入 0.9％ 氯化钠注射液或5％ 葡萄糖注射液或其他灭菌稀释液 100 ~ 200ml。应在 30 ~ 60 分钟内将上述溶液缓慢滴入，婴儿稀释的液量相应减少。

【不良反应】

1. 患儿可发生听力减退、耳鸣或耳部饱满感；少数患儿亦可发生眩晕、步履不稳等症状。听力减退一般于停药后症状不再加重，但个别在停药后可能继续发展至耳聋。

2. 本品有一定肾毒性，患儿可出现血尿，排尿次数减少或尿量减少、血尿素氮、血肌酐值增高等。大多系可逆性，停药后即见减轻，但亦有个别出现肾衰竭的报道。

3. 软弱无力、嗜睡、呼吸困难等神经肌肉阻滞作用少见。

4. 其他不良反应有头痛、麻木、针刺感染、震颤、抽搐、关节痛、药物热、嗜酸性粒细胞增多、肝功能异常、视物模糊等。

【应急措施】

1. 如出现上述不良反应立即通知医生，对症处理。

2. 如患儿出现生命体征异常立即给予吸氧等抢救措施。

【用药宣教】

1. 告知家长应用本品可能出现的不良反应，尤其是听力减退，一旦发现异常立即通知医护人员。

2. 告知患儿家长以下情况应慎用本品。

（1）失水，可使血药浓度增高，易产生毒性反应。

（2）第Ⅷ对脑神经损害，因本品可导致前庭神经和听神经损害。

（3）重症肌无力患者可引起神经肌肉阻滞作用，导致骨骼肌软弱。

（4）肾功能损害者，因本品具有肾毒性。

3. 告知家长用药期间患儿应补充足够的水分，以减少肾损害。

【规格】注射剂：0.2g（20万U）。

【贮藏】密闭，在干燥处保存。

## 奈替米星

### Netilmicin

【适应证】用于敏感革兰阴性杆菌所致严重感染（参阅硫酸庆大霉素），临床上本品常与β-内酰胺类联合应用；亦可与其他抗感染药物联合用于治疗葡萄球菌属感染，但对耐甲氧西林葡萄球菌感染无效。

【用法用量】肌内注射或 3～5 分钟内缓慢静脉注射或静脉滴注。

1. 大于 1 周的新生儿　7.5～9mg/（kg·d），均分 3 次，每 8 小时 1 次。

2. 早产儿和 <1 周的新生儿　6mg/（kg·d），均分，每 12 小时 1 次。

3. <6 周的婴儿　4～6.5mg/（kg·d），均分，每 12 小时 1 次。

4. ≥6 周的婴儿至 12 岁以下儿童　5～7mg/（kg·d），分 2～3 次，每 8 或 12 小时 1 次。

【操作要点】

1. 本品不可直接静脉注射。

2. 用药期间患儿应多饮水，以减少肾小管损害。

3. 注意用药配伍禁忌，如不宜与两性霉素 B 及青霉素、头孢菌素等合用。

【不良反应】

1. 可有轻度听力损害及肾损害。

2. 能引起过敏反应，表现为皮疹、药热、面部潮红或苍白、气喘、心悸、胸闷、腹痛，偶见过敏性休克。

3. 少数患儿口周、面部和四肢皮肤发麻、白细胞减少。可引起罗姆伯格征（闭目难立、暗处和洗脸时站不稳）中毒症状。

4. 大剂量使用可有尿闭、急性肾功能衰竭及神经系统症状。

5. 长期或大剂量使用可引起蛋白尿、管型尿、不可逆听力减退及神经肌肉阻滞作用等。

【应急措施】应用本品发生过敏性休克时，必须就地抢救，遵医嘱立即给予患儿肌内注射 0.1% 肾上腺素 0.5～1ml，必要时以 5% 葡萄糖注射液或 0.9% 氯化钠注射液稀释后做静脉注射。

【用药宣教】

1. 告知家长应用本品可能出现的不良反应，尤其是听力减退，一旦发现异常立即通知医护人员。

2. 告知家长用药期间患儿应补充足够的水分，以减少肾损害。

【规格】注射剂：1.5ml：150mg。

【贮藏】密闭，在阴凉处保存。

# 五、四环素类

## 多西环素
### Doxycycline

【适应证】主要用于敏感的革兰阳性菌和革兰阴性杆菌所致的上呼吸道感染、扁桃体炎、胆道感染、淋巴结炎、蜂窝织炎、慢性支气管炎等，也用于治疗斑疹伤寒、恙虫病、支原体肺炎等。尚可用于治疗霍乱，也可用于预防恶性疟疾和钩端螺旋体感染。

【用法用量】

1. 口服　儿童（>8岁）首日 4mg/（kg·d），1 次或分 2 次服，以后减半。

2. 静脉滴注　体重低于 45kg 儿童：第 1 天，给药 4mg/kg，一次或两次静脉滴注；以后根据感染的程度每日给药 2~4mg/kg。体重 >45kg 的儿童：每日 100~200mg。

【操作要点】

1. 本品可应用灭菌注射用水或规定溶剂溶解，每 100mg 本品用 200~250ml 的 0.9% 氯化钠注射液、5% 葡萄糖注射液、林格注射液配制。

2. 本品要求缓慢滴注，滴注时间一般为 2~4 小时，100mg 本品，浓度为 0.4~0.5mg/ml 的药液，建议滴注时间不少于 2 小时，增加剂量则相应增加滴注时间。

3. 宜饭后口服，用药后注意皮肤暴露部位应避光。

【不良反应】

1. 口服本品常见恶心、呕吐、腹痛、腹胀、腹泻等。

2. 本品可沉积于牙和骨骼中，致牙齿产生不同程度的变色黄染、牙釉质发育不良及龋齿，并可致骨发育不良，还可出现斑丘疹、红斑。

3. 偶见食管炎、食管溃疡、荨麻疹、血管神经性水肿、过敏性休克、哮喘、诱致光感性皮炎、溶血性贫血、血细胞异常、良性颅内压增高、头痛、呕吐及胰腺炎等。

4. 长期用药易致肝损害、二重感染、维生素缺乏、口角炎及舌炎等。

【应急措施】患儿用药期间光暴露部位出现水肿性红斑、丘疹、斑块、结节等光敏性皮炎表现时，立即通知医生，给予处理。

【用药宣教】

1. 告知家长，饭后服药，可减轻胃肠道不良反应。

2. 易暴露于太阳光照和紫外灯照射者应注意，服用四环素类药物会发生表现为强度晒斑的光敏性反应，告知家长患儿应避免长时间阳光直射，一旦皮肤出现红斑，立即停药。

3. 在牙齿生长发育期（婴儿期以及 8 岁前儿童）使用四环素类药物，会造成永久性牙齿变色（黄 - 灰 - 褐），故告知家长除非其他药物无效或禁用，该年龄段患儿不宜使用四环素类药物。

4. 告知家长，如出现光敏性皮炎，患儿会有不同程度的瘙痒或灼热感，注意不要让患儿搔抓皮肤。

【规格】①片剂：0.05g，0.1g。②胶囊剂：0.1g。③注射剂（粉）：0.1g，0.2g。

【贮藏】密闭，阴凉处保存。


## 米诺环素

### Minocycline

【适应证】用于因葡萄球菌、链球菌、肺炎球菌、淋病奈瑟菌、痢疾杆菌、大肠埃希菌、克雷伯杆菌、变形杆菌、铜绿假单胞菌、梅毒螺旋体及衣原体等导致的感染。本品尚可作为严重痤疮的辅助治疗。

【用法用量】口服给药，>8 岁儿童可给予每日 4mg/kg，最高可达 200mg/24h，每 12 小时 1 次。

【操作要点】

1. 应饭后服用，以大量水送服，以避免食管炎。

2. 本品不受牛奶和食物的影响。

【不良反应】

1. 本品口服吸收完全，胃肠道反应特别是腹泻发生率明显低于四环素。

2. 本品引起光敏反应者少见。

3. 本品可引起眩晕、耳鸣、共济失调伴恶心、呕吐等前庭功能紊乱，常发生于用药后第 3 天起，女性多于男性。部分病例需停药，停药后 1 ~ 2 天症状消失。

4. 可引起皮肤色素沉着。

【应急措施】患儿出现恶心、呕吐、头晕、眼花、运动失调等症状，立即通知医生，一般与用药剂量有关，停药 24 ~ 48 小时症状可消失。

【用药宣教】

1. 告知家长，用药期间应注意牙齿颜色变化，如有异常应及时告知医师。

2. 告知家长患儿如出现恶心、呕吐、头晕、眼花、运动失调等症状，立即通知医生。

【规格】胶囊剂：50mg，100mg。

【贮藏】密封保存。

# 六、大环内酯类

## 红霉素

### Erythromycin

【适应证】用于支原体肺炎、沙眼衣原体引起的新生儿结膜炎、婴儿肺炎、生殖泌尿道感染（包括非淋病性尿道炎）、军团菌病、白喉（辅助治疗）及白喉带菌者、皮肤软组织感染、百日咳、敏感菌（流感杆菌、肺炎球菌、溶血性链球菌、葡萄球菌等）引起的呼吸道感染（包括肺炎）、链球菌咽峡炎、李斯德菌感染、风湿热的长期预防及心内膜炎的预防、空肠弯曲菌肠炎，以及淋病、梅毒、痤疮等。

【用法用量】口服，每日 30 ~ 50mg/kg，3 ~ 4 次分服；静脉滴注，每日 15 ~ 20mg/kg，分 3 ~ 4 次输注。

【操作要点】

1. 不宜与 $\beta$ – 内酰胺类抗生素等繁殖期杀菌药合用，以免产生拮抗，如必需同时应用，须相隔数小时。

2. 注射剂不宜与复合维生素 B、维生素 C、头孢菌素、四环素、多黏菌素 E、氯霉素、肝素、间羟胺、苯妥英钠等配伍使用。

3. 不可与酸性药物配伍使用。

4. 不宜肌内注射给药。

5. 滴注速度宜慢。

6. 红霉素肠溶片或肠溶颗粒，宜空腹服用，不可嚼碎。

7. 注射剂为乳糖酸盐，须先用注射用水溶解配成 5% 溶液，再用 5% 葡萄糖注射液稀释为 0.5 ~ 1mg/ml 溶液缓慢滴注。

【不良反应】

1. 潜在肝毒性，长期及大剂量服用可引起胆汁淤积和肝酶升高，尤以酯化红霉素为著。

2. 还可引起耳鸣、听觉减退，注射给药较易引起。

3. 胃肠道反应有腹泻、恶心、呕吐、胃绞痛、口舌疼痛、胃纳减退等，其发生率与剂量大小有关。

4. 过敏反应表现为药物热、皮疹、嗜酸性粒细胞增多等。

5. 心血管系统可见室性心律失常、室性心动过速、Q – T 间期延长等。

【应急措施】

1. 如出现胃肠反应，控制减缓输液速度，以减轻胃肠反应。

2. 如出现不耐受的局部刺激，降低输入药物浓度，静脉滴注浓度不能大于 1mg/ml，局部刺激疼痛明显者，可采取局部热毛巾湿敷。一旦出现血管红肿，立即给予 30% 硫酸镁或 95% 乙醇湿敷。

3. 若胃肠道反应严重，采取配合药物治疗，如西咪替丁、蒙脱石散等缓解症状。

【用药宣教】

1. 告知患儿家长，正确的用法用量，如口服肠溶片宜空腹服，不可嚼碎。尤其是新生儿一定要做到按时按量给药。

2. 告知患儿家长，本品主要的不良反应，如出现恶心、腹泻等不适症状时，立即通知医护人员。

3. 静脉滴注时，告知患儿家长不要擅自调节滴速，以免引起不良反应。

4. 一旦服药过量时，立即就医，观察有无不良反应。

5. 如遇到任何不确定、特殊问题时，不要随意处理，立即咨询医护人员，确认无疑后方可为患儿服药。

【规格】①片剂：0.125g，0.25g，50mg。②胶囊剂：0.125g，0.25g。③眼膏剂：0.5%。④注射剂（粉）：0.25g，0.3g。

【贮藏】遮光，密封，在干燥处（10～30℃）保存。

# 罗红霉素

## Roxithromycin

【适应证】

1. 主要适应证为敏感菌所致的五官、呼吸道、生殖系及皮肤感染。

2. 也可用于支原体肺炎、沙眼衣原体感染及军团病等。

3. 本品可作为与流脑患儿密切接触者的预防用药。

【用法用量】儿童每日 5～10mg/kg，分 2 次服用。

【操作要点】

1. 本品宜空腹服用，或与牛奶同服，可提高本品的生物利用度。

2. 详细询问家长药物过敏史，告知患儿对本品及大环内酯类抗生素有严重过敏史者禁用。

【不良反应】最常见者为恶心、腹痛、腹泻等胃肠道症状；另可有皮疹等过敏反应；肝功能发生变化者极少。

【用药宣教】

1. 告知家长，餐前空腹服用有利于吸收及提高疗效。

2. 告知家长，本品与牛奶同服，可提高本品的生物利用度。

【规格】①片剂：150mg，300mg。②胶囊剂：150mg。③颗粒剂：50mg。

【贮藏】遮光，密封，在干燥处（10～30℃）保存。

# 阿奇霉素

## Azithromycin

【适应证】

1. 用于化脓性链球菌引起的急性咽炎、急性扁桃体炎。

2. 用于敏感细菌引起的鼻窦炎、中耳炎、急性支气管炎、慢性支气管炎急性发作。

3. 用于肺炎链球菌、流感嗜血杆菌以及肺炎支原体所致的肺炎。

4. 用于沙眼衣原体及非多种耐药淋病奈瑟菌所致的尿道炎和宫颈炎。

5. 用于敏感细菌引起的皮肤软组织感染。

【用法用量】

1. 口服　在饭前1小时或饭后2小时服用，10mg/kg，连用3天。针对儿童中耳炎和肺炎，首日给予10mg/kg，继后5mg/kg，连用4天；咽喉炎或扁桃体炎给予12mg/kg，连用5天。

2. 静脉滴注　每次10mg/kg，每日1次，用药1天或2天后改用口服制剂。

【操作要点】

1. 本品每次滴注时间不得少于60分钟，滴注液浓度不得高于2.0mg/ml。

2. 饭前1小时或饭后2小时口服。

3. 本品不宜肌内给药。

【不良反应】

1. 常见的胃肠道不良反应为腹泻、软便、恶心、腹痛、消化不良、肠胃气胀、呕吐、黑粪症和胆汁淤积性黄疸。其发生率明显比红霉素低。

2. 用药后偶可出现头昏、头痛及发热、皮疹、瘙痒、关节痛等过敏反应，过敏性休克和血管神经性水肿极为少见。

3. 少数患儿可出现一过性肌酐、ALT、AST、胆红素及碱性磷酸酶升高；白细胞、中性粒细胞、血小板减少等。

4. 有报道，少数患儿使用本品还偶可引起阴道炎、口腔炎、支气管痉挛、嗜睡等症状。

5. 可出现暂时性神经性失聪。

6. 静脉注射时可出现注射部位红斑、疼痛、肿胀、局部炎症等。

【应急措施】

1. 控制减缓输液速度，以减轻胃肠反应，输液滴速应控制在15～30滴/分。

2. 局部刺激性疼痛明显者，可采取局部热毛巾湿敷。局部一旦出现血管红肿，立即给予30%硫酸镁或95%乙醇湿敷。

3. 若胃肠道反应严重，采取配合药物治疗。

【用药宣教】

1. 告知家长进食可影响本品吸收，故需在饭前1小时或饭后2小时口服。

2. 告知家长用药期间如果发生过敏反应（如血管神经性水肿、皮肤反应、斯－约综合征及中毒性表皮坏死等），应立即告知医师。

3. 告知家长治疗期间如出现腹泻症状，可能为假膜性肠炎，立即告知医师，通过维持水、电解质平衡、补充蛋白质等可缓解、治愈。

【规格】①注射剂（粉）：0.25g，0.5g。②注射剂（针）：0.25g/ml，0.5g/2ml。③胶囊剂：0.25g。

【贮藏】密封，在干燥处保存。

# 七、糖肽类药

## 万古霉素

### Vancomycin

【适应证】用于革兰阳性菌严重感染，尤其是对其他抗菌耐药的耐甲氧西林菌株。血液透析患儿发生葡萄球菌属所致的动静脉分流感染。口服用于甲硝唑无效的假膜性结肠炎或多重耐药葡萄球菌小肠结肠炎。

【用法用量】

1. 口服 每次 10mg/kg，每 6 小时 1 次，疗程 5~10 天。

2. 静脉滴注 儿童、婴儿每日 40mg/kg，分 2~4 次静脉滴注，每次静脉滴注在 60 分钟以上。新生儿每次给药量 10~15mg/kg，出生 1 周内的新生儿每 12 小时 1 次，出生 1 周至 1 个月新生儿每 8 小时 1 次。

【操作要点】

1. 本品药液过浓可致血栓性静脉炎，应适当控制药液浓度和滴速。

2. 本品不可肌内注射，因可致剧烈疼痛。

3. 每次剂量应至少用 200ml 5% 葡萄糖注射液或 0.9% 氯化钠注射液溶解后缓慢静脉滴注，每次滴注时间至少在 1 小时以上。

【不良反应】

1. 耳毒性 可出现听神经损害、听力减退甚至缺失、耳鸣或耳部饱胀感。在大剂量和长时间应用时尤易发生。

2. 肾毒性 主要损害肾小管。早期可有蛋白尿、管型尿、继之出现血尿、尿量或排尿次数显著增多或减少等，严重者可致肾衰竭。

3. 变态反应 快速大剂量静脉给药，少数患儿可出现"红颈综合征"。少数患儿用药可出现皮肤瘙痒、药物热等过敏反应症状，偶见过敏性休克。

4. 消化系统 口服给药可引起恶心、呕吐等胃肠道症状。

5. 其他 肌内注射或静脉注射时可致注射部位剧烈疼痛，严重者可致血栓性静脉炎。

【应急措施】密切观察患儿用药后反应，备好抢救药品及物品，一旦发生过敏反应及时停药。遵医嘱口服或注射抗组胺药、糖皮质激素和钙剂行常规抗过敏处理，症状仍不能控者，可考虑采用糖皮质激素冲击疗法。

【用药宣教】

1. 告知家长不要擅自调节滴速，如发现患儿出现以上不良反应立即通知医护人员。

2. 告知家长，用药时应定期检查听力。

【规格】①胶囊剂：125mg，250mg。②注射剂（粉）：0.5g，1g。

【贮藏】密闭，室温保存。

## 去甲万古霉素

### Norvancomycin

【适应证】主要用于葡萄球菌（包括产酶株和耐甲氧西林株）、肠球菌（耐氨苄西林株）、难辨梭状芽胞杆菌等所致的系统感染和肠道感染，如心内膜炎、败血症，以及假膜性肠炎等。

【用法用量】

1. 口服（治疗假膜性肠炎）　每日 15～30mg/kg，分 4 次服，疗程 7～10 天。

2. 静脉滴注　每日 15～30mg/kg，2 或 3 次分用。一般将 1 次量的药物先用 10ml 灭菌注射用水溶解，再加入到适量 0.9% 氯化钠注射液或葡萄糖输液中，缓慢滴注。如采取连续滴注给药，则可将 1 天量药物加到 24 小时内所用的输液中给予。

【操作要点】同"万古霉素"。

【不良反应】

1. 可引起口麻、刺痛感、皮肤瘙痒、嗜酸性粒细胞增多、一过性白细胞减少、药物热、感冒样反应以及血压剧降、过敏性休克反应等。

2. 可致严重的耳中毒和肾中毒，大剂量和长时间应用时尤易发生。

3. 输入速度过快、剂量过大可产生红斑样或荨麻疹样反应，皮肤发红（红颈综合征），尤以躯干上部为甚。

【应急措施】【用药宣教】同"万古霉素"。

【规格】注射剂（粉）：0.4g。

【贮藏】密闭，凉暗处保存。

## 替考拉宁

### Teicoplanin

【适应证】用于皮肤和软组织感染，泌尿道感染，呼吸道感染，骨和关节感染，败血症，心内膜炎及持续不卧床腹膜透析相关性腹膜炎，也可用于治疗各种严重的革兰阳性菌感染（包括不能用青霉素类和头孢菌素类其他抗生素者），不能用青霉素类及头孢菌素类抗生素治疗或用上述抗生素治疗失败的严重葡萄球菌感染，或对其他抗生素耐药的葡萄球菌感染。在矫形手术具有革兰阳性菌感染的高危因素时，也可预防性使用本品。

【用法用量】每次 10mg/kg，每 12 小时 1 次，共 3 次，继而每日给予 6～10mg/kg；新生儿第 1 天给予 16mg/kg，以后每日 8mg/kg 维持。

【操作要点】

1. 用前以注射用水溶解，静脉注射应不少于 1 分钟。若采取静脉滴注，则将药物加入 0.9% 氯化钠注射液中。

2. 本品既可以快速静脉注射也可以肌内注射，静脉注射时间为 3～5 分钟之间，静脉滴注的时间不少于 30 分钟。

3. 本品不宜与氨基糖苷类药物配伍使用。

【不良反应】本品耐受性良好，不良反应多轻微且短暂，罕见严重不良反应。主要不良反应包括：

1. 局部反应　红斑、局部疼痛、血栓性静脉炎，可能会引起肌内注射部位脓肿。

2. 变态反应　皮疹、瘙痒、发热、僵直、支气管痉挛、过敏反应、过敏性休克、荨麻疹、血管神经性水肿、罕见剥脱性皮炎、中毒性表皮溶解坏死、多形性红斑、斯－约综合征。

3. 中枢神经系统　头晕、头痛、心室内注射时癫痫发作。

4. 听觉及前庭功能　听力丧失、耳鸣和前庭功能紊乱。

5. 肝肾功能　血清转氨酶增高、血清碱性磷酸酶增高、血清肌酐升高、肾功能衰竭。

6. 其他　二重感染（不敏感菌生长过度）。

【应急措施】

1. 肾功能或听力减退时，减少维持剂量和延长给药间隔时间。

2. 静脉给药时避免药物外漏，并轮换注射部位，以减少静脉刺激和静脉炎发生。如发生静脉炎，停止在患肢静脉输液并将患肢抬高，根据情况用 50% 硫酸镁进行湿热敷，或用多磺酸黏多糖软膏外敷。

3. 发生过敏反应时，立即停药，予以相应治疗。

【用药宣教】告知患儿家长用药期间需注意肾毒性、耳毒性的发生，必须定期随访肾功能、尿常规、血常规、肝功能，注意听力改变，必要时监测听力。

【规格】注射剂（粉）：0.2g，0.4g。

【贮藏】密封，2~8℃保存。

# 八、林可酰胺类

## 克林霉素
### Clindamycin

【适应证】用于革兰阳性菌、厌氧菌引起的各种感染性疾病。

【用法用量】口服每日 10~30mg/kg，2~3 次分服；肌内注射或静脉滴注每日 20~30mg/kg，2~3 次分用。

【操作要点】

1. 静脉制剂应缓慢滴注，不可静脉推注。2g 克林霉素至少用 250ml 液体稀释，每小时滴入量不宜超过 100ml。

2. 本品不宜加入组成复杂的输液中，以免发生配伍禁忌。

3. 口服药宜空腹服用。

【不良反应】

1. 局部反应 肌内注射后，注射部位偶可出现疼痛、硬结及无菌性脓肿，长期静脉滴注应注意静脉炎的出现。

2. 胃肠道反应 偶见恶心、呕吐、腹痛及腹泻，罕见假膜性肠炎。

3. 过敏反应 药物性皮疹，偶见剥脱性皮炎。

4. 造血系统 偶可引起血细胞异常。

5. 可发生一过性碱性磷酸酶、血清转氨酶轻度升高及黄疸、肾功能异常。

【应急措施】

1. 假膜性肠炎 立即停药，中至重症患儿立即补水、电解质及蛋白质，如仍无好转，口服甲硝唑 0.25 ~ 0.5g，每日 3 次。如复发，可再次口服甲硝唑，仍无效时改用万古霉素或去甲万古霉素口服，每次 0.125 ~ 0.5g，每 6 小时 1 次，疗程 5 ~ 10 天。

2. 药物过量 严重腹泻时补充液体、电解质及蛋白质，必要时口服万古霉素、杆菌肽、考来烯胺或甲硝唑，对于过敏反应症状，可给予肾上腺素类药物，吸氧及保持气道通畅。

【用药宣教】

1. 告知家长本品口服给药时宜与食物或牛奶同服，以减少本品的胃肠道不良反应。

2. 告知家长用药期间密切注意患儿大便次数，如排便次数增多，可能出现假膜性肠炎，需及时停药并告知医师。

3. 本品偶可致二重感染，如出现二重感染，应立即停药并告知医师。

【规格】 ① 胶囊剂：75mg，100mg，150mg。② 注射剂（粉）：0.25g，0.3g，0.45g，0.75g，0.9g，1.2g。③ 注射液：2ml:0.3g，4ml:0.6g。

【贮藏】 遮光，密闭，在阴凉处（不超过20℃）保存。

# 九、其他抗生素

## 夫西地酸

### Fusidic Acid

【适应证】 用于由各种敏感细菌，尤其是葡萄球菌引起的各种感染，如骨髓炎、败血症、心内膜炎，反复感染的囊性纤维化、肺炎、皮肤及软组织感染，外伤及创伤性感染等。

【用法用量】

1. 口服 1 岁儿童可给予每日 50mg/kg，3 次分服；1 ~ 5 岁给 250mg，每日 3 次；5 ~ 12 岁给 500mg，每日 3 次；>12 岁给 750mg，每日 3 次。

2. 静脉滴注 每日 20mg/kg，每 8 小时 1 次。

【操作要点】

1. 本品一般用 0.9% 氯化钠注射液或 5% 葡萄糖注射液稀释，

葡萄糖注射液遇酸溶液会结块。

2. 本品不可肌内注射和皮下注射，也不可直接静脉注射，一般作缓慢静脉滴注。

3. 本品静脉滴注时间不应少于 2~4 小时。

4. 本品应输入血流良好、直径较大的静脉，或中心静脉插管输入，以减少发生静脉痉挛及血栓性静脉炎的危险。

【不良反应】

1. 用药后可出现黄疸、肝功能异常及皮疹等。

2. 静脉注射给药可出现静脉炎、血管痉挛及溶血等。

3. 局部外用可出现皮肤过敏症状，包括皮疹、瘙痒、红斑及接触性皮炎等。

【应急措施】 一旦出现上述异常，应立即停药，遵医嘱给予对症处理。

【用药宣教】

1. 告知家长口服本品可与食物同服，以减轻胃肠道症状。

2. 用药过程中如出现过敏反应，应立即停药。

3. 为避免出现胆红素性脑病，新生儿应慎用本品。

【规格】 ①干混悬剂：0.25g。②口服混悬液：90ml：4.5g。③注射剂（粉）：0.125g，0.25g，0.5g。

【贮藏】 密封保存。

# 十、磺胺类

## 磺胺嘧啶

### Sulfadiazine

【适应证】 本品为广谱抗菌药，但由于目前许多临床常见病原菌对该类药物耐药，故仅用于敏感细菌及其他敏感病原微生物所致的感染。

1. 敏感脑膜炎球菌所致的流行性脑脊髓膜炎的治疗和预防。

2. 与甲氧苄啶合用可治疗对其敏感的流感嗜血杆菌、肺炎链球菌和其他链球菌所致的中耳炎及皮肤软组织等感染。

3. 星形奴卡菌病。

4. 对氯喹耐药的恶性疟疾治疗的辅助用药。

5. 治疗由沙眼衣原体所致的宫颈炎和尿道炎的次选药物。

6. 治疗由沙眼衣原体所致的新生儿包涵体结膜炎的次选药物。

【用法用量】

1. 一般感染　首次口服 75mg/kg，以后 100 ~ 150mg/（kg·d），2 次分服。日最高剂量不应超过 6g。

2. 流脑　100 ~ 200mg/（kg·d），4 次分服，也可静脉滴注。

3. 预防风湿热　体重 > 30kg 的儿童，可口服每日 1g，2 次分服；< 30kg 儿童给予每日 0.5g，2 次分服。

【操作要点】

1. 本品注射剂需用灭菌注射用水或 0.9% 氯化钠注射液稀释成 5% 的溶液，缓慢静脉注射，如进行静脉滴注，则静脉滴注浓度≤1%。

2. 本品注射剂仅供重症患儿使用，不得进行皮下、鞘内或肌内注射，以免引起组织坏死，静脉给药时药液的稀释浓度不应高于 5%。

3. 配伍禁忌　碳酸氢钠及 5% 葡萄糖注射液。

4. 治疗期应多饮水。

【不良反应】轻者可出现恶心、呕吐及眩晕等（但不影响用药），过敏性反应以药热、皮疹为多见，偶见剥脱性皮炎、光敏性皮炎、重症多形红斑等严重反应，长期大剂量服用可出现粒细胞减少、血小板减少、偶见再生障碍性贫血和肝损害。

【应急措施】一旦发生严重不良反应，应立即停药，通知医生及时救治。

【用药宣教】

1. 告知家长服药期间保持充足进水量，使每日尿量至少维持在 1200ml 以上。如疗程较长，剂量大时除多饮水外宜同服碳酸氢钠。

2. 本品能抑制大肠埃希菌生长，妨碍 B 族维生素的合成，故用药超过 1 周者应同服维生素 B。

3. 本品可增加新生儿胆红素脑病发病的危险性，故 2 个月以下婴儿禁用。

【规格】①片剂：0.5g。②注射液：2ml：0.4g；5ml：1g。

【贮藏】遮光，密封保存。

## 复方磺胺甲噁唑

### Compound Sulfamethoxazole

【适应证】主要适应证为敏感菌株所致的下列感染：

1. 大肠埃希菌、克雷伯菌属、肠杆菌属、奇异变形杆菌、普通变形杆菌和莫根菌属敏感菌株所致的尿路感染。

2. 肺炎链球菌或流感嗜血杆菌所致 2 岁以上小儿急性中耳炎。

3. 肺炎链球菌或流感嗜血杆菌所致的慢性支气管炎急性发作。

4. 由福氏或宋氏志贺菌敏感菌株所致的肠道感染、志贺菌感染。

5. 治疗卡氏肺孢子虫肺炎，本品系首选。

6. 卡氏肺孢子虫肺炎的预防，可用已有卡氏肺孢子虫病至少一次发作史的患儿，或 HIV 感染者，其 $CD_4$ 淋巴细胞计数 $\leqslant 200/mm^3$ 或少于总淋巴细胞数的 20%。

7. 由产肠毒素大肠埃希菌（ETEC）所致旅游者腹泻。

【用法用量】

1. 体重 >40kg 儿童　细菌感染，口服每次 2 片，每日 2 次；寄生虫感染，每次 2 片，每日 4 次。

2. 体重 <40kg 儿童　细菌感染，每次每 1kg 服 1/20 片，每 12 小时 1 次。

3. 体重 <32kg 儿童　寄生虫感染，每次每 1kg 服 1/16 片，每 6 小时 1 次；>32kg 儿童用量和用法同体重 >40kg 儿童。

【操作要点】可与食物同服，遵医嘱配以碳酸氢钠片同时服用，服用期间应多饮水，保证充足尿量。

【不良反应】【用药宣教】参见"磺胺嘧啶"。

【应急措施】用药期间严密观察患儿是否出现不良反应，一旦出现副作用应立即停药就医。

【用药宣教】

告知患儿家长如下情况。

1. 长期用药者应同时给予维生素 B。

2. 用药期间应定期进行周围血象检查。

3. 长期或大剂量使用本品，应定期做尿液检查。

4. 用药期间应做常规肝、肾功能检查。

【规格】　①片剂：磺胺甲噁唑 400mg 与甲氧苄啶 80mg，磺胺甲噁唑 800mg 与甲氧苄啶 160mg。②颗粒剂：磺胺甲噁唑 100mg 与甲氧苄啶 20mg，磺胺甲噁唑 800mg 与甲氧苄啶 160mg。

【贮藏】　遮光，密封保存。

# 十一、硝基咪唑类

## 甲硝唑

### Metronidazole

【适应证】　用于治疗或预防厌氧菌引起的系统或局部感染，如腹腔、消化道、女性生殖器、下呼吸道、皮肤及软组织、骨和关节等部位的厌氧菌感染。

【用法用量】

1. 静脉给药　首次按体重 15mg/kg，维持量按体重 7.5mg/kg，每 6～8 小时静脉滴注一次。

2. 口服

（1）阿米巴病，每日按体重 35～50mg/kg，分 3 次口服，10 天为一疗程。

（2）贾第虫病，每日按体重 15～25mg/kg，分 3 次口服，连服 1 天；治疗麦地那龙线虫病、小袋虫病、滴虫病的剂量同贾第虫病。

（3）厌氧菌感染，口服每日按体重 20～50mg/kg。

【操作要点】

1. 药物不应与含铝的针头和套管接触，滴注速度宜慢，每次滴注时间应超过 1 小时，并避免与其他药物一起滴注。

2. 口服给药应饭后 1 小时左右服用，用药期间不应饮用含乙醇的饮料。

【不良反应】

1. 常见有食欲减退、味觉改变、口干、口腔金属味、恶心、腹痛、腹泻等胃肠道反应。

2. 少数患儿可出现皮疹、荨麻疹、瘙痒、药物热等过敏反应。

3. 偶可引起血栓性静脉炎及膀胱炎、排尿困难等。

4. 可诱发白色念珠菌病,必要时可合用抗念珠菌药。

5. 长期用药可发生短暂性可逆性白细胞减少等。

6. 在体外测定和动物实验中发现有致癌、致突变作用,但临床尚未证实。

7. 可发生头痛、眩晕等,大剂量应用可出现癫痫发作和肢体麻木、感觉异常、共济失调、多发性神经炎等。

8. 本品可引起体内乙醛蓄积,干扰乙醇氧化过程,出现双硫仑样反应。

9. 尿液可呈深红色。

【应急措施】本品可引起周围神经炎和惊厥,一旦观察到此类情况应通知医师考虑停药或减量。

【用药宣教】

1. 治疗期间应严密观察,当皮疹或其他反应早期征兆出现时即应立即停药。

2. 如发生静脉炎,停止在患肢静脉输液并将患肢抬高,根据情况用50%硫酸镁进行湿热敷,或用多磺酸黏多糖软膏外敷,如合并全身感染,应用抗生素治疗。

3. 如患儿发生癫痫,立即将患儿平卧,头偏向一侧,上下白齿之间垫压舌板,立即通知医生抢救。

4. 告知家长,本品的代谢产物可使尿液呈深红色,不必惊慌。

5. 告知家长,应用本品期间患儿出现荨麻疹、潮红、瘙痒、排尿困难或口中金属味时及时告诉医师。

6. 告知家长,静脉输液患儿出现局部刺激症状时,可能为本品引起的急性静脉炎,应及时告诉医师进行处理。

7. 告知家长，使用本品期间患儿应减少钠盐摄入量，如食盐过多可引起钠潴留。

【规格】①片剂：200mg。②注射剂：10ml：50mg，20ml：100mg，100ml：500mg，250ml：0.5g，250ml：1.25g。③栓剂：0.5g。

【贮藏】片剂、注射液密封，干燥处保存；栓剂遮光，密闭保存。

## 奥硝唑

### Ornidazole

【适应证】

1. 用于治疗由脆弱拟杆菌、狄氏拟杆菌、多形拟杆菌、普通拟杆菌、梭状芽孢杆菌、真杆菌、消化球菌和消化链球菌、幽门螺杆菌、黑色素拟杆菌、梭杆菌、$CO_2$ 噬织维菌、牙龈类杆菌等敏感厌氧菌所引起的多种感染性疾病。

2. 用于治疗消化系统严重阿米巴虫病，如阿米巴痢疾、阿米巴肝脓肿等。

【用法用量】

1. 治疗厌氧菌感染 静脉滴注 10mg/kg，每 12 小时 1 次。

2. 治疗严重阿米巴感染 儿童剂量为每日 20～30mg/kg，每 12 小时 1 次，静脉滴注，输注时间 15～30 分钟。1～42 周婴幼儿剂量每日 20mg/kg，每 12 小时 1 次，输注时间应大于 20 分钟。

3. 贾第虫病 口服，每日 40mg/kg。

4. 毛滴虫病 口服，每日 25mg/kg。

【操作要点】

1. 药物不应与含铝的针头和套管接触，滴注速度宜慢，每次滴注时间应超过 1 小时，并避免与其他药物一起滴注。

2. 口服给药应饭后 1 小时左右服用。

【不良反应】本品通常具有良好的耐受性，用药期间可能会出现下列反应。

1. 常见有食欲减退、味觉改变、口干、口腔金属味、恶心、腹痛、腹泻或便秘等胃肠道反应。

2. 少数患儿可出现皮疹、荨麻疹、瘙痒、药物热等过敏反应。

3. 可发生可逆性中性粒细胞减少等。

4. 可发生头痛、眩晕等，大剂量应用可出现癫痫发作和肢体麻木、感觉异常、共济失调等中枢神经系统症状等。

5. 用药 7 天以上者应定期检查血常规。

6. 应用本品期间应减少钠盐摄入，摄入食盐过多可致钠潴留。

7. 尿液可呈深红色。

【应急措施】过量使用本品可加重不良反应，如发生严重不良反应时应立即停止使用。如果发生痛性痉挛，可建议给予地西泮。

【用药宣教】

1. 告知家长若合用华法林，出现异常反应需及时告知医师，以便调整给药剂量。

2. 告知家长为减少胃肠道反应，应在餐后或与食物同服。

【规格】①片剂：0.25g。②注射液：0.5g。③栓剂：0.5g。

【贮藏】遮光，密闭，在凉暗处保存。

# 第二节　抗结核类药

## 异烟肼
### Isoniazid

【适应证】

1. 与其他抗结核药联合，用于各型结核病的治疗，包括结核性脑膜炎以及其他分枝杆菌感染。

2. 单用于各型结核病的预防。

【用法用量】

1. 口服　儿童可给予 5～10mg/kg，每日 1 次。

2. 可用口服相同的剂量肌内注射，或加入 5% 葡萄糖注射液 20～40ml 中缓慢静脉注射，或加入 5% 葡萄糖注射液 250ml 或 500ml 静脉滴注。

【操作要点】

1. 国内极少肌内注射，一般在强化期或对于重症或不能口服用药的患儿采用静脉滴注的方法，用0.9%氯化钠注射液或5%葡萄糖注射液稀释后使用。

2. 配伍禁忌　戊四氮。

【不良反应】

1. 肝脏毒性　本品可引起轻度一过性肝损害如血清氨基转移酶升高及黄疸等。肝脏毒性与本品的代谢产物乙酰肼有关。

2. 神经系统毒性　周围神经炎多表现为步态不稳、麻木针刺感、烧灼感或手脚疼痛。

3. 变态反应　包括发热、多形性皮疹、淋巴结病、脉管炎等。

4. 血液系统　可有粒细胞减少、嗜酸性粒细胞增多、血小板减少、高铁血红蛋白血症等。

5. 其他　如口干、维生素$B_6$缺乏症、高血糖症、代谢性酸中毒、内分泌功能障碍等偶有报道。

【应急措施】药物过量，立即停药，保持呼吸道通畅，采用短效巴比妥制剂和维生素$B_6$静脉内给药。维生素$B_6$剂量为每1mg异烟肼用1mg维生素$B_6$，如服用异烟肼的剂量不明，可给予维生素$B_6$5g，每30分钟给药1次，直至抽搐停止，患儿恢复清醒。继以洗胃，洗胃应在服用本品后的2~3小时内进行。测定血气、电解质、尿素氮、血糖，静脉给予碳酸氢钠，纠正代谢性酸中毒，需要时重复给予。采用渗透性利尿药，并在临床症状已改善后继续应用，促进异烟肼排泄，预防中毒症状复发。严重中毒患儿应及早配血，做好血液透析的准备，不能进行血液透析时，可进行腹膜透析，同时合用利尿剂。采取有效措施，防止出现缺氧、低血压及吸入性肺炎。

【用药宣教】

1. 告知家长，为防止出现胃肠道刺激症状，本品可与食物同服，亦可在服用本品至少1小时后口服制酸剂。

2. 告知家长，用药期间不宜食用酪胺类食物（海鱼、奶酪等），以免出现皮肤潮红、恶心、呕吐、头痛、呼吸困难及心动过速等类似组胺中毒的症状。

3. 告知家长，乳糖类食物阻碍消化道对本品的吸收，用药期间不宜大量进食。

4. 告知家长使用本品治疗结核必须持续 6 ~ 24 个月，甚至需数年或不定期用药。

5. 告知家长保肝治疗的同时，如出现氨基转移酶持续增高及出现黄疸，应立即停药。

6. 告知家长用药期间定期检查肝功能，如治疗过程中患儿出现视神经炎的症状，应立即进行眼部检查且应进行定期复查。

【规格】 ① 片剂：0.1g，0.5g。② 注射液：2ml：50mg；2ml：100mg。

【贮藏】 遮光，密封，在干燥处保存。

## 利福平

### Rifampicin

【适应证】

1. 与其他抗结核药联合用于各种结核病的初治与复治，包括结核性脑膜炎的治疗。

2. 与其他药物联合用于麻风、非结核分枝杆菌感染的治疗。

3. 与万古霉素（静脉）可联合用于甲氧西林耐药葡萄球菌所致的严重感染，与红霉素联合方案用于军团菌属严重感染。

4. 用于无症状脑膜炎奈瑟菌带菌者，以消除鼻咽部脑膜炎奈瑟菌，但不用于脑膜炎奈瑟菌感染的治疗。

【用法用量】 每日 10 ~ 20mg/kg，分 2 次用，剂量不超过 600mg/d。

【操作要点】

1. 本品胶囊遇湿不稳定，光照易氧化，一旦变色、变质不能服用。

2. 应于餐前 1 小时或餐后 2 小时服用，清晨空腹一次服用吸收最好，因进食影响本品吸收。

3. 不可与含乙醇的药物合用，以免增加肝毒性。

【不良反应】 恶心、呕吐、食欲不振、腹泻、胃痛、腹胀等胃肠道不良反应，还可致白细胞减少、血小板减少、嗜酸性粒细胞增多、肝功能受损、脱发、头痛、疲倦、蛋白尿、血尿、肌病、心律失常、低血钙及多种过敏反应，如药物热、皮疹、急性肾功能衰竭、胰腺炎、剥脱性皮炎和休克等，在某些情况下尚可发生溶血性贫血。

【应急措施】药物过量，停药，洗胃，因患儿往往出现恶心、呕吐，不宜再催吐，洗胃后给予活性炭糊以吸收胃肠道内残余药物，有严重恶心呕吐者给予镇吐药。给予利尿剂，促进药物的排泄。给予对症和支持疗法。出现严重肝功能损害达 24 ~ 48 小时以上者可考虑进行胆汁引流。

【用药宣教】

1. 告知家长，本品应于餐前 1 小时或餐后 2 小时用水送服，清晨空腹服用吸收最好。

2. 告知家长，服药后尿、唾液、汗液等排泄物可呈橘红色，此为本品代谢产物所致，不用惊慌，属正常现象。

3. 由于本品可导致白细胞及血小板减少、齿龈出血、感染及愈合延迟等，故用药期间避免拔牙，注意口腔卫生，日常刷牙需谨慎，直至血常规恢复正常。

4. 用药期间应定期监测肝功能。

【规格】①片剂：0.15g。②胶囊剂：0.15g，0.3g。

【贮藏】密封，在阴凉干燥处保存。

# 第三节 抗真菌药

## 一、咪唑类抗真菌药

### 氟康唑
### Fluconazol

【适应证】

1. 念珠菌病 用于治疗口咽部和食道念珠菌感染；播散性念珠菌病，包括腹膜炎、肺炎、尿路感染等的念珠菌外阴阴道炎。尚可用于骨髓移植患儿接受细胞毒类药物或放射治疗时，预防念珠菌感染的发生。

2. 隐球菌病 用于治疗脑膜以外的新型隐球菌；治疗隐球菌脑膜炎时，本品可作为两性霉素 B 联合氟胞嘧啶初治后的维持治疗物。

3. 免疫功能正常者的局部性深部真菌病、球孢子菌病、类球孢子菌病、孢子丝菌病。

4. 亦可替代伊曲康唑用于芽生菌病和组织胞质菌病的治疗。

【用法用量】 >4 周的儿童黏膜表面感染，每日 3mg/kg，必要时于第 1 天给予负荷剂量 6mg/kg；全身感染，每日 6～12mg/kg，预防用 3～12mg/kg。<2 周的儿童，每 72 小时 1 次，2～4 周儿童每 48 小时 1 次，每日总量不应超过 400mg。

【操作要点】

1. 溶液的配制 静脉滴注，将 0.2g～0.4g 本品溶解于 100～250ml 的 5% 葡萄糖注射液或 0.9% 氯化钠注射液中配制成溶液。

2. 给药途径 本品既可口服，也可静脉滴注，静脉滴注最大滴速为 200mg/h，儿童静脉滴注给药持续时间应超过 2 小时。

【不良反应】

1. 有恶心、呕吐、胀气、腹痛、腹泻等胃肠道反应。

2. 可有头痛、头晕、失眠等症状。

3. 可见皮疹等过敏反应，严重时可有剥脱性皮炎、大疱或渗出性多形性红斑、中毒性表皮坏死等。

4. 可发生碱性磷酸酶、胆红素和血清转氨酶等升高，偶可出现致死性肝毒性，对肝脏的损害比酮康唑、咪康唑小。

5. 可见中性粒细胞减少及血小板减少。

6. 偶可出现心电图 Q–T 间期延长和尖端扭转型室速。

【应急措施】 一旦发生严重不良反应，应立即停药，给予对症及支持治疗。利尿可能增加其清除率，经血液透析可降低本品血药浓度。

【用药宣教】

1. 告知家长，坚持按时、按量为患儿用药，不能随意停药。

2. 告知家长，出现皮疹，应立即告知医师，根据医嘱选择是否停药。

3. 用药期间应定期监测肝功能及肾功能。

【规格】①片剂/胶囊剂：0.05g，0.1g，0.15g。②注射液：100ml：0.2g。③注射剂（粉）：0.025g，0.05g，0.1g。

【贮藏】遮光，密闭保存。

# 二、其他抗真菌药

## 卡泊芬净
### Caspofungin

【适应证】用于儿童（3个月及以上）经验性治疗中性粒细胞减少、伴发热患儿的可疑真菌感染，以及对其他治疗无效或不能耐受的侵袭性曲霉菌病。

【用法用量】第1天应当给予70mg/m² 的单次负荷剂量（剂量不超过70mg），继后给予50mg/m²（剂量不超过70mg）。疗程可以根据适应证进行调整；与代谢诱导剂（如利福平、依非韦伦、奈韦拉平、苯妥英、地塞米松或卡马西平）合用时，本品的日剂量可调整到70mg/m²（剂量不超过70mg）。

【操作要点】

1. 溶液的配制

（1）步骤　①溶解药瓶中的药物：溶解粉末状药物时，将储存于冰箱中的本品药瓶置于室温下，在无菌条件下加入10.5ml的灭菌注射用水、含有对羟基苯甲酸甲酯和对羟基苯甲酸丙酯的灭菌注射用水或含有0.9%苯甲醇的灭菌注射用水，溶解后瓶中药液的浓度将分别为7mg/ml（每瓶70mg装）或5mg/ml（每瓶50mg装），轻轻晃动，使粉末溶解，直到获得透明溶液，对溶解后的溶液进行肉眼观察是否有颗粒物或变色；②配制供患儿静脉滴注的溶液：溶媒为灭菌注射用0.9%氯化钠注射液或乳酸化林格溶液，溶媒应在无菌条件下将适量已溶解的药物加入250ml的静脉滴注袋或瓶中制备，如需要的每日剂量为50mg或35mg，可将输注液的容积减少到100ml；溶液浑浊或出现了沉淀，则不得使用。

（2）注意事项　①不得使用任何含有右旋糖（α-D-葡聚糖）的稀释液，因为本品在含有右旋糖的稀释液中不稳定；②不得将本品与任何其他药物混合或同时输注，因为尚无有关本品与其他静脉滴注物、添加物或药物的可配伍性资料。

2. 本品应缓慢静脉滴注，滴注速度至少为 1 小时。

3. 溶解液的贮藏　在制备溶液之前，溶解液可储存在 25℃或以下环境中维持 24 小时。

【不良反应】

1. 常见发热、头痛、腹痛、寒战、疼痛、恶心、腹泻、呕吐、肝酶水平升高、血清肌酐水平升高、贫血、心动过速、静脉炎/血栓性静脉炎、静脉滴注并发症、注射部位发红、呼吸困难、皮疹、瘙痒及发汗等。

2. 罕见肝脏功能失调、高钙血症、低白蛋白血症、低血钾、低镁血症、血细胞异常及尿蛋白增多等。

【应急措施】当患儿出现不良反应时，需停药，并给予对症处理。

【用药宣教】本品使用过程中有出现过敏反应的报道。如果出现过敏症状，应及时报告医护人员。

【规格】注射剂（粉）：50mg，70mg。

【贮藏】密闭储存于 2~8℃。

# 第四节　抗病毒药

## 一、抗疱疹病毒药

### 阿昔洛韦
### Aciclovir

【适应证】

1. 单纯疱疹病毒感染　用于免疫缺陷者初发和复发性黏膜皮肤感染的治疗以及反复发作病例的预防，也用于单纯疱疹性脑炎治疗。

2. 带状疱疹　用于免疫缺陷者严重带状疱疹患儿或免疫功能正常者弥散型带状疱疹的治疗。

3. 免疫缺陷者水痘的治疗。

【用法用量】儿童每 8 小时的用量为 $250mg/m^2$，相当于 $5mg/kg$；$500mg/m^2$ 则相当于 $10mg/kg$。新生儿和婴儿每 8 小时的用量是 $10mg/kg$，治疗新生儿疱疹常须持续用药 10 天。针对免疫功能低下者，不论预防或治疗单纯疱疹感染，≥2 岁儿童的用量与成人相同，<2 岁者减半。治疗水痘可用 $20mg/kg$，直到最高剂量达到 $800mg$，每日 4 次，连用 5 天。

【操作要点】

1. 本品静脉滴注时间在 1 小时以上。静脉滴注时注意勿将药液漏至血管外，以免引起局部皮肤疼痛及静脉炎。

2. 肾功能不全者不宜静脉滴注本品，滴速过快可引发急性肾功能衰竭。用药期间注意观察尿量及血压情况。

3. 取本品 $0.5g$ 加入 $10ml$ 灭菌注射用水中，充分摇匀成溶液后，再用 $0.9\%$ 氯化钠注射液或 $5\%$ 葡萄糖注射液稀释至至少 $100ml$。

【不良反应】

1. 常见注射部位的炎症或静脉炎、皮肤瘙痒、荨麻疹、皮疹、发热、轻度头痛、恶心、呕吐、腹泻、蛋白尿、血液尿素氮和血清肌酐值升高及肝功能异常等。

2. 少见急性肾功能不全、白细胞和红细胞下降、血红蛋白减少、胆固醇、甘油三酯升高、血尿、低血压、多汗、心悸、呼吸困难及胸闷等。

3. 丙磺舒可抑制本品的肾清除率。同时给予其他肾毒性药物可增加肾损害的程度。

4. 合用干扰素或甲氨蝶呤偶可发生神经系统不良反应。

【应急措施】药物过量，本品无特殊解毒药，主要采取对症及支持治疗。血液透析有助于药物排泄，对急性肾功能衰竭和血尿者尤为重要。

【用药宣教】

1. 告知家长，患儿口服本品期间及静脉滴注本品后 2 小时应足量饮水，防止药物在肾小管内沉积。

2. 用药期间应定期监测肝功能及尿常规。

【规格】①片剂：0.1g。②注射液：5ml：0.25g，10ml：0.25g。③注射剂（粉）：0.25g，0.5g。

【贮藏】遮光，密封保存。

# 利巴韦林
## Ribavirin

【适应证】用于呼吸道合胞病毒引起的病毒性肺炎与支气管炎以及皮肤疱疹病毒感染。

【用法用量】

1. 口服　每日按体重 10mg/kg，分 4 次服用，疗程 7 天。6 岁以下小儿口服剂量未定。

2. 静脉滴注　每日 10～15mg/kg，分 2 次给药。每次滴注 20 分钟以上，疗程 3～7 天。

3. 喷雾吸入　儿童每日平均剂量 15～20mg（30～40 掀）。

【操作要点】

1. 溶液的配制　以 0.9% 氯化钠注射液或 5% 葡萄糖注射液稀释本品成浓度为 1mg/ml 的溶液。

2. 喷雾吸入操作

（1）口腔用　用于病毒性咽岬炎、病毒性咽结膜热或口咽部病毒感染。使用时先将气雾剂瓶摇匀，置倒置垂直的位置，将喷头转动至合适口腔的角度，对准口腔咽喉部，揿压气雾罐，喷雾至口腔咽喉部。

（2）鼻腔用　用于病毒性鼻炎，可喷雾入鼻腔，使用时可以擤鼻子或直接去除分泌物清洁鼻道，将气雾剂摇匀，置倒置垂直的位置，将喷头转动至适合鼻腔的角度，揿压气雾罐，喷雾到鼻腔内。

（3）口、鼻腔联合应用　用于病毒性上呼吸道感染，可喷雾口腔配合鼻腔同时使用，有效地控制上呼吸道病毒感染。

【不良反应】常见贫血、乏力等，停药后即消失；较少见疲倦、头痛、失眠、食欲减退、恶心、呕吐、轻度腹泻及便秘等，并可致红细胞、白细胞及血红蛋白下降。

【应急措施】一旦发生严重不良反应，应立即停药，通知医生及时救治。

【用药宣教】

1. 告知家长，分散片可直接口服，或加入适量温开水中搅拌均匀后口服；颗粒剂用温开水完全溶解后口服。

2. 告知家长，气雾剂不得与其他气雾剂同时使用。

【规格】①片剂：20mg，50mg，100mg。②胶囊剂：100mg，150mg。③含片：2mg，20mg，50mg。④分散片：50mg，100mg，200mg。⑤颗粒剂：50mg，100mg，150mg。⑥气雾剂：每瓶总量10.5g，内含利巴韦林75mg，每揿含利巴韦林0.5mg，每瓶150揿。⑦注射液：1ml：0.1g。

【贮藏】遮光、密闭，于阴凉处保存。

## 二、抗流感病毒药

流行性感冒是流感病毒引起的急性呼吸道感染，也是一种传染性强、传播速度快的疾病。其主要通过空气中的飞沫、人与人之间的接触或与被污染物品的接触传播。典型的临床症状包括急起高热、全身疼痛、显著乏力和轻度呼吸道症状。一般秋冬季节是其高发期。

### 奥司他韦
#### Oseltamivir

【适应证】用于1岁及以上儿童的甲型和乙型流感治疗（本品能够有效治疗甲型和乙型流感，但是乙型流感的临床应用数据尚不多），患儿应在首次出现症状的48小时以内使用，同时也用于13岁及以上青少年的甲型和乙型流感的预防。

【用法用量】13岁以上青少年，推荐每次口服75mg，每日2次，连续服用5天；1岁以上儿童（按体重推荐剂量）：≤15kg者，每次30mg；>15~23kg者，每次45mg；>23~40kg者，每次60mg；>40kg者，与成人剂量相同，均为每日2次服用，连续服用5天。

【操作要点】特殊情况下的药物使用：在无颗粒剂可用的情况下，可用本品胶囊剂配制急用口服混悬剂。但注意以下方法仅用于紧急情况。在无颗粒剂可用的情况下，不能吞咽胶囊剂的青少年或儿童可通过打开胶囊剂将其内容物与少量（最多1茶匙）适宜甜味食品（巧克力糖浆、低糖巧克力糖浆、玉米糖浆、焦糖酱以及红糖水）混合掩盖苦味的方法获取适剂量的本品。

【不良反应】较常见恶心、呕吐、支气管炎、失眠及眩晕等，还可出现疼痛、鼻液溢、耳病、结膜炎、消化不良和上呼吸道感染等，少见不稳定型心绞痛、贫血、假膜性结肠炎、肱骨骨折、肺炎、发热和扁桃体周脓肿等。

【应急措施】一旦发生严重不良反应，应立即停药，通知医生及时救治。

【用药宣教】告知家长本品要严格遵医嘱服用，将药品保存在患儿不易取到之处，以免误服。

【规格】①胶囊剂：75mg。②颗粒剂：15mg，25mg。

【贮藏】25℃以下，密闭保存。

## 三、抗肝炎病毒药

病毒性肝炎是由多种肝炎病毒引起的以肝脏病变为主的一种传染病。临床上以食欲减退、恶心、上腹部不适、肝区痛、乏力为主要表现。部分患儿可有黄疸发热和肝大伴有肝功能损害。有些患儿可慢性化，甚至发展成肝硬化，少数可发展为肝癌。人类肝炎病毒有甲型、乙型、丙型、丁型和戊型和庚型，除了甲型和戊型病毒为通过肠道感染，其他类型病毒均通过密切接触、血液和注射方式传播。对慢性乙型肝炎病毒感染，病毒复制指标持续阳性者，抗病毒治疗是一项重要措施。总体来说，人类目前用于抗病毒的药物还比较缺乏，远远比不上抗菌药物丰富。因篇幅所限，仅对常见的抗乙肝病毒进行介绍。

### 拉米夫定
#### Lamivudine

【适应证】

1. 与其他抗反转录病毒药物联用，治疗人类免疫缺陷病毒（HIV）感染。

2. 用于乙型肝炎病毒（HBV）感染，伴有HBV复制的慢性乙型肝炎及慢性肝硬化活动期。

【用法用量】口服，3个月~12岁儿童口服4mg/kg，2次/天，最大剂量150mg，每日2次。12岁以上儿童首次剂量150mg，维持剂量150mg，每日2次。

【操作要点】

1. 严格监测患儿服药后的反应，发现异常及时通知医生。

2. 严格做到看服到口，避免患儿家长私自停药，引起反跳现象。

3. 对于不适于服用片剂的儿童，可给予口服溶液，口服溶液可与食物同时服用，也可单独服用。

【不良反应】

1. 常见有轻度头晕、恶心、呕吐、腹痛、腹泻及上呼吸道感染等症状。

2. 偶可见皮疹。

3. 长期用药可产生耐药，有部分患儿会出现HBV反跳现象。

【应急措施】用药期间一旦出现顽固性腹泻、失眠、肌肉疼痛等本品中毒症状，应立即停药。

【用药宣教】

1. 告知家长，患儿必须在有乙肝治疗经验的专科医生指导下用药，不能自行停药，并需在治疗中进行定期监测。

2. 告知家长，本品治疗乙肝期间不能防止HBV病毒通过血源性传播方式感染他人，故应采取适当保护措施。

3. 告知家长，本品治疗HBV感染停药后易致反跳，故应每月复查血清丙氨酸氨基转移酶。

【规格】①片剂：0.1g，0.15g。②口服溶液：240ml:2.4g。

【贮藏】25℃以下密封保存。

## 替诺福韦

### Tenofovir

【适应证】

1. 2岁以上儿童HIV感染。

2. 12岁以上儿童慢性乙型肝炎病毒感染。

【用法用量】

1.12 岁以上儿童，口服推荐剂量为，每次 300mg，每日 1 次，不能吞咽片剂者可给予粉剂 7.5 平勺。

2.2 ~ 12 岁儿童推荐剂量为 8mg/kg（最大剂量 300mg），每日 1 次。口服粉剂只能用附带的加药勺量取，一平勺为 1g 粉剂，含 40mg 本品。

3. 肾功能不全的患儿剂量见下表（表 2 - 1）。

表 2 - 1　肾功能不全时的推荐剂量表 *

| Ccr（ml/min） | 剂量和间隔时间 |
| --- | --- |
| ≥50 | 300mg/次，每 24 小时 1 次 |
| 30 ~ 49 | 300mg/次，每 48 小时 1 次 |
| 10 ~ 29 | 300mg/次，每 48 ~ 72 小时 1 次 |
| <10（未接受血液透析） | 尚无用药推荐 |

注：* 根据标准体重计算。

【操作要点】粉剂应与 2 ~ 4 盎司不需咀嚼的软食（如苹果酱、酸奶等）混合后立即服用。不可将粉剂加入液体中，粉剂会漂浮于液体表面而无法服用。

【不良反应】

1. 常见不良　反应包括头痛、头晕、发热、腹痛、背痛、无力、腹泻、恶心、消化不良、呕吐、脂肪代谢障碍、关节痛、肌痛、失眠、周围神经病、焦虑、肺炎、皮疹、胆固醇升高、肌酸激酶升高、淀粉酶升高、碱性磷酸酶升高、ALT 及 AST 升高、血红蛋白降低、高血糖、血尿、糖尿、中性粒细胞减少、甘油三酯升高。

2. 上市后报告的不良反应　包括过敏反应、包括血管神经性水肿、乳酸酸中毒、低血钾、低血磷、呼吸困难、胰腺炎、淀粉酶升高、腹痛、肝脂肪变性、肝炎、肝酶升高、皮疹、横纹肌溶解、骨软化（表现为骨痛，可致骨折）、肌无力、肌病、急性肾功能衰竭、急性肾小管坏死、范科尼综合征、近端肾小管病、间质性肾炎、肾源性尿崩症、肾功能不全、肌酐升高、蛋白尿、多尿。

【应急措施】核苷类似物包括本品，与其他抗反转录病毒药物合用可导致乳酸中毒及严重的肝大伴脂肪变性，可能致命，一旦出现乳酸中毒的症状，应立即停药，并就医。

【用药宣教】

1. 告知患儿家长应用本品期间，可补充钙和维生素 D。

2. 告知家长不能擅自停药，以免引起反跳现象。

【规格】①片剂：150mg，200mg，250，300mg。②口服粉剂：40mg/g。

【贮藏】贮于25℃（15~30℃）下。

# 第五节 抗寄生虫病药

## 一、抗疟药

### 青蒿素

### Artemisinin

【适应证】治疗各型疟疾，尤其用于耐氯喹的重症恶性疟和脑型疟。

【用法用量】口服或肌内注射的总用量为 0.015mg/kg，首日剂量加倍，总剂量于 3 天内用完。

【操作要点】

1. 本品注射剂不能静脉使用，肌内注射本品宜深，以免出现硬块。与甲氧苄啶合用有增效作用，并可减少近期复燃。

2. 使用栓剂时，如塞肛 2 小时内排便，应补用一次。

【不良反应】

1. 本品及其衍生物均易于耐受。仅有轻度的胃肠不适、恶心、呕吐、腹泻、头晕、耳鸣、中性粒细胞减少、血清转氨酶升高。

2. 包括 Q–T 间期延长在内的心电图异常。

3. 动物实验证实，大剂量会发生严重的神经性毒性。

【应急措施】如出现严重不良反，应及时通知医生处理。

【用药宣教】告知家长使用栓剂时，如塞肛 2 小时内排便，应补用一次。

【规格】①片剂：0.1g，0.5g。②注射剂（油）：2ml: 50mg，2ml: 100mg，2ml: 200mg。③注射剂（水混悬液）：1ml: 100mg。

【贮藏】密封、避光置于阴凉干燥处。

## 伯氨喹

### Primaquine

【适应证】用于防治间日疟、三日疟的复发和传播，以及防止恶性疟的传播。

【用法用量】口服，每日 250mg/kg，连用 14 天。

【操作要点】用药前要仔细询问患儿有无蚕豆病及其他溶血性贫血的病史及家族史等，如有上述疾病的患儿不宜使用本品。

【不良反应】

1. 本品毒性反应较其他抗疟药为高，每日用量超过 30mg 时，易发生疲倦、头晕、恶心、呕吐、腹痛等不良反应，少数人可出现药物热及粒细胞缺乏等，停药后即可恢复。

2. 葡萄糖 – 6 – 磷酸脱氢酶缺乏者服用本品可发生急性溶血型贫血，这种溶血反应仅限于衰老的红细胞，并能自行停止发展，一般不严重。一旦发生应停药，行适当的对症治疗。

【应急措施】一旦发生急性溶血性贫血，应立即停药，并给予地塞米松或泼尼松，同时静脉滴注 5% 葡萄糖氯化钠注射液，严重者需输血。如发生高铁血红蛋白血症，可静脉注射亚甲蓝，每次 1~2mg/kg，能迅速改善症状。

【用药宣教】

1. 告知家长，本品使用的禁忌证，需要家长如实告知医生既往病史。

2. 告知家长，用药期间需要定期检查红细胞计数及血红蛋白量。

【规格】片剂：13.2mg（磷酸盐，相当于伯氨喹 7.5mg）。

【贮藏】遮光，密封保存。

# 乙胺嘧啶

## Pyrimethamine

【适应证】主要用于预防疟疾，也可用于治疗弓形虫病。

【用法用量】

1. 预防用药　6～11岁儿童（20～39kg）使用成人的半量（成人常用本品12.5mg和氨苯砜100mg，每周一次，），>12岁（>40kg）使用成人剂量。进入疫区前1周开始，直至离开疫区至少4周。

2. 耐氯喹虫株所致的恶性疟　5～10kg儿童口服本品12.5mg和磺胺多辛250mg；11～20kg儿童口服本品25mg和磺胺多辛500mg；31～45kg儿童口服本品50mg和磺胺多辛1g。

3. 治疗弓形虫病　每日1mg/kg，2次分服，2～4天后，用量减半，连用1月；合用磺胺嘧啶100mg/kg，4次分服，每6小时1次。

【操作要点】

1. 用药期间密切观察患儿用药1～2小时内的反应，如出现恶心、呕吐、口渴、烦躁不安等。重者出现视物模糊、惊厥等，考虑急性中毒症状，应立即通知医生抢救。

2. 本品带香甜味，用药期间一定要做到看服到口，以免患儿误服过量。

【不良反应】口服一般抗疟治疗量的毒性很低，应用安全。长期大量应用会出现叶酸缺乏症状，如恶心、呕吐、腹痛、腹泻等，偶可出现巨幼细胞性贫血、白细胞缺乏症等。本品味带香甜，曾有儿童误作糖果大量服食（1次顿服50～100mg）引起急性中毒，表现为恶心、呕吐、胃部烧灼感、头晕，重者出现惊厥、昏迷甚至死亡。

【应急措施】

1. 药物过量　洗胃、催吐、大量饮用10%葡萄糖水或萝卜汁，给以葡萄糖输液及利尿药，痉挛、抽搐者注射硫喷妥钠。

2. 长期大量服药导致的造血机制障碍　及时停药或用亚叶酸钙治疗。

【用药宣教】

1. 告知家长，因该药味不苦而微香，为小儿所乐用，小儿易服过量而引起中毒甚至死亡，请将药物放置于儿童不易触及的地方。

2. 告知家长，大剂量用药需每周检测 2 次白细胞及血小板计数。

【规格】片剂：25mg。

【贮藏】遮光，密封保存。

# 二、抗其他寄生虫药

## 阿苯达唑

### Albendazole

【适应证】用于蛔虫病、蛲虫病、钩虫病、鞭虫病等。

【用法用量】12 岁以上儿童顿服 400mg，必要时隔 2 周重用 1 次；<12 岁儿童用量减半。

【操作要点】用药期间注意观察疗效及患儿的不良反应，发现异常及时通知医生。

【不良反应】恶心、呕吐、腹泻、口干、乏力、发热、皮疹或头痛，停药后可自行消失。治疗蛔虫病时，偶见口吐蛔虫现象。

【应急措施】药物过量，本品无特效解毒药，药物过量时应给予催吐、洗胃、对症及支持治疗等。

【用药宣教】

1. 告知家长治疗蛔虫病时，偶见口吐蛔虫的现象，嘱患儿勿紧张。

2. 告知家长，服药前不需空腹或清肠，本品片剂可嚼服、吞服或研碎后服用。

3. 少数患儿用药后 3～10 天才开始出现驱虫效果，嘱家长不宜急躁。

4. 告知家长要保持患儿手卫生，尤其是便后餐前洗手。

【规格】①片剂：0.1g，0.2g。②胶囊剂：0.1g，0.2g。③颗粒剂：1g:0.1g，1g:0.2g。

【贮藏】密封保存。

## 甲苯咪唑

### Mebendazole

【适应证】用于治疗蛲虫、蛔虫、鞭虫、十二指肠钩虫、粪类圆线虫和绦虫单独感染及混合感染。

【用法用量】

1. 驱蛔虫、蛲虫，顿服 200mg。

2. 驱钩虫、鞭虫，每次服 100mg，每日 2 次，共用 3～4 天。必要时，隔 3～4 周重复疗程。

【操作要点】

1. 蛔虫感染严重者服药后会出现蛔虫游走，造成腹痛或口吐蛔虫，注意观察，预防窒息的发生。

2. 腹泻患儿应在腹泻停止后服药。

【不良反应】可发生腹泻和腹痛。因本药在肠道内吸收甚少，因此在治疗剂量内不良反应较少，有时可有恶心、腹部不适、腹痛、腹泻及头痛，偶有乏力、皮疹。

【应急措施】蛔虫感染严重者服药后会出现蛔虫游走，造成腹痛或口吐蛔虫，甚至引起窒息，立即将患儿头偏向一侧，清理呼吸道，使呼吸道通畅，通知医生抢救。

【用药宣教】

1. 告知家长用药过程中可能会出现蛔虫游走，造成腹痛或口吐蛔虫，一旦发生，立即将患儿头偏向一侧，鼓励患儿吐出，以免引起窒息。

2. 告知家长将本品放置儿童不易触到的地方。

【规格】片剂：50mg，100mg。

【贮藏】密封置于干燥处。

## 左旋咪唑

### Levamisole

【适应证】

1. 用于驱蛔虫、蛲虫、钩虫和丝虫，对鞭虫和其他寄生虫无效。

2. 用于免疫功能低下引起的反复上呼吸道感染、过敏性哮喘、过敏性鼻炎、慢性乙型肝炎、复发性口腔黏膜溃疡、恶性肿瘤等疾病。

【用法用量】

1. 驱蛔虫　儿童为 2～3mg/kg，睡前顿服；必要时重复1 次。

2. 驱钩虫　1.5～2.5mg/kg，睡前顿服，共用 3 天。

3. 驱蛲虫　儿童给予 1mg/kg，睡前顿服，共用 7 天。

4. 驱丝虫　每日 4～6mg/kg，2～3 次分服，饭后服，共用2～3 天。

5. 增强免疫　用本品的搽剂。用药时，开启药瓶封口，然后轻轻挤压药液，边滴边涂于双腿、上臂或腹部皮肤，儿童最佳剂量 10mg/kg，剩余药液可用夹子夹紧后下次再用。用于乙型肝炎的免疫治疗 6 个月为 1 个疗程，其他疾病的免疫治疗 2～3 个月为 1 个疗程，或遵医嘱。

【操作要点】应用本品要严格遵医嘱，用药期间密切观察用药疗效及不良反应，发现异常及时通知医生。

【不良反应】

1. 一般耐受较好，约 1% 用药者出现不良反应；作为驱虫用药，其反应较轻且较短暂。

2. 常见恶心、呕吐、厌食、腹部不适、头痛及头昏等。

3. 偶发流感样症状，周身酸痛、不适。个别还有白细胞减少、剥脱性皮炎和肝功能损害。

【应急措施】本品过量中毒尚无特效药解毒，应尽快尽早洗胃、催吐、补液及以症处理。

【用药宣教】告知家长应将药物放在儿童不易触及的地方。

【规格】片剂：15mg，25mg，50mg。②搽剂：500mg/5ml。

【贮藏】避光。

# 第三章 解热、镇痛药

疼痛是一种复杂的生理心理活动，是临床上最常见的症状之一，常由导致组织损伤的伤害性刺激引起。刀割、棒击等机械性刺激，电流、高温和强酸、强碱等物理化学因素均可成为伤害性刺激。疼痛的位置常指示病灶所在，而疼痛的性质间接说明病理过程的类型。另一方面，在不影响对病情的观察的条件下，医生有责任帮助患儿消除疼痛。

镇痛药包括解热镇痛药和中枢性镇痛药。

解热镇痛药，为一类具有解热、镇痛药理作用，同时还有显著抗感染、抗风湿作用的药物。有的还具有抗感染、抗风湿、抗痛风作用。

中枢性镇痛药，临床应用的主要为阿片类镇痛药，如吗啡、芬太尼等。优点是镇痛效果强，但可导致便秘，缺点是滥用可导致成瘾。

## 第一节 非甾体抗感染药

### 布洛芬
#### Ibuprofen

【适应证】

1. 用于急性轻、中度疼痛，如手术、创伤、劳损后疼痛、原发性痛经、继发性痛经（放置宫内节育器引起）、下腰疼痛、头痛、牙痛等，还可用于非关节性的多种软组织风湿性疼痛或感染，如肌腱及腱鞘炎、滑囊炎、肩痛、肌痛及运动后损伤性疼痛等。

2. 可用于治疗感冒、急性上呼吸道感染、急性咽喉炎等疾病引起的发热。

3. 用于缓解类风湿关节炎、骨性关节炎、脊柱关节病、痛风性关节炎、风湿性关节炎等多种慢性关节炎的急性发作期或持续性的关节肿痛症状。

【用法用量】

1. 口服　每日 20mg/kg，每日 3～4 次。1 岁以下或体重不到 7kg 的儿童不得服用本品。

2. 直肠给药　1～3 岁儿童，每次 50mg（塞肛门内）。若持续疼痛或发热，可间隔 4～6 小时重复用药 1 次，24 小时不超过 4 次。

【操作要点】

1. 根据患儿年龄、病情提供合适的服药方法。对于 3 岁以上的患儿，倒温开水，使用饮水管或药杯协助服药。对于 3 岁以下的患儿，将头抬高，偏向一侧，左手固定患儿前额并轻捏其双颊，右手拿药匙将药液从患儿口角倒入口内，并停留片刻，直至其咽下药物。

2. 栓剂给药时，取左侧卧位，戴指套或手套，涂液状石蜡油于栓剂前端，使患儿放松，将栓剂插入肛门 2～5cm，用手夹紧肛门皮肤，加压片刻再将手松开。

3. 服用混悬剂前应将药液摇匀。

【不良反应】

1. 胃肠道反应比阿司匹林、吲哚美辛为少。可出现上腹部不适、恶心、呕吐、腹泻、腹痛。

2. 消化道溃疡、出血、肝功能异常也偶有报道。

3. 头痛、眩晕、耳鸣、水肿、抑郁、困倦、失眠、视物模糊、皮疹等。

4. 偶有肾功能损害、粒细胞和血小板减少。

【应急措施】　服药过量时应行紧急处理，包括催吐或洗胃，口服活性炭、抗酸药和（或）利尿药，输液，保持良好的血液循环及采用其他支持疗法。由于持续性呕吐、腹泻或体液摄入不足而出现明显脱水时，需纠正水及电解质失调。

【用药宣教】

1. 指导患儿家长正确用药的方法。

2. 告知家长用药后患儿大量出汗，应及时擦干保暖，多饮水。

3. 用药期间如出现呕血、黑便、视力障碍、过敏反应等，应立即通知医护人员。

【规格】

（1）片剂　①普通片剂：0.1g，0.2g。②缓释片剂：0.3g。

（2）口服混悬液　5ml:0.1g，60ml:1.2g，100ml:2g。

（3）混悬滴剂　15ml:0.6g。

（4）栓剂　50mg，100mg。

【贮藏】

（1）片剂　①片剂：密闭保存。②缓释片剂：密封，阴凉处保存。

（2）口服混悬液　遮光，密闭，阴凉处保存。

（3）混悬滴剂　遮光，密封保存。

（4）栓剂　遮光，密闭，阴凉干燥处保存。

## 对乙酰氨基酚

### Paracetamol

【适应证】

1. 用于普通感冒或流行性感冒引起的发热。

2. 缓解轻至中度疼痛，如关节痛、偏头痛、肌肉痛、牙痛、神经痛。

【用法用量】不同年龄段及相应体重范围内儿童使用剂量见表3-1。

表3-1　儿童根据年龄、体重的推荐剂量

| 体重 | | 年龄 | 单次剂量（mg） | 日剂量（mg） |
|---|---|---|---|---|
| 磅 | kg | | | |
| 6~11 | 2.0~5.4 | 0~3月 | 40 | 200 |
| 12~17 | 5.5~7.9 | 4~11月 | 80 | 400 |

续表

| 体重 | | 年龄 | 单次剂量（mg） | 日剂量（mg） |
|---|---|---|---|---|
| 磅 | kg | | | |
| 18～23 | 8.0～10.9 | 12～23 月 | 120 | 600 |
| 24～35 | 11.0～15.9 | 2～3 岁 | 160 | 800 |
| 36～47 | 16.0～21.9 | 4～5 岁 | 240 | 1200 |
| 48～59 | 22.0～26.9 | 6～8 岁 | 320 | 1600 |
| 60～71 | 27.0～31.9 | 9～10 岁 | 400 | 2000 |
| 72～95 | 32.0～43.9 | 11 岁 | 480 | 2400 |

注：12 岁以上儿童，10～15mg/kg，每 4～6 小时给药 1 次。

【操作要点】

1. 患儿用药前应检查肝、肾功能。

2. 食物可影响本品的吸收，并使血药峰值降低，山梨醇可促进本品胃肠道的吸收。

【不良反应】通常与大量长期用药、过量用药或伴有肝、肾功能不全等异常情况有关。

1. 使阿司匹林过敏者的支气管痉挛症状加重，偶有引起血小板减少症、罕见溶血性贫血、血小板增多、慢性粒细胞性白血病及慢性淋巴细胞白血病等。

2. 对胃肠道刺激小，短期服用不会引起胃肠道出血，但已有数例服用本品导致肝毒性的报道。少数患儿可发生过敏性皮炎（皮疹、皮肤瘙痒等）。

3. 长期大量用药可致肾脏疾病，包括肾乳头坏死性肾功能衰竭。

4. 药物过量 很快出现皮肤苍白、恶心、呕吐、胃痛或胃痉挛、腹泻、厌食、多汗等症状，且可持续 24 小时。用药的第 1～4 天内可出现腹痛、肝大、压痛、氨基转移酶升高及黄疸。4～6 天可出现爆发性肝功能衰竭，表现为肝性脑病、抽搐、惊厥、呼吸抑制、昏迷等症状，以及凝血障碍、胃肠道出血、弥散性血管内凝血、低血糖、酸中毒、心律失常、循环衰竭、肾小管坏死直至死亡。

【应急措施】

1. 患儿一旦发生严重不良反应，应立即停药，通知医生及时救治。

2. 患儿服用药物过量，立即通知医生，给予洗胃、催吐、对症抢救治疗。

【用药宣教】

1. 告知家长，本品性状发生改变时禁止使用。

2. 告知家长，将本品放在儿童不能接触的地方。

3. 告知家长，如正在使用其他药品时，使用本品前请告知医生。

4. 告知家长，用药后患儿大量出汗，及时擦干保暖，多饮水。

5. 市售抗感冒药中多含有本品，不要让患儿同时服用含本品的两种以上抗感冒药。

【规格】①片剂：0.1g，0.3g，0.5g。②缓释片：0.65g。③注射液：1ml：0.075g，2ml：0.25g。④栓剂：0.15g，0.3g，0.6g。

【贮藏】

（1）片剂 ①片剂：阴凉干燥处，密闭保存。②缓释片：遮光，密闭保存。

（2）注射液 阴凉干燥处，密闭保存。

（3）栓剂 阴凉干燥处，密闭保存。

# 第二节　中枢性镇痛药

## 吗　啡

### Morphine

【适应证】

1. 镇痛　短期用于其他镇痛药无效的急性剧痛，如手术、创伤、烧伤的剧烈疼痛；晚期癌症患儿的三阶梯止痛。

2. 心肌梗死　用于血压正常的心肌梗死患儿，有镇静和减轻心脏负荷的作用，缓解恐惧情绪。

3. 心源性哮喘　暂时缓解肺水肿症状。

4. 麻醉和手术前给药 使患儿安静并进入嗜睡状态。

【用法用量】皮下注射，每次 0.1~0.2mg/kg，或缓慢静脉注射 0.05~0.1mg/kg。

【操作要点】

1. 新生儿禁用。

2. 口服吸收效果差，儿童不宜口服。

3. 皮下注射，1 岁以内禁用，1~2 岁慎用。

4. 用药期间注意观察患儿生命体征变化，有无呼吸抑制现象，瞳孔有无针尖缩小等。

5. 为防止产生耐受性和成瘾性，每次用药间隔至少 4 小时。

【不良反应】

1. 心血管系统 可使外周血管扩张，产生直立性低血压。鞘内和硬膜外给药可致血压下降。

2. 呼吸系统 直接抑制呼吸中枢、抑制咳嗽反射、严重呼吸抑制可致呼吸停止。偶有支气管痉挛和喉头水肿。

3. 胃肠道 恶心、呕吐、便秘、腹部不适、腹痛、胆绞痛。

4. 泌尿系统 少尿、尿频、尿急、排尿困难、尿潴留。

5. 精神神经系统 一过性黑矇、嗜睡、注意力分散、思维力减弱、淡漠、抑郁、烦躁不安、惊恐、畏惧、视力减退、视物模糊或复视、妄想、幻觉。

6. 内分泌系统 长期用药可致男性第二性征退化，女性闭经、泌乳抑制。

7. 眼 瞳孔缩小如针尖状。

8. 皮肤 荨麻疹、瘙痒和皮肤水肿。

9. 戒断反应 对本品有依赖或成瘾者，突然停用或给予阿片受体拮抗药可出现戒断综合征，表现为流泪、流涕、出汗、瞳孔散大、血压升高、心率加快、体温升高、呕吐、腹痛、腹泻、肌肉关节疼痛及神经、精神兴奋性增高，表现为惊恐、不安、打呵欠、震颤和失眠。

【应急措施】给药期间患儿出现瞳孔缩小、呼吸频率减慢、嗜睡等症状，立即通知医生，给氧、简易呼吸器辅助呼吸，静脉注射拮抗药纳洛酮 0.005~0.01mg/kg。

【用药宣教】

1. 告知家长本品为麻醉药品，必须严格按国家有关规定管理，严格按适应证使用。

2. 告知家长儿童体内清除缓慢、半衰期长，易引起呼吸抑制。

【规格】①片剂：5mg，10mg。②控释片：10mg，30mg，60mg。③缓释片：10mg，30mg。④注射液：5mg，10mg。

【贮藏】遮光，密闭保存。

# 可待因

## Codeine

【适应证】

1. 镇咳　用于较剧的频繁干咳，如痰液量较多宜并用祛痰药。

2. 镇痛　用于中度以上的疼痛。

3. 镇静　用于局麻或全麻时。

【用法用量】口服，镇痛时每次 0.5～1mg/kg，每日 3 次；镇咳时用量为镇痛剂量的 1/3～1/2。

【操作要点】对痰多黏稠者宜先使用祛痰药，久用会成瘾，应控制使用。

【不良反应】

1. 较多见的不良反应　心理变态或幻想；呼吸微弱、缓慢或不规则；心率或快或慢、异常。

2. 少见的不良反应　惊厥、耳鸣、震颤或不能自控的肌肉运动等；荨麻疹；瘙痒、皮疹或脸肿等过敏反应；精神抑郁和肌肉强直等。

3. 长期应用引起依赖性　常用量引起依赖性的倾向较其他吗啡类药为弱。典型的症状为：鸡皮疙瘩、食欲减退、腹泻、牙痛、恶心呕吐、流涕、寒战、打喷嚏、打呵欠、睡眠障碍、胃痉挛、多汗、衰弱无力、心率增速、情绪激动或原因不明的发热。

4. 一次口服剂量超过 60mg 时，一些患儿可出现兴奋及烦躁不安。

【应急措施】

1. 发生过敏反应时，应立即停药，给予抗过敏处理。

2. 本品过量时临床表现为头晕、嗜睡、不平静、瞳孔缩小如针尖、癫痫、低血压、神志不清等。可洗胃、催吐，给予乙酰半胱氨酸及其他对症支持治疗；可应用呼吸兴奋剂，消除呼吸抑制，及时处理心脏和循环衰竭，维持水、电解质和酸碱平衡。必要时人工呼吸，静脉注射纳洛酮。

【用药宣教】

1. 告知家长，重复给药可产生耐药性，久用有成瘾性。

2. 告知家长，由于本品能抑制呼吸道腺体分泌和纤毛运动，故对有少量痰液的剧烈咳嗽，应与祛痰药并用。

【规格】①片剂：15mg，30mg。②缓释片：45mg。③注射液：1ml:15mg，1ml:30mg。

【贮藏】遮光、密闭保存。

## 哌替啶

### Pethidine

【适应证】

1. 用于各种剧痛的止痛，如创伤、烧伤、烫伤、术后疼痛等。

2. 用于心源性哮喘。

3. 用于麻醉前给药。

4. 用于内脏剧烈绞痛（胆绞痛、肾绞痛需与阿托品合用）。

5. 与氯丙嗪、异丙嗪等合用进行人工冬眠。

【用法用量】

1. 口服　儿童一般口服 1~1.5mg/kg，1 岁以下儿童不宜使用。

2. 皮下注射、肌内注射　儿童用量为 0.5~2mg/kg。

【操作要点】

1. 本品静脉注射后可出现外周血管扩张，血压下降，应缓慢滴注。

2. 本品给药过程中应监测呼吸和循环功能，尤以呼吸功能最为重要。

【不良反应】

1. 常发生头晕、头痛、恶心、呕吐、出汗、口干和面红。过量可致瞳孔散大、惊厥、幻觉、心动过速、血压下降、呼吸抑制、昏迷等。

2. 可产生精神错乱、低血压和定向力障碍。

3. 呼吸抑制和惊厥可能致命。

4. 可出现耐受性和成瘾性，但较吗啡轻。

5. 注射后局部常有反应，极少发生全身过敏反应。

6. 静脉注射可能引起心率增快。

【应急措施】

1. 本品过量，口服者应尽早洗胃以排出胃内毒物，吸氧；配合医生抢救。

2. 本品过量，静脉注射纳洛酮 0.005 ~ 0.01mg/kg，亦可用烯丙吗啡作为拮抗药。

【用药宣教】

1. 告知家长，未明确诊断的疼痛，尽可能不用本品，以免掩盖病情贻误诊治。

2. 告知家长，连续应用本品会成瘾。

【规格】①片剂:25mg,50mg。②注射剂:1ml:50mg，2ml:100mg。

【贮藏】密封保存。

# 第三节　阿片受体拮抗剂

## 纳洛酮
## Naloxone

【适应证】

1. 用于阿片类药物复合麻醉术后，拮抗该类药物所致的呼吸抑制，促使患儿苏醒。

2. 用于阿片类药物过量，完全或部分逆转阿片类药物引起的呼吸抑制。

3. 解救急性乙醇中毒。

4. 用于急性阿片类药物过量的诊断。

【用法用量】

1. 阿片类药物过量，静脉注射的首次剂量为 0.01mg/kg。如果此剂量没有在临床上取得满意的效果，接下去则应给予 0.1mg/kg。如果不能静脉注射，可以分次肌内注射。

2. 术后阿片类药物抑制效应，首次纠正呼吸抑制时，每隔 2~3 分钟静脉注射本品 0.005~0.01mg/kg，直到达到理想逆转程度。直至产生理想的效果，即有通畅的呼吸和清醒度，无明显疼痛和不适。

【操作要点】

1. 静脉注射起效最快，适合在急诊时使用。

2. 静脉滴注本品可用 0.9% 氯化钠注射液或葡萄糖注射液稀释。把 2mg 本品加入 500ml 以上任何一种液体中，使浓度达到 0.004mg/ml。根据患儿反应控制滴注速度。

3. 在不能进行静脉注射给药时，可选用肌内注射或皮下注射。

4. 注意观察用药效果。

【不良反应】

1. 偶见低血压、高血压、室性心动过速和纤颤、呼吸困难、肺水肿和心脏停搏。

2. 可能会引起恶心、呕吐、出汗、心悸亢进、血压升高、发抖、癫痫发作、室性心动过速和纤颤、肺水肿和心脏停搏，甚至可能导致死亡。

【应急措施】应用本品拮抗大剂量麻醉镇痛药后，由于痛觉恢复，可产生高度兴奋。

【用药宣教】告知家长用药期间医护人员会严密观察病情变化及用药效果，请勿擅自调节液体速度。

【规格】①注射剂（粉）：0.2mg、0.4mg、0.8mg、1.0mg、1.2mg、2mg、4mg。②注射剂：1ml:0.4mg、1ml:1mg、1ml:2mg、2ml:2mg、10ml:4mg。

【贮藏】密闭，在凉暗处（不超过20℃）保存。

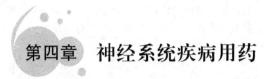

# 第四章　神经系统疾病用药

小儿精神内科疾病常见多动症、睡眠困难、认知障碍、癫痫、自闭症等，对于这方面的疾病还需家长尽早发现尽早治疗，如不及时，将会严重影响孩子的正常生长发育。

## 第一节　镇静、催眠、抗焦虑及抗惊厥药

### 地西泮

#### Diazepam

【适应证】

1. 用于焦虑症及各种功能性神经症，尤对焦虑性失眠疗效极佳。

2. 可与其他抗癫痫药合用，治疗癫痫大发作或小发作，控制癫痫持续状态时应静脉注射。

3. 各种原因引起的惊厥，如子痫、破伤风、小儿高热惊厥等。

4. 血管意外或脊髓损伤性中枢性肌强直或腰肌劳损、内镜检查等所致肌肉痉挛。

【用法用量】

1. 术前给药

（1）口服　6个月以上儿童2～10mg。

（2）静脉注射　儿童常用量为100～200μg/kg。

2. 抗惊厥

（1）灌肠　儿童 5 ~ 10mg，适用于因发热或中毒引起的惊厥。

（2）静脉注射或肌内注射　儿童剂量范围 200 ~ 300μg/kg，或按每岁 1mg 的剂量用药，静脉注射或肌内注射。

3. 肌痉挛

（1）口服　每日 2 ~ 15mg，分次服，严重痉挛症如大脑性麻痹儿童可增至每日 40mg。

（2）肌内注射或缓慢静脉注射　剂量为 10mg，需要时 4 小时后重复 1 次。大剂量用于破伤风儿童 100 ~ 300μg/kg，每隔 1 ~ 4 小时静脉注射 1 次。

4. 静脉注射治疗癫痫持续状态

（1）1 个月至 5 岁儿童每 2 ~ 5 分钟给予 0.2 ~ 0.5mg，最大剂量为 5mg。

（2）>5 岁儿童每 2 ~ 5 分钟给予 1mg，最大剂量为 10mg，必要时，2 ~ 4 小时后重复。亦可使用直肠凝胶。

（3）6 ~ 11 岁儿童，0.3mg/kg。

（4）>12 岁儿童，0.2mg/kg，4 ~ 12 小时后可重复。

【操作要点】

1. 静脉注射速度不可过快，6 个月内婴儿忌用。

2. 本品静脉注射后应卧床观察 3 小时以上，以防发生呼吸暂停、低血压、心动过缓或心跳停止。

【不良反应】

1. 抑制呼吸，可能致呼吸暂停。

2. 静脉注射时可能发生静脉炎，长期用一般剂量可产生肌无力和中枢神经系统抑制。

3. 常见的不良反应有嗜睡、头昏、乏力等，大剂量可有共济失调、震颤。

4. 罕见的有皮疹，白细胞减少。

5. 个别病人发生兴奋，多语，睡眠障碍，甚至幻觉。停药后，上述症状很快消失。

6. 长期连续用药可产生依赖性和成瘾性，停药可能发生撤药症状，表现为激动或忧郁。

【应急措施】

1. 如出现呼吸暂停，应立即停止输注，遵医嘱进行心肺复苏，应用呼吸兴奋剂，必要时给予气管插管。

2. 如出现静脉炎应立即更换输液位置，予硫酸镁湿敷。

【用药宣教】

1. 癫痫患儿突然停用本品可引起癫痫持续状态，告知家长不可突然停用本品。

2. 告知家长使用本品可有头痛等不良反应。

3. 告知家长药物的副作用，患儿服药后注意卧床休息。

4. 告知患儿家长观察患儿呼吸情况，如出现呼吸缓慢或暂停立即通知医护人员处理。

【规格】①片剂：2.5mg，5mg。②注射液：2ml：10mg。

【贮藏】遮光，密闭保存。

# 第二节　抗癫痫药

## 苯妥英钠

### Phenytoin Sodium

【适应证】

1. 用于癫痫全身强直阵挛性发作、复杂部分性发作（精神运动性发作、颞叶癫痫）、单纯部分性发作（局限性发作）和癫痫持续状态。

2. 也用于治疗三叉神经痛、发作性舞蹈样手足徐动症、发作性控制障碍（包括发怒、焦虑、失眠、兴奋过度等行为障碍疾患）、肌强直症等。

【用法用量】

1. 口服　儿童初始剂量为每日5mg/kg，2～3次分服，维持剂量为每日4～8mg/kg，每日2～3次。

2. 静脉注射　儿童和新生儿的静脉注射量为15～20mg/kg，以每分钟不超过1～3mg/kg的速度缓慢静脉注射。

【操作要点】

1. 本品局部刺激性很大，宜餐后服用，在肌肉中可形成结晶，故本品不能用作肌内或皮下注射。

2. 新生儿和4岁以下的儿童少用或慎用。

3. 静脉注射应缓慢注射，每分钟不得超过30mg，必须在心电监护下使用，并仔细观察用药后反应。

4. 本品不宜直接用葡萄糖注射液溶解，应以注射用水或0.9%氯化钠注射液溶解。

【不良反应】

1. 神经系统　头痛、眩晕、失眠、眼球震颤、共济失调、神志模糊及癫痫发作次数增多等，常与剂量有关。长期用药还可引起异常的兴奋、神经质或烦躁易怒等，有报道指出，本品可导致外周神经病变及运动障碍（包括舞蹈病、肌张力障碍及扑翼样震颤）。

2. 消化系统　长期用药可导致恶心、呕吐、大便色淡、胃炎、齿龈增生（儿童多见），罕见巩膜或皮肤黄染（肝炎或胆汁淤积性黄疸，可出现血清碱性磷酸酶、ALT升高）、食欲减退及严重胃痛等。

3. 血液系统　可引起白细胞减少、粒细胞缺乏及全血细胞减少，还可引起巨幼细胞性贫血、淋巴结病（包括良性淋巴结增生）、假性淋巴瘤、恶性淋巴瘤，罕见血小板减少（表现为出血或瘀斑等）、再生障碍性贫血。

4. 皮肤　常有皮疹反应，包括红斑、荨麻疹、痤疮、麻疹样反应，有时伴发热，少见但较严重的有剥脱性皮炎、重症多形性红斑、系统性红斑狼疮、中毒性表皮坏死松解症，罕见血清病。

5. 肌肉骨骼系统　罕见骨折、骨质异常或生长缓慢（维生素D及钙代谢紊乱）。

6. 泌尿生殖系统　可见尿色加深。

7. 内分泌系统　可抑制血管升压素及胰岛素分泌，使血糖升高。此外，本品可使血清$T_3$、$T_4$的浓度降低，可增加妇女雌激素、黄体酮与睾酮的代谢性清除。

8. 药物过量　血药浓度超过20mg/L时易产生毒性反应，出现眼球震颤。超过 30mg/L 时，出现共济失调。超过 40mg/L 时出现严重毒性作用。药物过量的症状包括视物模糊、复视、笨拙、行走不稳、步态蹒跚、精神紊乱、严重的眩晕或嗜睡、幻觉、恶心、语言不清。

【应急措施】一旦发生药物过量可采用对症和支持疗法。

1. 洗胃　服药在 3~5 小时内神志清醒者应立即用 1:2000 高锰酸钾溶液洗胃。昏迷者可从鼻孔插入胃管，灌注洗胃液，再抽出，反复灌洗，直至抽出的洗胃液中见不到药物颗粒。洗胃后留置适量硫酸钠和药用炭混悬液于胃内。忌用硫酸镁，以免 $Mg^{2+}$ 吸收后加重对呼吸中枢的抑制。

2. 利尿　静脉补液，并静脉注射 20% 甘露醇 0.25~2g/kg，血容量基本正常者也可用呋塞米静脉注射，每次 1mg/kg 静脉注射，每日 2 次。还可口服碳酸氢钠 0.1~0.2g，每日 3~4 次。以碱化尿液，减少肾小管对药物的重吸收，加快毒物排泄。

3. 血液或腹膜透析　用于下列情况：①中枢抑制状态渐趋加深，表现为呼吸极慢、反射消失、昏迷。②摄入已达致死量的药物，且估计大部分药物已吸收，时间过长，病情笃重者。

【用药宣教】

1. 告知家长必须严格遵医嘱用药，不擅自停药或不规则服药，会引起癫痫持续状态。

2. 告知家长久用本品可引起牙龈增生，注意患儿口腔卫生，多按摩牙龈。

3. 告知家长，长期用药可引起低血钙，患儿发生佝偻病样改变，可用维生素 D 预防。

4. 本品应在餐后立即服用或与牛奶同服。需按时服用，如果漏服，应在下次服药前 4 小时立即补服，不能把两次用量 1 次服下。

【规格】　①片剂：50mg，100mg。②注射剂（粉）：100mg，250mg。

【贮藏】密封，遮光保存。

# 卡马西平

## Carbamazepine

【适应证】

1. 用于治疗癫痫复杂部分性发作、全身性强直－阵挛性发作、上述两种混合性发作或其他部分性或全身性发作。

2. 用于缓解三叉神经痛和舌咽神经痛，亦用作三叉神经痛缓解后的长期预防性用药。也可用于脊髓痨和多发性硬化、周围性糖尿病性神经痛和外伤后神经痛，有时也能缓解某些疱疹后神经痛。

【用法用量】 每日剂量，1 岁以内给 100～200mg；1～5 岁 200～400mg；5～10 岁 400～600mg；10～15 岁 600mg～1g，2～4 次分服。

【操作要点】

1. 餐后立即服药，可减轻药物对胃肠道的刺激。

2. 服用本品应避免大量饮水，以免引起水中毒。

【不良反应】

1. 较常见头晕、视物模糊、复视、眼球震颤、水潴留及低钠血症。

2. 较少见变态反应、斯－约综合征或中毒性表皮坏死松解症、荨麻疹、瘙痒、皮疹，行为改变、严重腹泻及红斑狼疮样综合征。

3. 罕见腺体病、心律失常、房室传导阻滞、骨髓抑制、中枢神经系统中毒、过敏性肝炎、低钙血症、直接影响骨代谢导致骨质疏松、肾脏中毒、急性肾功能衰竭、周围神经炎、急性尿紫质病及栓塞性脉管炎等。

【应急措施】 一旦过量，进行催吐或洗胃，给予活性炭或轻泻药并加速排泄。仅在严重中毒伴肾功能衰竭时才进行透析。儿童严重中毒可能需要换血，并持续观察生命体征并进行对症治疗。出现惊厥需要用地西泮或苯巴比妥，但由于其可能引起呼吸抑制，故应慎用。患儿如过去 1 周内用过单胺氧化酶抑制剂，则不宜使用巴比妥。

【用药宣教】以下情况需告知家长。

1. 用药期间不宜饮用葡萄柚汁。

2. 餐后立即服药，可减轻药物对胃肠道的刺激。

3. 服药期间避免大量饮水，防止发生水中毒。

4. 漏服后应立即补服，不可每次服用双倍剂量，可在每日内分次补足剂量。

5. 服用本品宜由小剂量开始，长期用药后不能突然停药，否则会使病情加重。

【规格】片剂：0.1g，0.2g。

【贮藏】遮光，密封保存。

# 奥卡西平

## Oxcarbazepine

【适应证】用于5～16岁儿童癫痫部分发作的辅助治疗。

【用法用量】儿童开始剂量为每日15mg/kg，分次服，2天后可增至30mg/kg，分次服。儿童最大推荐剂量为每日45mg/kg。

【操作要点】

1. 5岁以下儿童慎用。

2. 停用本品应逐渐减量。

3. 注意血钠水平，出现低钠血症时，应减少用量或停药，并限制液体摄入。

【不良反应】

1. 常见头痛、头晕、不安、震颤、抑郁、呕吐、低钠血症及疲劳等。

2. 少见鼻炎、感冒样综合征、氨基转移酶和（或）碱性磷酸酶水平升高、白细胞减少及荨麻疹等。

3. 罕见严重皮肤反应、肝炎，极罕见血管神经性水肿及心律失常。

4. 药物过量　嗜睡、恶心、呕吐、轻度头痛、低钠血症及共济失调等。

【应急措施】

1. 一旦发生严重不良反应，应立即停药，通知医生及时救治。

2. 药物过量　参见"卡马西平"。

【用药宣教】

1. 告知家长要按时为患儿服药。规律用药，切忌随意停药、漏服、减量等。

2. 告知家长混悬液可空腹或与食物同服，服用前应先摇匀，随后立即倒出处方量的药液，已开封的混悬液应于 7 周内用完。

【规格】　① 片剂：0.15g，0.3g，0.6g。② 口服混悬液：60mg/ml。

【贮藏】　片剂：30℃以下密封保存。口服混悬液：避光，30℃以下保存。

# 丙戊酸钠

## Sodium Valproate

【适应证】　主要用于癫痫全身性（失神发作、肌阵挛发作、强直阵挛发作、失张力发作及混合型发作）及部分性（简单及复杂部分性发作，部分继发全身性发作）发作。

【用法用量】

1. 口服　体重在 >20kg 者，每日 20～30mg/kg；体重在 <20kg 者，每日 20mg/kg，2～3 次分服。

2. 静脉注射　起始剂量为 10～15 mg/kg，根据治疗反应每周增加 5～10mg/kg，直至达到理想目标。

【操作要点】

1. 宜餐后立即服用，以减少胃肠道反应。

2. 静脉滴注要严格控制速度。

3. 3 岁以下儿童慎用。

4. 本品不可肌内注射，同一部位反复静脉注射本品可出现局部组织坏死。

【不良反应】

1. 神经系统　共济失调、无力、眩晕、异常运动、生理震颤增加、面部及肢体抽搐，偶见中枢过度兴奋症状、失眠及继发性全身性抽搐发作。

2. 消化系统　常见畏食、恶心、呕吐、胃痛及腹泻，但继续治疗则症状减轻。有发生急性胰腺炎、肝功能不全的报道。少数患儿甚至出现肝衰竭而致死亡。

3. 血液系统　偶见皮下出血、贫血、白细胞减少或全血细胞减少。

4. 内分泌代谢　可见食欲亢进、体重增加。有发生高甘氨酸血症和高甘氨酸尿症的报道。个别患有急性间歇性卟啉症的患儿服用本品后可导致急性卟啉症发作。偶见低血糖及 Reye – liji 综合征。

5. 皮肤　少见过敏性皮疹，偶见暂时性脱发。

6. 耳　偶可发生可逆或不可逆的听力丧失，但与本品的因果关系尚未明确。

7. 其他　偶有血管炎、皮疹、致畸及过敏反应。

【应急措施】一旦出现中毒症状立即停药，并进行洗胃（服药后 10～12 小时内仍有效）、催吐、渗透性利尿、呼吸循环功能监测及其他支持性治疗。对于严重者，可进行血液透析或血浆置换。

【用药宣教】

1. 告知家长餐后立即服药，可减少药物对胃部的刺激。

2. 告知家长停药时应逐渐减量，突然停药会导致癫痫加重或诱发癫痫持续状态。

3. 告知家长用药期间可能会出现食欲亢进、体重增加、偶见暂时性脱发，请勿紧张。

【规格】①普通片剂：0.1g，0.2g。②缓释片：0.5g。③注射剂（粉）：0.4g。

【贮藏】普通片剂：干燥处保存。缓释片：密封，25℃下保存。注射剂（粉）：25℃下保存。

# 氯硝西泮

### Clonazepam

【适应证】控制各型癫痫，尤用于失神发作、婴儿痉挛症、肌阵挛性、运动不能性发作及 Lennox – Gastaut 综合征。

【用法用量】

1. 抗癫痫　口服，儿童开始每日 $10 \sim 20\mu g/kg$，此后逐渐增加，维持剂量为 $100 \sim 200\mu g/kg$，$2 \sim 3$ 次分服。

2. 控制癫痫持续状态　可予静脉注射，儿童每次 $0.02 \sim 0.06mg/kg$，于 2 分钟左右缓慢静脉注射。发作未能控制时，20 分钟后可重复。必要时可缓慢静脉滴注。

【操作要点】

1. 静脉注射宜缓慢，过快可发生栓塞性静脉炎。

2. 静脉注射对心脏、呼吸抑制作用较地西泮强，应密切观察生命体征变化及用药后反应。

【不良反应】

1. 常见嗜睡、头晕、共济失调、神经过敏、肌力减退及异常兴奋行为紊乱等。

2. 少见行为障碍、思维不能集中、流涎、易暴怒（儿童多见）、精神错乱、抑郁、幻觉、视物模糊、便秘、腹泻、恶心、呕吐、头痛及口干等。

3. 罕见皮疹或瘙痒、咽痛、发热、异常出血、瘀斑及乏力等。

【应急措施】一旦发生严重不良反应，应立即停药，通知医生及时救治。具体措施参见"地西泮"。

【用药宣教】

1. 告知家长严格遵医嘱按时按量用药，不得擅自停药或改变药量。

2. 告知家长长期用药会产生耐受，骤停用药会引起戒断症状。

【规格】①片剂：$0.5mg$，$2mg$。②注射液：$1ml:1mg$，$2ml:2mg$。

【贮藏】遮光，密闭保存。

# 第三节　抗精神病药

## 氯丙嗪
### Chlorpromazine

【适应证】用于治疗急、慢性精神分裂症（尤其是焦虑、激动和兴奋躁动症状突出的急性精神分裂症患儿），躁狂性精神病，反应性精神病，更年期精神病。

【用法用量】

1. 口服　年龄 1~12 岁的儿童，0.5mg/kg，每 4~6 小时服用一次。《英国国家处方集（儿童版）》则建议使用每次 10mg，每日 3 次的给药方案。对于 1~5 岁和 5 岁以上的儿童，本品的用量通常不要超过每日 40mg 和 75mg。如果出于挽救生命的考虑，可以对 1 岁以下的婴儿使用本品。

2. 肌内注射或静脉滴注　剂量均为每次 0.5~1mg/kg。

【操作要点】

1. 静脉滴注，从小剂量开始，25~50mg 稀释于 500ml 葡萄糖氯化钠注射液中，缓慢静脉滴注。

2. 少数患儿口服药物时可产生胃部刺激症状，可与食物同服，亦可多饮水或牛奶。

3. 注射给药只限于急性兴奋躁动患儿，需密切观察与监视，防止发生低血压。

4. 本品刺激性大，静脉注射可引起血栓性静脉炎，可加 1% 普鲁卡因作深部肌内注射。肌注时应缓慢深部注射，长效注射剂药效可延续 6 周。

【不良反应】

1. 一般不良反应　常见无力、嗜睡、口干、便秘、心悸、视物模糊、鼻塞、尿潴留等。偶见麻痹性肠梗阻。

2. 体位性低血压　大剂量给药时，由于 α-肾上腺素能受体阻断作用，可出现体位性低血压。

3. 锥体外系反应　长期大剂量应用可致锥体外系症状，发生率约30%。除迟发性运动障碍外，应用抗胆碱药如苯海索（安坦）、苯扎托品、东莨菪碱；或适当减少用量，可使症状缓解。

4. 变态反应　可出现荨麻疹、接触性皮炎。偶见剥脱性皮炎、红斑狼疮样症状、急性肝炎样症状，并伴有肝实质细胞损害、肝功能异常及阻塞性黄疸。也可发生皮肤及眼部色素沉着，角膜和晶体混浊。

5. 内分泌系统　长期应用可致内分泌紊乱，表现为体重增加、儿童抑郁等。

6. 血液系统　可发生粒细胞减少、溶血性贫血、再生障碍性贫血、血小板减少性紫癜、白细胞减少，甚至粒细胞减少致死的报道多与过敏有关，常发生在治疗开始的4～10周。

7. 急性中毒反应　表现为昏迷、呼吸抑制、血压下降、休克、心肌损害和心搏骤停等症状。

8. 停药反应　长期大剂量应用，突然停药可出现恶心、呕吐、胃炎和震颤。

9. 偶可诱发癫痫。

【应急措施】

1. 患儿注射或口服大剂量时可引起体位性低血压，用药后应静卧1～2小时，血压过低时可静滴去甲肾上腺素或麻黄碱升压。但不可用肾上腺素，以防血压降得更低。

2. 药物过量可导致表情淡漠、烦躁不安、吵闹不停、昏睡，四肢发冷、血压下降。一旦发生，应静脉注射葡萄糖注射液，促进尿液、毒物排泄等方法处理，并依据病情给予对症治疗及支持疗法。

【用药宣教】

1. 告知家长患儿避免太阳曝晒。

2. 告知家长如患儿口服药物时产生胃部刺激症状，可与食物共服，亦可多饮水或牛奶。

3. 当本品颜色变深或有沉淀时禁止使用。

4. 告知家长静脉用药后患儿应卧床休息1～2小时，避免热水浴或淋浴。

【规格】　①片剂：25mg，50mg。②注射剂：1ml：25mg，2ml：50mg。

【贮藏】遮光，密封保存。

# 氟哌啶醇

## Haloperidol

【适应证】用于急、慢性各型精神分裂症、躁狂症，肌内注射本品可迅速控制兴奋躁动、敌对情绪和攻击行为。

【用法用量】

1. 用于精神病　儿童 2～4mg，每日 2～3 次。控制急性症状可肌内注射 5～10mg，每日 2～3 次。

2. 用于儿童行为障碍　每日口服 0.05mg/kg。

【操作要点】

1. 静脉注射　10～30mg 加入 250～500ml 葡萄糖注射液内静脉注射。

2. 过量用药可导致 Q–T 间期延长或尖端扭转型室性心动过速的风险增加，因此给药过程中应进行心电图监测。

【不良反应】

1. 较常见锥体外系反应（肌肉僵直、手部震颤、静坐不能等）、头痛、恶心、便秘、失眠及口干等。

2. 较少见头昏、晕眩、淡漠、焦虑、抑郁、迟发性运动障碍、皮疹、直立性低血压及皮疹等。

3. 罕见中性粒细胞减少、发热、恶性综合征、巩膜或皮肤黄染及咽部疼痛等。

4. 大剂量长期用药可引发心律失常、心肌损伤，药物中毒可致高热、呼吸困难、疲乏无力、肌肉发僵、心电图异常、白细胞减少及粒细胞缺乏等。

【应急措施】用药过量：立即采取洗胃、对症及支持疗法并告知医师，可用去甲肾上腺素升压，禁用肾上腺素。

【用药宣教】

1. 告知家长舌蠕动为迟发性运动障碍的先兆症状，用药过程中一旦出现，立即告知医师。

2. 告知家长长期用药者不可骤然停药，应遵医嘱逐步减少用药剂量，以免抑郁发作。

【规格】注射剂：1ml：5mg。

【贮藏】遮光、密封，在阴凉处保存。

# 第四节　治疗抽搐秽语综合征用药

## 硫必利

### Tiapride

【适应证】用于舞蹈病、多动症和抽搐秽语综合征。

【用法用量】7～12岁儿童，口服，50mg，每日1～2次。

【操作要点】

1. 本品6岁以下儿童禁用。

2. 食物可增加本品吸收，宜在餐后服用。

【不良反应】不良反应较少，如嗜睡、溢乳、闭经、胃肠道不适、头晕、乏力等较常见。偶可出现兴奋。

【应急措施】个别患儿对本品高度敏感，可能发生重度锥体外系反应，必要时可用抗胆碱能药物如东莨菪碱治疗即可迅速缓解。

【用药宣教】告知家长食物可增加本品吸收，宜在餐后服用。

【规格】片剂：50mg，100mg。

【贮藏】避光、密封保存。

## 可乐定

### Clonidine

【适应证】用于抽动秽语综合征。

【用法用量】

1. 口服　起始剂量为25～50μg，睡前服，每日1次。每3天增加50μg，直至增至200～400μg，分2～3次口服。不能耐受者可选择贴剂。

2. 透皮贴剂　青少年患儿用药应从1000μg/片的小剂量开始，按体重逐渐增加给药剂量，最大剂量不得超过2000μg/片×3

片。20kg＜体重≤40kg，用1000μg/片。40kg＜体重≤60kg，用1500μg/片，体重＞60kg，用2000μg/片，均为每周更换1次。

【操作要点】

1. 贴剂应贴于上胸部无毛完好皮肤上，夏季也可贴于耳后乳突处或上臂外侧。每7天更换一次。

2. 用药期间，如血压不稳定，应每日监测血压，稳定后，亦应定期测量血压。

【不良反应】

1. 整体感觉　疲劳、发热、头痛、面色苍白、虚弱或戒断综合征。

2. 心血管系统　心动过缓、心力衰竭、心电图异常、体位性低血压、心悸、雷诺现象、晕厥或心动过速。

3. 中枢神经系统　情绪激动、焦虑、谵妄、幻觉（包括视觉和听觉）、失眠、抑郁、紧张、感觉异常、不安或噩梦。

4. 皮肤　脱发、血管神经性水肿、荨麻疹、瘙痒或皮疹。

5. 消化系统　腹痛、厌食、便秘、恶心、腮腺炎、假性肠梗阻、唾液腺疼痛及呕吐。

6. 泌尿系统　排尿困难、夜尿症或尿潴留。

7. 其他　肝炎、血小板减少、腿痉挛、肌肉/关节痛、男性乳房发育、体重增加、眼睛干涩或视物模糊。

【应急措施】本品过量，会出现血压先升高，然后血压降低、心搏缓慢、呼吸抑制、体温下降、出现睡意、反射降低或缺少反射、身体虚弱、易怒和瞳孔缩小。对于可乐定过量，没有特异性解毒剂。如吞入贴剂，可考虑灌肠，服用活性炭或泻药也有帮助。辅助护理包括使用阿托品用于心搏缓慢、静脉注射或血管加压药用于低血压、血管舒张药用于高血压。纳洛酮可用于治疗本品诱导的呼吸抑制、低血压以及昏迷，由于纳洛酮可导致反常的高血压，因此使用纳洛酮时，要对血压进行监控。

【用药宣教】

1. 告知家长嘱患儿慢慢从坐位或卧位站立起来，以免发生体位性低血压。长久站立，血液有可能郁积于下肢，导致头晕，嘱迅速躺下数分钟即可改善。

2. 告知家长切忌擅自停药。

【规格】①片剂：75μg，100μg。②透皮贴膏：1000μg，2000μg，2500μg。

【贮藏】密封保存。

# 第五节　治疗儿童多动症药物

## 右苯丙胺
### Dexamfetamine

【适应证】辅助治疗 >6 岁的难治性多动症。

【用法用量】多动症儿童给药应予个体化，≥6 岁者一般给予 5mg，每日 1~2 次，必要时，每周加量 5mg，最高不超过每日 20mg。不过，较大儿童可能需要每日 40mg。

【操作要点】不可合用单胺氧化酶抑制剂或停用单胺氧化酶抑制剂还不满 14 天时，因可导致高血压危象。也可发生各种神经毒性和恶性高热，有时可为致命性的。

【不良反应】

1. 常见不良反应均因中枢系统兴奋所引起，如失眠、惊梦、紧张、坐立不安、易激惹、欣快感，继而疲劳和抑郁。

2. 还可能发生口干、厌食、腹部痉痛和其他胃肠道不适。

3. 还会出现头晕、头痛、震颤、出汗、心动过速、心悸，血压时高时低。

4. 横纹肌溶解所致肌肉损伤、肾损伤以及精神异常也有报道。

5. 长期使用可致心肌病，但罕见。

6. 儿童如使用过久可引起发育延缓。

【应急措施】过量中毒，可口服或鼻饲氯化铵，或静脉滴注维生素 C 促进本品的排泄；对抗本品的中枢神经系统兴奋作用，可用氟哌啶醇等。必要时血液透析疗法。

【用药宣教】

1. 告知家长本品可产生耐受性和依懒性。

2. 告知家长用药要严格遵医嘱，以免引起严重不良反应。

【规格】①片剂：2.5mg，5mg，10mg。②胶囊剂：5mg，10mg，15mg。

【贮藏】密封、避光贮于室温下。

## 哌甲酯
### Methylphenidate

【适应证】治疗多动症。

【用法用量】儿童口服 5mg，每日 2 次，早、中饭前服用；然后按需递增 5～10mg，不宜超过每日 40mg。

【操作要点】本品应在早、午餐前服用，避免晚上服用，以免影响睡眠。

【不良反应】

1. 偶有失眠、眩晕、头晕、头痛、运动障碍、恶心、厌食、心律失常和心悸。

2. 有产生精神依赖性的报道。

3. 可能发生皮疹等过敏反应。

【应急措施】一旦过量，轻者停药，经精心护理多能自行康复，出现烦躁及抽搐的患儿酌用地西泮、巴比妥类及水合氯醛等。

【用药宣教】

1. 告知家长本品应在早、午餐前服用，避免晚上服用，以免影响睡眠。

2. 告知家长长期用药应记录生长发育情况，包括身高和体质量。

3. 用药时应定期监测血压和心律。

【规格】片剂：10mg。

【贮藏】密封、避光贮于室温下。

## 托莫西汀
### Tomoxetine

【适应证】用于治疗儿童多动症。

【用法用量】

1. 体重 <70kg 的儿童和青少年 开始时，每日总剂量应为 0.5mg/kg，并且经至少 3 天增加剂量至目标剂量每日约为 1.2mg/kg，可每日早晨单次服药或早晨和傍晚平均分为 2 次服用。每日剂量超过 1.2mg/kg 并无益处。对儿童和青少年，每日最大剂量不应超过 1.4mg/kg 或 100mg，选其中较小的一个剂量。

2. 体重 >70kg 的儿童、青少年 开始时，每日总剂量应为 40mg，并且经至少 3 天增加剂量至目标剂量 80mg/d，每日早晨单次服药或早晨和傍晚平均分为 2 次服用。在继续使用 2～4 周后，如仍未达到最佳疗效，每日总剂量最大可以增加至 100mg，没有数据支持在更高剂量下会增加疗效。对体重超过 70kg 的儿童和青少年，每日最大推荐总剂量为 100mg。

3. 肝功能不全患儿的剂量调整 中度肝功能不全的患儿（Child - Pugh 分级 B），初始和目标剂量应降至常规用量的 50%。重度肝功能不全的患儿（Child - Pugh 分级 C），初始和目标剂量应降至常规用量的 25%。

4. 与强效 CYP2D6 抑制剂联合使用的剂量调整

（1）服用强效 CYP2D6 抑制剂（如帕罗西汀、氟西汀、奎尼丁），且体重 <70kg 的儿童和青少年，本品的初始剂量应为每日 0.5mg/kg，只有当 4 周后症状未见改善并且初始剂量有很好的耐受性时，才增加至通常的目标剂量每日 1.2mg/kg。

（2）服用强 CYP2D6 抑制剂（如帕罗西汀、氟西汀、奎尼丁），且体重 >70kg 的儿童、青少年和成年人，本品的初始剂量应为每日 40mg，如果 4 周后症状未见改善并且初始剂量有很好的耐受性，仅可增加至通常的目标剂量每日 80mg。

【操作要点】

1. 本品可使血压升高和心率加快，因此，患高血压、心动过速、心血管或脑血管疾病的患儿应注意，在治疗前、增加剂量时和治疗中应定期测量脉搏和血压。

2. 注意观察用药期间患儿用药效果及异常的行为改变，以防自杀倾向的发生。

【不良反应】

1. 常见不良反应包括腹痛、恶心、呕吐、心率加快、血压升高、食欲减退、头痛、嗜睡。

2. 少见心悸、心动过速、便秘、消化不良、体重减轻、疲乏、晨间早醒、兴奋、情绪不稳、皮疹。

3. 罕见四肢厥冷、射精失败、瘙痒。

【应急措施】

1. 建议患儿在出现瘙痒，黑尿，黄疸，右上区压痛或无法解释的流感样症状时立即就医。

2. 如出现自杀企图和行为，应停止本品治疗。

【用药宣教】

1. 告知家长用药期间应监测患儿的脉搏和血压，以及有无异常行为改变，一旦发现异常，立即通知医生。

2. 告知家长治疗过程中必须对青少年患儿的生长发育进行监测。

【规格】胶囊剂：10mg。

【贮藏】贮于25℃下，短程携带允许15~30℃。

# 第六节　抗抑郁药

## 氟西汀

### Fluoxetine

【适应证】

1. 用于治疗中、重度抑郁症。

2. 用于长期抑郁症的复发治疗。

【用法用量】≥8岁儿童抑郁症，起始剂量为每日10mg，1周后增加到20mg（低体重儿童除外）。

【操作要点】单胺氧化酶抑制剂不可合用本品，如需换用本品，必须至少停用单胺氧化酶抑制剂14天后才可换用本品，同样地，至少停用本品5天后才可换用单胺氧化酶抑制，以免引起5-HT综合征。

【不良反应】

1. 恶心、呕吐、口干、消化不良、腹泻、厌食、体重减轻。

2. 失眠、嗜睡、头痛、焦虑、不安、神经敏感、乏力、视物模糊也常见，但较轻微，且多发生在治疗早期，一般不影响治疗。

3. 头晕、震颤、惊厥、锥体外系反应已有报道。

4. 本品可致过度出汗、皮疹、荨麻疹、瘙痒。有的患儿在发生皮疹时，还可能涉及肺、肝、肾，可能为血管炎，因此，使用本品时如发生皮疹应立即停药。

5. 可能引起低钠血症。

6. 肝功能异常已有发生。

7. 超量可致恶心、呕吐、中枢兴奋，甚至有死亡报道。

8. 比较少见的不良反应有低血钾、低血钠、缺铁性贫血、血糖升高或降低。

【应急措施】过量用药，应尽早催吐、洗胃，并给对症和支持疗法。

【用药宣教】

1. 告知家长有资料表明，本类药物有加重抑郁患儿自杀意念的倾向性，应倍加注意，严密监护。

2. 告知家长应逐渐停药，以免出现撤药综合征。

【规格】胶囊剂：20mg。

【贮藏】避光、密封保存。

# 第七节　中枢兴奋药

## 甲氯芬酯

### Meclofenoxate

【适应证】用于外伤性昏迷、乙醇中毒、新生儿缺氧症、儿童遗尿症。

【用法用量】

1. 静脉注射或静脉滴注　每次 0.06～0.1g，每日 2 次，临用前用注射用水或 5% 葡萄糖注射液稀释成 5% ~10% 溶液使用。

2. 新生儿可注入脐静脉，0.06g，每 2 小时 1 次。

3. 肌内注射 用于昏迷状态，每次 0.06~0.1g，每日 2 次。

4. 口服 每次 0.1g，每日 3 次。

【操作要点】

1. 本品易水解，静脉给药时，应现配现用。

2. 可注入脐静脉，临用前用 5% 葡萄糖注射液稀释成 5% ~10% 溶液使用。

【不良反应】偶有兴奋、激动、失眠、疲乏无力、胃部不适及头痛等。

【应急措施】中毒症状为焦虑不安、活动增多、共济失调、惊厥，可引起心悸、心率加快、血压升高。处理措施包括洗胃、5% 葡萄糖氯化钠注射液静脉滴注，并给予相应的对症治疗及支持疗法。

【用药宣教】告知家长本品可致失眠，用药过程中需监测血压，尤其原有高血压的患儿。

【规格】① 胶囊剂：0.1g，0.25g。② 注射剂（粉）：0.1g，0.2g。

【贮藏】遮光，密闭保存。

## 尼可刹米

### Nikethamide

【适应证】用于中枢性呼吸抑制及各种原因引起的呼吸抑制。

【用法用量】皮下注射、肌内注射、静脉注射，常用量 6 个月以下每次 0.075g，1 岁每次 0.125g，4~7 岁每次 0.175g，7 岁以上儿童每次 0.25g。

【操作要点】

1. 本品作用时间短暂，一般采用静脉滴注。

2. 用药期间严密观察患者生命体征变化及用药效果。

3. 用药时应同时给予吸氧。

【不良反应】常见面部刺激征、烦躁不安、抽搐、恶心及呕吐等。大剂量时可出现血压升高、心悸、出汗、面部潮红、震颤、心律失常、惊厥甚至昏迷。

【应急措施】

1. 一旦出现惊厥时，遵医嘱注射苯二氮䓬类或小剂量硫喷妥钠或苯巴比妥钠等控制，卧床休息，防止患儿受伤。

2. 一旦出现药物过量，立即就医，遵医嘱静脉滴注 10% 葡萄糖注射液，促进排泄。

【用药宣教】

1. 告知患儿家长用药过程中可出现烦躁不安、抽搐、恶心、呕吐等症状，应监测血压、脉搏。

2. 告知家长药物副作用，不得擅自调节滴速，如患儿出现严重不良反应，应立即呼叫医护人员进行抢救。

【规格】注射剂：1.5ml：0.375g，2ml：0.5g。

【贮藏】避光贮存。

## 洛贝林

### Lobeline

【适应证】主要用于各种原因引起的中枢性呼吸抑制，临床上常用于新生儿窒息，一氧化碳、阿片中毒等。

【用法用量】

1. 静脉注射　儿童每次 0.3~3mg。静脉注射应缓慢。必要时 30 分钟可重复 1 次。

2. 皮下或肌内注射　儿童每次 1~3mg。

【操作要点】

1. 本品作用时间短，必要时每隔 30 分钟使用 1 次。

2. 忌与铅、银等盐类药物配伍。忌与碱性药物、尼古丁合用。

3. 静脉注射须缓慢。

4. 新生儿窒息可注入脐静脉 3mg。

【不良反应】可有恶心、呕吐、呛咳、头痛、心悸等。

【应急措施】一旦出现心动过速、呼吸抑制时，立即通知医生，监测生命体征，遵医嘱对症处理。

【用药宣教】

1. 告知患儿家长用药过程中可出现恶心、呕吐、呛咳、头痛、心悸等不良反应，应观察呼吸，脉搏。

2. 告知家长药物副作用，不得擅自调节滴速，如患儿出现严重不良发应，应立即呼叫医护人员进行抢救。

【规格】注射剂：1ml:3mg。

【贮藏】遮光，密闭保存。

# 第五章 心血管系统用药

儿童心血管疾病常见心律失常和高血压，少见心功能不全和休克。

## 一、心律失常

心律失常是由于心脏冲动形成异常，不应期异常或传导障碍所致。正常情况下，心脏的冲动来自窦房结，经心房、房室结、房室束及浦氏纤维，最终到达心室肌，引起心脏产生节律性收缩。窦房结以下的低级起搏点为异位起搏点。异位起搏点如果冲动提前发出就会产生期前收缩，期前收缩反复出现就形成心动过速。心肌缺血、缺氧可抑制传导，引起心律失常。单向传导阻滞和传导减慢所致的折返激动是产生期前收缩、心动过速、心房颤动和心室颤动的主要原因。临床所见的心律失常可概括为两类，即快速型和缓慢型。治疗快速型心律失常首先要降低心脏的自律性，特别要降低异位起搏点的自律性，其次是延长有效不应期，第三则是改变传导速度。

小儿心律失常见于心脏结构正常的儿童，其机制通常与成年患者相同。但有些心律失常与年龄密切相关，多发于婴幼儿而少见于成人，临床特点、药物选择及治疗效果均与成人有所不同。抗心律失常药物的选择应基于心律失常类型的正确诊断、可能的发生机制和年龄特点，同时应分析儿童心律失常药物治疗风险/效益比。

## 二、高血压

高血压一直被认为是中老年人的"专利"，但，最新发布的

《中国心血管病报告2014》（以下简称《报告》）显示：儿童高血压患病率近年呈持续上升趋势，目前我国3%~4%的儿童已患上高血压，且年增长率为0.47%。饮食不健康是儿童高血压发病的重要因素。

儿童早期高血压往往无明显的自觉症状，当血压明显升高时，会出现头痛、头晕、眼花、恶心、呕吐等症状。患儿绝大多数在成年后会被高血压病所困扰，如造成心血管疾病，脑血管疾病，肾脏血管损害，还有糖尿病，甚至导致失明，更严重的会在没有任何不适的情况下出现血管堵塞、破裂或心脏病突发而猝死。

对原发性儿童高血压应首先试用非药物治疗，养成良好的生活习惯，遵守生活作息规律，消除各种精神紧张因素，加强饮食指导，减少食盐摄入量，限制食盐入量至每日2~2.5g，肥胖儿童应节制饮食，降低体重，加强运动体育锻炼，减少看电视、玩电脑的时间，多进行户外活动。

儿童常用降压药可使用血管紧张素转化酶抑制剂、β-受体阻滞剂和利尿剂等。降压药物的选择原则：开始治疗时先用一种药物，由最小剂量开始，逐渐增大剂量达到降压效果，如果一种药已达较大治疗量效果仍不满意时，再增加第2种药物。

## 三、心力衰竭

心力衰竭是由于心肌梗死、心肌病、血流动力学负荷过重、炎症等原因引起的心肌损伤，造成心肌结构和功能的变化，最后导致心室泵血或充盈功能低下。临床主要表现为呼吸困难、乏力和水、钠潴留。由于心肌超负荷，血流动力学受到影响，心脏不能射出充足的血量以满足全身脏器、组织的需要，使体循环、循环系统中均呈现出瘀血状态，故将慢性心功能不全也称作充血性心力衰竭。其主要病理现象是心肌收缩力减弱和前后负荷增高，因此，凡能恢复心肌收缩力和减轻前后负荷的药物都有治疗充血性心力衰竭的作用。另外，心功能不全早期的代偿功能可激活交感神经系统，进入晚期则可激活肾素-血管紧张素-醛固酮系统（RASS），造成水、钠进一步潴留，这就更加重了心脏的负荷。

对充血性心力衰竭的治疗原则有三：①增加心肌收缩力；②减轻心脏负荷；③控制体内的钠和水。

## 四、休克

休克是机体遭受强烈的致病因素侵袭后，由于有效循环血量锐减，机体失去代偿，组织缺血缺氧，神经－体液因子失调的一种临床症候群。其主要特点是，重要脏器组织中的微循环灌流不足，代谢紊乱和全身各系统的功能障碍。休克是临床上常见的紧急情况，应该抓紧时间进行救治，在休克早期进行有效的干预，控制引起休克的原发病因，遏止病情发展，有助于改善患儿的预后。

缩血管药物目前主要用于部分早期休克患儿，以短期维持重要脏器灌注为目的，也可作为休克治疗的早期应急措施，不宜长久使用，用量也应尽量减小。常用的药物有肾上腺素、多巴胺、去甲肾上腺素等，使用时应从最小剂量和最低浓度开始。

血管药物主要扩张毛细血管前括约肌，以利于组织灌流，常用药物有异丙肾上腺素、酚妥拉明、妥拉唑啉等。在使用扩血管药时，前提是必须充分扩容，否则将导致明显血压下降，用量和使用浓度也应从最小开始。

# 第一节　抗心律失常药

### 胺碘酮

### Amiodarone

【适应证】用于以下心律失常，尤其合并器质性心脏病的患儿（冠状动脉供血不足及心力衰竭）：房性心律失常（心房扑动，心房纤颤转律和转律后窦性心律的维持）、结性心律失常、室性心律失常（治疗危及生命的室性期前收缩和室性心动过速以及室性心律过速或心室纤颤的预防）、伴 W－P－W 综合征的心律失常。注射液还可用于体外电除颤无效的室颤相关心脏停搏的心肺复苏。

【用法用量】

1. 口服　开始每次 2.5～5mg/kg，每日 3 次，饭后服用，达显著效果后改维持量，每日 3～5mg/kg，分 1～2 次服。

2. 静脉注射或静脉滴注　每次 2.5～5mg/kg，加入 5% 葡萄糖注射液中缓慢注入或滴入。

【操作要点】

1. 穿刺时尽量选择管腔较粗、弹性较好的血管，避免一条静脉反复应用，提高穿刺技术，确保针尖斜面全部在血管内，若出现输液处有渗出肿胀，即使有回血，也应重新穿刺。

2. 静脉注射或静脉输入时速度应缓慢，静脉注射时应大于10 分钟。观察穿刺部位有无红肿，预防静脉炎发生。

3. 本品必须以 5% 葡萄糖注射液配制，不得向所配药液中加入任何其他制剂。

4. 静脉注射应在持续监护（心电图，血压）下使用。注射时间应至少超过 3 分钟。首次注射后的 15 分钟内不可重复进行静脉注射。宜采用中心静脉给药。

5. 静脉滴注应尽量通过中心静脉途径给药。初始滴注速度不得超过 30mg/min，以 0.5mg/min 的滴速做维持滴注不应超过3 周。

6. 在应用 PVC 材料或器材时，本品可使酞酸二乙酯（DE-HP）释放到溶液中，为了减少患儿接触 DEHP，建议应用不含DEHP 的 PVC 或玻璃器具，于应用前临时配制和稀释本品注射液。

【不良反应】

1. 心血管反应较常见。口服很少引起心脏不良反应，静脉注射过快可引起窦性心动过缓、房室传导阻滞、低血压等。

2. 长期应用可发生角膜褐色微粒沉着。少数患儿可出现甲状腺功能紊乱。

3. 直接外周静脉途径给药时不良反应包括浅表静脉炎、注射部位反应（如疼痛、红斑、水肿、坏死、渗出、浸润、炎症、硬化、静脉炎、血栓静脉炎、感染及蜂窝织炎）、中度和一过性血压下降、重度低血压及循环衰竭等。

【应急措施】

1. 一旦发生不良反应，应立即停药，通知医生及时救治。

2. 如发生静脉炎，停止在患肢静脉输液并将患肢抬高，根据情况进行局部热敷、用 50% 硫酸镁进行湿热敷，如合并全身感染，应用抗生素治疗。

3. 如发生药液外渗时，进行局部封闭治疗，立即停止该部位输液。

【用药宣教】

1. 由于本品口服起效及消除均缓慢，故不宜于短时间内服用过大剂量，故日剂量超过 1g 时，应分次且于进食时服用。

2. 用药期间建议患儿避免暴露于阳光以及紫外线下。

3. 告知患儿家长可出现注射部位的反应，应注意观察有无红肿。应监测血压。并向患儿家长讲明控制滴速的意义，叮嘱患儿及家长不宜擅自调整滴速。

【规格】①片剂：0.1g，0.2g。②注射液：2ml：0.15g，3ml：0.15g。

【贮藏】①片剂：遮光、密封保存。②注射液：25℃ 以下，避光保存。

## 维拉帕米
### Verapamil

【适应证】用于控制室上性心律失常。

【剂量与用法】

1. 静脉注射　如静脉给药必须要有心电图监护，可于 2～3 分钟内静脉注射。如有必要，可在 5～10 分钟后重复。满 1 岁者给予 0.1～0.2mg/kg，1～15 岁儿童给予 0.1～0.3mg/kg（最多不超过 5mg）。一旦有效，即应减量或停止注射。

2. 口服　满 2 岁的儿童，给予 20mg，每日 2～3 次，>2 岁者 40～120mg，每日 2～3 次。

【操作要点】

1. 静脉给药必须要有心电图监护。

2. 本品在碱性溶液中会形成沉淀，本品注射剂与萘夫西林钠、氨茶碱、碳酸氢钠注射液不相容。

3. 使用本品前 48 小时和后 24 小时均不宜合用丙吡胺。

4. 静脉注射速度不宜过快，并严密监测心率、心律和血压变化。

【不良反应】

1. 心血管系统　心绞痛、房室分离、胸痛、心肌梗死、心悸或紫癜。

2. 消化系统　腹泻、口干、肠胃不适及牙龈增生。

3. 神经系统　脑卒中、神志混乱、平衡失调、失眠、肌肉痉挛、感觉异常、精神病、颤抖或嗜睡。

4. 皮肤　皮疹、脱发、角化过度、斑疹、出汗、荨麻疹、Stevens – Johnson 综合征、多形性红斑。

5. 其他　低血压、头晕、头痛、面红、乏力、呼吸困难、周围水肿、肝毒性及男性乳腺发育。

【应急措施】

1. 一旦血压降低，心率减慢，立即停止注射，准备 10% 葡萄糖酸钙。

2. 如发生药液外渗时，进行局部封闭治疗，立即停止该部位输液。

【用药宣教】告知患儿家长出现有低血压、头晕、头痛、面红、乏力、呼吸困难和周围水肿，立即通知医生。

【规格】①片剂：40mg，80mg，120mg。②缓释片：180mg，240mg。③注射剂：2ml：5mg。④缓释胶囊：120mg，180mg，240mg。

【贮藏】密封、避光贮于室温下。

# 第二节　抗慢性心功能不全药

## 地高辛
### Digoxin

【适应证】用于高血压、瓣膜性心脏病、先天性心脏病等引起的急、慢性心力衰竭，尤其用于伴有快速心室率的心房颤动者。

【用法用量】

1. 片剂 ①总量：早产儿 0.02~0.03mg/kg；1 月以下新生儿 0.03~0.04 mg/kg；1 月~2 岁，0.05~0.06mg/kg；2~5 岁，0.03~0.04 mg/kg；5~10 岁，0.02~0.035 mg/kg；10 岁及以上者同成人常用量（常用 0.125~0.5mg，即 1/2 片~2 片，每日一次，7 天可达稳态血药浓度；若达快速负荷量，可每 6~8 小时给药 0.25mg，总剂量 0.75~1.25mg/日；维持量，每日一次 0.125~0.5mg，每日 1 次，每次 1/2 片~2 片）。总量分 3 次或每 6~8 小时分次给予。②维持量：为总量的 1/5~1/3，分 2 次（每 12 小时 1 次）或每日 1 次给药。婴幼儿（尤其早产儿）需仔细滴定剂量，密切监测血药浓度和心电图。近年通过研究证明，地高辛逐日给予一定剂量，经 6~7 天能在体内达到稳定的浓度而发挥全效作用。因此，病情不急而又易中毒者，可按 5.5μg/kg 逐日给药。

2. 酏剂 ①总量：不满 2 岁，0.06~0.08mg/kg（相当于酏剂 1.2~1.6ml/kg），2 岁以上，0.04~0.06mg/kg（相当于 0.8~1.2ml/kg），早产儿和新生儿宜用 1/3 或 1/2 量。分 3~6 次给药。②维持量：上述剂量的 1/4。

【操作要点】

1. 本品不宜与酸、碱类药物配伍，禁与钙注射剂合用。

2. 本品通常口服给药，肠道外给药仅在紧急需要快速洋地黄化或患儿不能口服时考虑使用，酏剂主要用于儿童、吞咽困难者。

3. 用药过程中监测脉搏或心率，低于 60 次/分，通知医生处理。

4. 静脉注射时，宜 10%~25% 葡萄糖注射液 5~10ml 稀释后缓慢静推，应大于 5 分钟以上。

【不良反应】

1. 常见心律失常、恶心、呕吐（刺激延髓中枢）、下腹痛、异常的无力及软弱等。

2. 少见视物模糊、"色视"（如黄视、绿视）、腹泻及中枢神经系统反应（如精神抑郁或错乱）等。

3. 罕见嗜睡、头痛、皮疹及荨麻疹等。

4. 洋地黄中毒　心律失常，最常见者为室性早搏，约占心律失常不良反应的33%，其次为房室传导阻滞、阵发性或加速性交界性心动过速、阵发性房性心动过速伴房室传导阻滞、室性心动过速、窦性停搏及心室颤动等。儿童心律失常比其他反应多见，新生儿可有 P－R 间期延长。

【应急措施】

1. 一旦发生严重不良反应，应立即停药，通知医生及时救治。

2. 药物过量及中毒

（1）轻度中毒者停用本品同时服用排钾利尿药。

（2）快速心律失常者可给予补钾治疗。缓慢型心律失常可用阿托品。

【用药宣教】告知患儿家长用药期间应注意观察血压、脉搏。低于60次/分，出现恶心、呕吐、厌食、头痛等症状时，应及时通知医生处理，用药期间忌用钙剂。

【规格】①片剂：0.25mg。②酊剂：0.005%。

【贮藏】遮光，密闭保存。

## 去乙酰毛花苷

### Deslanoside

【适应证】用于急性心功能不全或慢性心功能不全急性加重的治疗。

【用法用量】静脉注射，用5%葡萄糖注射液稀释后缓慢注射（时间不少于5分钟），儿童可给 20～40μg/kg，1 次或 2 次分用。

【操作要点】

1. 以5%～10%葡萄糖注射液稀释后缓慢静脉注射。

2. 用药过程中监测脉搏或心率、血压，低于60次/分，通知医生处理。

3. 本品过量时，立即停药，并加服氯化钾。

4. 密切监测血压、心率及心律，以及血钾、血钙、血镁浓度。

【不良反应】【应急措施】【用药宣教】参见"地高辛"。

【规格】注射液，2ml：0.4mg。

【贮藏】遮光、密闭保存。

# 第三节　抗高血压药

## 卡托普利

### Captopril

【适应证】治疗各型高血压，可单独用药或与其他降压药（如利尿剂）合用。

【用法用量】口服，初始剂量每次 12.5mg，每日 2～3 次，按需要 1～2 周内增至每次 50mg，疗效仍不满意可加用其他降压药。

【操作要点】宜饭前 1 小时服用，因食物可减少本品的吸收。

【不良反应】

1. 常见刺激性干咳、皮疹、心悸、心动过速、胸痛、低血压、高血钾等。

2. 少见蛋白尿、眩晕、头痛、昏厥、血管神经性水肿、心率快而律不齐、面部潮红或苍白。

3. 罕见白细胞减少、粒细胞减少、血清肝酶值升高、轻度血钾升高、血钠降低、发热及寒战等。

【应急措施】

1. 如出现面部、唇部、舌头、声门及喉头水肿，应立即停药并进行严密监护，直至肿胀消失。喉部血管神经性水肿有致命危险，如果累及舌、声门或喉部，应迅速皮下注射 1：1000 肾上腺素 0.3～0.5ml 和（或）采取措施确保患儿呼吸道畅通。

2. 如发生药物过量，立即停药，如药物摄入时间不长，可考虑使用活性炭。个别患儿考虑催吐、洗胃。如出现明显低血压，立即静脉滴注 0.9% 氯化钠注射液扩容，同时可考虑使用血管升压药，纠正低血压症状，严重者采用血液透析清除。

【用药宣教】

1. 告知家长食物可减少本品的吸收，故宜于餐前 1 小时服药。

2. 告知家长当出现血管神经性水肿（如面部、眼、舌、喉、四肢肿胀、吞咽或呼吸困难、声音嘶哑）或顽固性干咳时应立即停药。

【规格】片剂：12.5mg，25mg，50mg，100mg。

【贮藏】遮光，密封保存。

## 依那普利

### Enalapril

【适应证】用于治疗高血压。

【用法用量】口服，每次 0.05～0.2mg/kg，每日 1 次。

【操作要点】本品的吸收不受食物影响，故餐前、餐中、餐后服用均可。

【不良反应】已证明一般情况下本品耐受性良好，大多数副作用均性质轻微而短暂，具体参见"贝那普利"。

【应急措施】参见"卡托普利"。

【用药宣教】

1. 告知家长食物不影响本品药效，因此餐前、餐中或餐后服药均可。

2. 告知家长当出现血管神经性水肿（如面部、眼、舌、喉、四肢肿胀、吞咽或呼吸困难、声音嘶哑）或顽固性干咳时应立即停药。

【规格】① 片剂：2.5mg，5mg，10mg。② 胶囊剂：5mg，10mg。

【贮藏】遮光，密封保存。

## 普萘洛尔
### Propranolol

【适应证】

1. 作为二级预防，降低心肌梗死死亡率。

2. 用于高血压（单独或与其他抗高血压药合用）。

3. 用于劳累型心绞痛。

4. 控制室上性快速心律失常、室性心律失常，特别是与儿茶酚胺有关或洋地黄引起心律失常。可用于洋地黄疗效不佳的房扑、房颤心室率的控制，也可用于顽固性期前收缩，改善患儿的症状。

5. 减低肥厚型心肌病流出道压差，减轻心绞痛、心悸与昏厥等症状。

6. 配合 α-受体阻滞剂用于嗜铬细胞瘤患儿控制心动过速。

7. 用于控制甲状腺功能亢进症的心率过快，也可用于治疗甲状腺危象。

【用法用量】

1. 口服　心律失常，每日 2~6mg/kg，分 6~8 小时 1 次服用；高血压 0.5~1mg/kg，分 6~12 小时 1 次服用，隔 3~5 日调整剂量 1 次，最大剂量每日 16mg/kg。

2. 静脉注射　每次 0.01~0.1mg/kg，可直接缓慢注射，每 6~8 小时可重复 1 次，最大剂量每次不超过 1mg，不超过每日 8mg。

【操作要点】

1. 用药期间按时测量血压，并做好记录。

2. 观察用药效果及不良反应，发现异常及时通知医生。

【不良反应】

1. 常见眩晕、神志模糊、精神抑郁、反应迟钝、头昏（低血压所致）及心率过慢（<50 次/分）等。

2. 较少见支气管痉挛、呼吸困难及充血性心力衰竭等。罕见发热、咽痛（粒细胞缺乏）、皮疹及出血倾向等。

3. 不良反应持续存在时，须格外警惕雷诺综合征样四肢冰冷、腹泻、倦怠、眼口或皮肤干燥、恶心、指（趾）麻木、异常疲乏等。

【应急措施】

1. 一旦发生严重不良反应，应立即停药，通知医生及时救治。

2. 药物过量

（1）一般情况下应尽快排空胃内容物，预防吸入性肺炎。

（2）心动过缓给予阿托品，慎用异丙肾上腺素，必要时需安置人工起搏器。

（3）室性期前收缩给予利多卡因或苯妥英钠。

（4）心力衰竭时给予吸氧、洋地黄类药物或利尿药。

（5）低血压时输液并给予升压药。

（6）抽搐时给予地西泮或苯妥英钠。

（7）支气管痉挛时给予异丙肾上腺素。

【用药宣教】

1. 告知家长本品可空腹服药或与食物同服。

2. 告知家长不可随意增减剂量、不能突然停药。

3. 教会家长正确测量血压的方法，每日固定时间为患儿测量血压并记录。

4. 指导家长为患儿合理饮食、控制体重。

【规格】片剂：10mg。

【贮藏】密封保存。

## 阿替洛尔
### Atenolol

【适应证】用于治疗高血压、心绞痛、心肌梗死，也可用于心律失常、甲状腺功能亢进、嗜铬细胞瘤。

【用法用量】口服，从小剂量开始，每次 0.25～0.5mg/kg，每日 2 次。

【操作要点】

1. 应避免进食时服药。

2. 用药期间按时测量血压，并做好记录。

3. 观察用药效果及不良反应，发现异常及时通知医生。

【不良反应】

1. 心肌梗死患儿最常见的不良反应为低血压和心动过缓。

2. 其他不良反应可有头晕、四肢冰冷、疲劳、乏力、肠胃不适、血小板减少症及干眼等。

3. 罕见直立性低血压、精神抑郁、脱发、银屑病状皮肤反应、银屑病恶化、视物模糊。

4. 其他可见血脂蛋白、钾等增高，血糖降低（糖尿病患儿可出现血糖升高），血尿素氮、尿酸等增高。

【应急措施】本品可经血液透析清除。余见"普萘洛尔"。

【用药宣教】

1. 告知家长避免在进食时服药。

2. 同"普萘洛尔"。

【规格】片剂：12.5mg，25mg，50mg。

【贮藏】密封保存。

# 硝普钠

## Sodium Nitroprusside

【适应证】用于高血压急症，如高血压危象、高血压脑病、恶性高血压、嗜铬细胞瘤手术前后阵发性高血压等的紧急降压，也可用于外科麻醉期间进行控制性降压。

【用法用量】

1. 用前将本品50mg溶解于5ml 5%葡萄糖注射液中，再稀释于250~1000ml的5%葡萄糖注射液中，在避光输液瓶中静脉滴注。

2. 静脉滴注，每分钟按体重1.4μg/kg，按效应逐渐调整用量。

【操作要点】

1. 本品不能直接静脉注射，必须用5%葡萄糖注射液稀释后才可静脉滴注。

2. 溶液必须严密避光，因此，应在暗室中现用现配。配制好的药液应于24小时以内输完。

3. 最好使用微量输液泵，可以精确控制给药速度，从而减少不良反应的发生。

4. 药液有局部刺激性，谨防外渗，推荐作中心静脉滴注。

5. 用药过程中严密监测血压情况。

6. 不可输入过快，速度不超过每分钟 $10\mu g/kg$。

7. 溶液中不可加入其他药品。

【不良反应】

1. 短期应用适量不致发生不良反应。毒性反应主要由其代谢产物（氰化物和硫氰酸盐）引起：

（1）硫氰酸盐中毒或超量时，可出现运动失调、视物模糊、谵妄、眩晕、头痛、意识丧失、恶心、呕吐、耳鸣、气短。停药可好转。

（2）氰化物中毒或超量时，可出现反射消失、昏迷、心音遥远、低血压、脉搏消失、皮肤粉红色、呼吸浅、瞳孔散大。应停药并对症治疗。

2. 血压降低过快过剧，易出现眩晕、大汗、头痛、肌肉颤搐、神经紧张或焦虑、烦躁、胃痛、反射性心动过速或心律不齐，症状的发生与静脉给药速度有关，与总量关系不大。减量给药或停药可好转。

3. 麻醉期间控制性降压时突然停药（尤其是血药浓度较高时）可能发生反跳性血压升高。

4. 光敏感反应（与疗程及剂量有关，表现为皮肤石板蓝样色素沉着，停药后 1～2 年才渐退）、过敏性皮疹（停药后消退较快）。

【应急措施】

1. 一旦发生严重不良反应，应立即停药，通知医生及时救治。

2. 药物过量

（1）血压过低　减慢滴速或暂时停药。

（2）氰化物中毒　吸入亚硝酸异戊酯或静脉滴注亚硝酸钠（或硫代硫酸钠）。

【用药宣教】

1. 告知患儿家长使用本品时应持续观察血压。用药过程中观察患儿有无不良反应的发生，如出现时，应立即告知医护人员给予处理。

2. 告知家长本品易引起直立性低血压，用药后由卧位或蹲位站起时应缓慢进行，勿长时间热水浴。

3. 告知家长不得擅自调节滴速。

【规格】注射剂（粉）：25mg，50mg。

【贮藏】遮光，密闭保存。

# 第四节 抗休克药及抢救药

## 多巴胺
### Dopamine

【适应证】

1. 用于各种类型休克，包括创伤、中毒性休克、心源性休克、出血性休克、中枢性休克综合征，特别对伴有肾功能不全、心排出量降低、周围血管阻力较低并且已补足血容量的患儿更有意义。

2. 用于洋地黄及利尿药无效的心功能不全。

【用法用量】

1. 闭塞性血管病变患儿，静脉滴注开始时按 $1\mu g/(kg \cdot min)$，逐增至 $5 \sim 10\mu g/(kg \cdot min)$，直到 $20\mu g/(kg \cdot min)$，以达到最满意效应。

2. 如危重病例，先按 $5\mu g/(kg \cdot min)$ 滴注，然后以 $5 \sim 10\mu g/(kg \cdot min)$ 递增至 $20\mu g \sim 50\mu g/(kg \cdot min)$，以达到满意效应。或本品 20mg 加入 5% 葡萄糖注射液 $200 \sim 300ml$ 中静脉滴注，开始时按 $75 \sim 100\mu g/min$ 滴入，以后根据血压情况，可加快速度和加大浓度，但最大剂量不超过 $500\mu g/min$。

【操作要点】

1. 静脉注射易引起组织坏死，宜选择管腔较粗、弹性较好的血管静脉滴注，并防止药液渗出。

2. 用药过程中要严密监测血压。

3. 本品不宜与碱性药物配伍。

4. 突然停药可产生严重低血压，故停用时应逐渐递减。

5. 静脉滴注时应根据血压、心率、尿量、外周血管灌注及异位搏动出现与否等控制滴速和时间。

【不良反应】

1. 一般不良反应较轻，偶见恶心、呕吐。如剂量过大或滴注过快可出现心动过速。

2. 心动过速患儿禁用。高血压及心脏有器质性病变者慎用。

【应急措施】

1. 如发生药液外溢，可用 5～10mg 酚妥拉明稀释后在注射部位做浸润注射。

2. 药物过量时，减慢滴速或停药，必要时给予 α–受体阻滞剂。

3. 患儿一旦出现局部皮肤坏死或坏疽时，立即用 5～10mg 酚妥拉明稀释溶液在注射部位做浸润。

【用药宣教】

1. 告知患儿家长输液时看护好输液侧肢体尽量制动以防药物渗出。

2. 用药期间注意倾听患儿主诉，如出现头晕、心前区不适应及时通知医护人员处理。

3. 用药时严密监测患儿尿量、血压的变化，发现异常及时通知医生处理。

4. 告知家长控制滴速的意义，叮嘱患儿及家长不宜擅自调整滴速。

5. 注意观察静脉输注部位，如出现红肿立即通知护士。

【规格】注射液，2ml∶20mg。

【贮藏】遮光、密闭保存。

# 肾上腺素
## Adrenaline

【适应证】

1. 临床用于心脏骤停和过敏性休克的抢救。

2. 亦可用于延长浸润麻醉用药的作用时间。

3. 也可用于过敏性疾病如支气管哮喘和荨麻疹的治疗。

【用法用量】

1. 皮下或肌内注射　每次 0.25~1mg。

2. 过敏性休克　皮下或肌内注射 0.5~1mg，也可缓慢静脉注射 0.1~0.5mg（以 0.9% 氯化钠注射液稀释到 10ml）疗效不好可静脉滴注 4~8mg（溶于 5% 葡萄糖注射液 500~1000ml）。

3. 抢救心脏骤停　0.25~0.5mg 用 10ml 0.9% 氯化钠注射液稀释后静脉注射。

4. 与局麻药合用加少量于局麻药（普鲁卡因）内，总量不超过 0.3mg。

【操作要点】

1. 本品遇氧化物、碱类、光线及热均可分解变色，贮存时应注意；其水溶液露置于空气及光线中即分解变为红色，不宜再用。

2. 本品与华法林、玻璃酸酶及新生霉素等存在配伍禁忌。

3. 用药期间应心电监护，密切观察生命体征、尿量、外周循环等变化。

【不良反应】

1. 常见心悸、焦虑、烦躁、出汗、皮肤苍白及震颤等，用药局部可出现水肿、充血、炎症，偶见血糖及血清乳酸水平升高。

2. 剂量过大、皮下注射误入血管或静脉注射速度加快时，可引起血压骤升，甚至有诱发脑出血的危险，也可引起心律失常、心室颤动，严重者可致死。

【应急措施】一旦发生严重不良反应，应立即停药，通知医生及时救治。

【用药宣教】告知患儿家长用药的目的及可能出现的并发症，

护士会密切监测用药后反应的，勿紧张。

【规格】注射液：1ml：1mg。

【贮藏】遮光、密闭、在阴凉处保存。

# 去甲肾上腺素

## Norepinephrine

【适应证】

1. 用于治疗急性心肌梗死、体外循环等引起的低血压；对血容量不足所致的休克、低血压或嗜铬细胞瘤切除术后的低血压，本品作为急救时补充血容量的辅助治疗。

2. 本品也可用于治疗椎管内阻滞时的低血压及心搏聚停复苏后血压维持。

【用法用量】开始按体重以每分钟 $0.02 \sim 0.1\mu g/kg$ 速度滴注，按需要调节滴速。

【操作要点】

1. 本品遇光变色，应注意避光贮存，如药液呈棕色或出现沉淀，不宜再用。

2. 本品溶媒不宜选用氯化钠注射液。

3. 本品不宜皮下或肌内注射，静脉滴注部位应在前壁静脉或股静脉并按需调整，儿童应选粗大静脉给药并定期更换给药部位，本品配伍禁忌多，应单独使用。

4. 静脉给药须防止药液渗漏出血管外，用药过程中注意监测血压、尿量等变化。

【不良反应】

1. 药液外漏可引起局部组织坏死，罕见但严重的不良反应包括静脉滴注时沿静脉径路皮肤发白、注射局部皮肤破溃、皮肤发绀、发红及严重眩晕。

2. 其他不良反应包括尿闭、急性肾功能衰竭、缺氧、酸中毒、头痛、不安、寒战、皮疹、面部水肿、停药后血压突然下降、心律失常等。

3. 药物过量时，有严重头痛、高血压、心率缓慢、呕吐及抽搐等。

【应急措施】

1. 一旦发生严重不良反应，如急性肾功能衰竭，应立即停药，通知医生及时救治。

2. 药液外渗时，给予甲磺酸酚妥拉明 5～10mg（以 10～15ml 0.9% 氯化钠注射液稀释），迅速在外漏处做局部浸润注射，12 小时内可能有效，为防止组织的进一步损伤，可在含本品的每 1L 溶液中加入酚妥拉明 5～10mg。

3. 静脉滴注沿途皮肤苍白或已出现缺血性坏死，应给予血管扩张药，同时尽快热敷并给予普鲁卡因大剂量封闭，同时更换滴注部位。

【用药宣教】

1. 告知家长控制滴速的意义，叮嘱患儿及家长不宜擅自调整滴速。

2. 观察输液部位有无红肿、外渗，有异常通知医护人员处理。

3. 告知家长患儿出现皮疹、面部水肿、尿量少等，立即告知医护人员处理。

【规格】注射液：1ml：2mg，2ml：10mg。

【贮藏】遮光，密闭，在阴凉处保存。

# 间羟胺

## Metaraminol

【适应证】

1. 用于各种休克（如神经源性、心源性或感染性）的早期阶段。

2. 各种低血压状态，如全麻后出现的低血压。

3. 阵发性房性心动过速，尤其伴有低血压的患儿。

【用法用量】

1. 肌内或皮下注射　用于严重休克按 0.1mg/kg。

2. 静脉滴注　0.4mg/kg 或按体表面积 12mg/m²，用 0.9% 氯化钠注射液稀释至每 25ml 中含间羟胺 1mg 的溶液，滴速以维持合适的血压水平为宜。

【操作要点】

1. 用药期间严密监测血压变化。

2. 给药时应选用较粗大静脉注射，并避免药液外溢。注意输注部位皮肤情况，防止静脉炎和局部组织坏死发生。

【不良反应】

1. 心律失常，发生率随用量及患儿的敏感性而异。

2. 升压反应过快过猛可致急性肺水肿、心律失常、心跳停顿。

3. 过量的表现为抽搐、严重高血压、严重心律失常。

4. 静脉滴注药液外溢，可引起局部血管严重收缩，导致组织坏死糜烂或红肿硬结形成脓肿。

5. 长期使用骤然停药时可能发生低血压。

【应急措施】

1. 如出现心律失常等不良反应，应立即停止用药，备好吸引器、氧气、心电监护仪、除颤仪等急救用物，争分夺秒组织抢救。

2. 如发生静脉炎，停止在患肢静脉输液并将患肢抬高，根据情况进行局部热敷、用 50% 硫酸镁进行湿热敷，如合并全身感染，应用抗生素治疗。

3. 如发生药液渗出时，进行局部封闭治疗，立即停止该部位输液。

4. 药物过量，此时应立即停药观察，血压过高者可用 5～10mg 酚妥拉明静脉注射，必要时可重复。

【用药宣教】

1. 告知患儿家长观察血压变化，出现低血压时及时告知医护人员。

2. 告知患儿家长控制滴速的意义，叮嘱患儿及家长不宜擅自调整滴速。观察输液部位有无红肿，有异常通知医护人员处理。

【规格】注射液：1ml：10mg，5ml：50mg。

【贮藏】遮光，密封保存。

# 阿托品
## Atropine

【适应证】

1. 用于胃肠道功能紊乱，有解痉作用，对胆绞痛、肾绞痛效果不稳定。

2. 用于急性微循环障碍，治疗严重心动过缓，晕厥合并颈动脉窦反射亢进以及Ⅰ度房室传导阻滞。

3. 作为解毒剂，可用于锑剂中毒引起的阿-斯综合征、有机磷中毒以及急性毒蕈中毒。

4. 用于麻醉前以抑制腺体分泌，特别是呼吸道黏液分泌。

5. 可减轻帕金森综合征患儿强直及震颤症状，并能控制其流涎及出汗过多。

6. 眼科用于散瞳，并对虹膜睫状体炎有消炎止痛之效。

【用法用量】

1. 口服　小儿常用量，按体重 0.01mg/kg，每 4～6 小时 1 次。

2. 静脉注射　小儿按体重静注 0.01～0.03mg/kg。

3. 抗休克改善微循环　小儿按体重静注 0.03～0.05mg/kg。

4. 感染中毒性休克　小儿 0.02～0.05mg/kg，15～30 分钟 1 次，2～3 次后未好转可增量，至病情好转即减量或停药。

5. 麻醉前给药　皮下注射，体重 3kg 以下者为 0.1mg，7～9kg 为 0.2mg，12～16kg 为 0.3mg，20～27kg 为 0.4mg，32kg 以上为 0.5mg。

【操作要点】

1. 抗休克改善微循环小儿按体重静脉注射，用 50% 葡萄糖注射液稀释后于 5～10 分钟静脉注射，每 10～20 分钟 1 次，直到患儿四肢温暖，收缩压在 10kPa（75mmHg）以上时，逐渐减量至停药。

2. 用药期间护士应严密观察患者的反应，如出现瞳孔扩大、呼吸加快、猩红热样皮疹等阿托品中毒表现，立即通知医生抢救。

【不良反应】

1. 常见便秘、口鼻咽喉干燥、视物模糊、皮肤潮红、排尿困难、胃－食管反流及出汗减少等。

2. 少见眼压升高、疱疹或过敏性皮疹等。

3. 药物过量，可见动作笨拙不稳、神志不清、抽搐、狂躁、呼吸困难、心跳异常加快、昏迷、坐立不安、神经质、体温升高、肺水肿及脑水肿等。

【应急措施】药物过量时，洗胃，给予尼可刹米或注射新斯的明、毒扁豆碱或毛果芸香碱等，新斯的明皮下注射 0.5～1mg，每 15 分钟 1 次，直至瞳孔缩小，症状缓解为止。

【用药宣教】告知家长患儿一旦出现口干、眩晕、皮肤潮红、心率加快、兴奋、烦躁、谵语、惊厥时，要立即通知医生处理。

【规格】①片剂：0.3mg。②注射剂：1ml：0.5mg，2ml：1mg，1ml：5mg。

【贮藏】避光，密闭，凉处保存。

# 第六章　呼吸系统用药

呼吸系统疾病是一种常见病、多发病，可由多种病因所致，以感染最常见，其他致病因素有大气污染、吸烟、变态反应、创伤及肿瘤等。

儿童呼吸系统和成人有明显的不同，儿童呼吸系统的发育不像成人完善。儿童的鼻子比较短，再小一点的幼儿鼻毛比较少，这样造成儿童对一些有害物质的过滤不像成人那么好，就容易发生呼吸系统的疾病。

另外儿童的咽部、喉部还有气管和支气管相对成人来说比较细小，而且血管网比较丰富。这样在发生呼吸系统疾病的时候就很容易出现呼吸困难，容易发生呼吸衰竭。

儿童呼吸道疾病在发病的时候也有和成人不同的特点，比如上呼吸道感染，成人比较常见流鼻涕、打喷嚏等局部症状，幼儿却是全身的症状，像突然的高热，有的孩子有咳嗽，有的孩子不一定有咳嗽，甚至有的孩子还表现其他系统的症状，比如像呕吐、腹泻。

## 第一节　镇咳药

### 右美沙芬

#### DextromethorpHan

【适应证】用于支气管哮喘、上呼吸道感染、肺炎、肺结核等引起的咳嗽。

【用法用量】

1. 一般用法　2～6岁，每次2.5～5mg，每日3～4次；6～12岁，每次5～10mg，每日3～4次。

2. 糖浆剂　2～3岁，体重12～14kg，每次4.5～5.25mg；4～6岁，16～20kg，每次6～7.5mg；7～9岁，22～26kg，每次7.5～9mg；10～12岁，28～30kg，每次10.5～12mg；每日3次。

【操作要点】

1. 服用单胺氧化酶抑制剂停药不满两周的患儿不可以使用。

2. 不可大剂量应用，可引起呼吸抑制。

3. 若患儿头晕应将患儿取平卧位，预防跌倒、坠床发生，同时通知医生。

【不良反应】

1. 常见胃肠道紊乱、亢奋、头晕及头痛等。少见恶心、呕吐、口渴、便秘等。偶见轻度嗜睡、ALT轻度升高、皮疹及呼吸抑制等。

2. 大剂量给药可出现意识模糊、精神错乱及呼吸抑制。

3. 药物过量可出现嗜睡、共济失调、惊厥、癫痫发作等。

【应急措施】　患儿服药过量应立即给予吸氧、静脉输液及排除胃内容物等，必要时静脉注射盐酸纳洛酮0.005mg/kg，癫痫发作可给予短效巴比妥类药物。

【用药宣教】

1. 告知家长不可大剂量应用，可引起呼吸抑制。

2. 告知家长若患儿头晕应取平卧位，预防患儿跌倒、坠床发生，同时通知医生告知家长糖浆类服用后不宜马上饮水。

【规格】　①片剂，15mg。②糖浆剂，10ml：15mg，100ml：150mg。③口服溶液，10ml：15mg，120ml：180mg。

【贮藏】　遮光，密闭保存。

## 喷托维林

### Pentoxyverine

【适应证】　用于急、慢性支气管炎等多种原因引起的无痰干咳。

【用法用量】口服，5 岁以上儿童，每次 6.25 ~ 12.5mg，每日 2 ~ 3 次。

【操作要点】痰多者宜与祛痰药合用。

【不良反应】

1. 偶可致轻度头晕、头痛、眩晕、口干、嗜睡、恶心、便秘、腹胀、腹泻及皮肤过敏等。

2. 药物过量可出现阿托品样中毒反应。

【应急措施】当患儿出现药物过敏、呼吸功能不全、心力衰竭、尿潴留及阿托品样中毒反应时立即通知医生并配合抢救。

【用药宣教】

1. 告知家长，儿童必须在成人监护下使用，将此药品放在儿童不能接触的地方。

2. 本药仅为对症治疗药，如应用 7 日症状无明显好转，应立即就医。

【规格】片剂：25mg。

【贮藏】密封，在干燥处保存。

# 第二节　祛痰药

## 溴己新

### Bromhexine

【适应证】用于慢性支气管炎、哮喘、支气管扩张、矽肺等痰液黏稠不易咳出的患儿。

【用法用量】

1. 口服　每次 4 ~ 8mg，每日 2 ~ 3 次。

2. 肌内注射　每次 2 ~ 4mg，每日 1 ~ 2 次。

3. 静脉滴注　每次 4mg，每日 8 ~ 12mg。

【操作要点】

1. 静脉滴注时用葡萄糖注射液稀释。

2. 用药期间密切监测用药效果及不良反应。

【不良反应】

1. 轻微不良反应包括头痛、头晕、恶心、呕吐、胃部不适、腹痛、腹泻，减量或停药后可消失。可见血清氨基转移酶一过性升高。

2. 严重不良反应包括皮疹、遗尿。

【应急措施】患儿出现皮疹、遗尿情况时通知医生处理。

【用药宣教】

1. 告知家长及家属本品片剂应于餐后服用。

2. 告知家长用药期间给患儿多饮水。

【规格】①片剂：4mg，8mg。②注射液：2ml：4mg。

【贮藏】遮光，密闭保存。

# 氨溴索

## Ambroxol Hydrochloride

【适应证】

1. 用于急、慢性呼吸系统疾病（如急慢性支气管炎、哮喘性支气管炎、支气管哮喘、支气管扩张、肺结核）引起的痰液黏稠、咳痰困难。

2. 用于术后肺部并发症的预防性治疗及婴儿呼吸窘迫综合征（IRDS）的治疗。

【用法用量】

1. 片剂　12岁以上儿童，每次30mg，每日3次；5~12岁，每次15mg，每日3次；2~5岁，每次7.5mg，每日3次；2岁以下儿童，每次7.5mg，每日2次。长期服用者可减为每日2次。

2. 缓释胶囊　每日1.2~1.6mg/kg。

3. 静脉注射

（1）术后肺部并发症的预防性治疗　6~12岁，每次15mg，每日2~3次；2~6岁，每次7.5mg，每日3次；2岁以下，每次7.5mg，每日2次。

（2）IRDS　每日30mg/kg，分4次给药。

4. 静脉滴注　术后肺部并发症的预防性治疗同静脉注射。

【操作要点】

1. 禁止与其他药物在同一容器内混放，注意配伍用药，应特别注意避免与头孢类抗生素、中药注射剂等配伍应用。

2. 本品静脉注射速度不宜过快，也可将本品以5%葡萄糖注射液或0.9%氯化钠注射液100～150ml稀释后于30分钟内缓慢静脉滴注。

3. 本品应避免与阿托品类药物联用，口服本品时，宜餐后服用。

【不良反应】

1. 少数患儿可出现呼吸困难、发热伴寒战、面部肿胀、口腔及气道干燥、唾液分泌增加及排尿困难等。

2. 偶见胃部不适、恶心、呕吐、食欲缺乏、消化不良、腹痛、腹泻、便秘、过敏性休克。

3. 罕见头痛、眩晕、血管神经性水肿、严重急性过敏反应。

4. 快速静脉注射可引起腰部疼痛和疲乏无力感。

5. 药物过量时偶有短时间坐立不安及腹泻情况出现。极度过量可出现恶心、呕吐及低血压等。

【应急措施】药物过量、用药后出现过敏反应时应立即停药并给予对症治疗，如出现过敏性休克应立即通知医师，给予急救。

【用药宣教】

1. 告知家长不可擅自调节滴注速度。

2. 告知患儿家长本品主要的不良反应，如出现头痛、疲劳、精疲力竭、下肢沉重等感觉，出现皮肤或者黏膜损伤，应及时报告医生，并停用本品。在没有医师指导的情况下服用本品不要超过4～5天。

【规格】①片剂：15mg，30mg。②口服溶液：10ml：30mg，100ml：0.3g，100ml：0.6g。③注射液：2ml：15mg，4ml：30mg。

【贮藏】30℃以下遮光，密闭保存。

## 乙酰半胱氨酸

### Acetylcysteine

【适应证】用于治疗浓稠黏液分泌物过多的急性支气管炎、慢性支气管炎、肺气肿、慢性阻塞性肺病以及支气管扩张症等。

【用法用量】

1. 用于黏痰溶解

（1）口服　每次 100mg，每日 2~4 次。

（2）雾化吸入　每次 1.5ml，每日 1 次，持续 2~5 天。

（3）喷雾吸入　以 0.9% 氯化钠溶液配成 10% 溶液喷雾吸入，每次 1~3ml，每日 2~3 次。

（4）气管滴入　用于黏痰阻塞的急救情况下，以 5% 溶液经气管插管或直接滴入气管内，每次 0.5~2ml，每日 2~4 次。

（5）气管注入　用于黏痰阻塞的急救情况下，以 5% 溶液用 1ml 的注射器自气管的甲状软骨环骨膜处注入气管腔内，婴儿每次 0.5ml，儿童每次 1ml。

2. 用于解救对乙酰氨基酚中毒　本品应在摄入中毒剂量的对乙酰氨基酚的 8 小时内给药。

（1）体重 >40kg 者，300mg/kg，经 21 小时静脉滴注。负荷剂量为 150mg/kg 加入 5% 葡萄糖 200ml 注射、0.45% 氯化钠注射液或注射用水中，经 1 小时输完；第 2 剂 50mg/kg，加入上述稀释液中 4 小时输完；第 3 剂 100mg/kg 加入 1000ml 稀释液中，经 16 小时输完。

（2）体重 <20kg 者，300mg/kg，经 21 小时静脉滴注。负荷剂量为 150mg/kg 加入 3ml/kg 的稀释液，经 1 小时输完；第二剂 50mg/kg，加入 7ml/kg 的稀释液中 4 小时输完；第三剂 100mg/kg 加入 7ml/kg 的稀释液中，经 16 小时输完。

（3）体重 20~40kg 者，300mg/kg，经 21 小时静脉输注。负荷剂量为 150mg/kg 加入 5% 葡萄糖 100ml 注射液、0.45% 氯化钠注射液或注射用水中，经 1 小时输完；第 2 剂 50mg/kg，加入稀释液 250ml 中 4 小时输完；第 3 剂 100mg/kg 加入 500ml 稀释液中，经 16 小时输完。

【操作要点】

1. 本品与碘化油、糜蛋白酶存在配伍禁忌。

2. 使用本品，特别是开始用喷雾剂方式治疗时可液化支气管内分泌物，使分泌物量增加。如果患儿不能适当排痰，应做体位引流或通过支气管内吸痰方式将分泌物排出，以避免分泌物潴留阻塞气道。

3. 本品不宜与青霉素、头孢菌素、四环素等抗生素合用，如必须同时应用，须间隔 4 小时。

【不良反应】口服本品偶见恶心、呕吐、上腹部不适、腹泻、咳嗽等不良反应，一般减量或停药即缓解。罕见皮疹和支气管痉挛等过敏反应。

【应急措施】用药后如出现支气管痉挛可用异丙肾上腺素缓解，服用支气管扩张药，如支气管痉挛发生恶化，则中止使用本品。

【用药宣教】

1. 告知家长，本品吸入用溶液剂开启后应立即使用，开启后的药液应置于冰箱内并于 24 小时内使用。

2. 告知家长，吸入性溶液剂开启安瓿时可闻到硫黄味，此为正常现象。放入喷雾器中后药液呈粉红色，不影响本品的疗效和安全性。药物使用完毕后应清洗喷雾器。

3. 告知家长本品泡腾片应以温开水（≤40℃）冲服，本品溶解后应立即服用且应一次性服完。以免影响疗效。

4. 告知家长本品不宜与铁、铜等金属及橡胶、氧气、氧化物接触，以免药效丧失。故本品用于喷雾吸入时应采用塑胶和玻璃制喷雾器。

【规格】①泡腾片：0.6g。②吸入用溶液：3ml：0.3g。

【贮藏】10～30℃于干燥处密封保存。

# 第三节　平喘药

## 布地奈德
### Budesonide

【适应证】用于糖皮质激素依赖性或非依赖性的支气管哮喘和哮喘性支气管炎。

【用法用量】

1. 气雾吸入　在严重支气管哮喘和停用（或减量使用）口

服糖皮质激素的患儿，剂量应个体化。开始剂量：2~7岁儿童，每日0.2~0.4mg，分成2~4次使用。7岁以上儿童，每日0.2~0.8mg，分成2~4次使用。维持剂量以减至最低剂量又能控制症状为准。

2. 粉雾吸入　根据患儿原先的治疗情况，对6岁及6岁以上儿童推荐剂量如下：①无激素治疗者：起始剂量为每次0.2~0.4mg，每日1次；最大剂量为每次0.4mg，每日2次；维持剂量为每次0.1~0.4mg，每日1次或每次0.1~0.2mg，每日2次。②吸入糖皮质激素者：起始剂量为每次0.2~0.4mg，每日1次；最大剂量为每次0.4mg，每日2次；维持剂量为每次0.1~0.4mg，每日1次或每次0.1~0.2mg，每日2次。③口服糖皮质激素者：起始剂量为每次0.2~0.4mg，每日2次；最大剂量为每次0.4mg，每日2次；维持剂量为每次0.1~0.4mg，每日1次。

3. 雾化吸入　将本品雾化混悬液经雾化器给药，起始剂量（或严重哮喘期或减少口服糖皮质激素时剂量）为每次0.5~1mg，每日2次。维持剂量应个体化，推荐剂量为每次0.25~0.5mg，每日2次。

【操作要点】

1. 为减少咽喉部鹅口疮，在用药后应协助患儿漱口，并清洁面颊部。

2. 吸入用布地奈德混悬液在贮存中会发生一些沉积。如果在振荡后，不能形成完全稳定的悬浮，则应丢弃。

3. 应指导家长根据患儿情况以正确的方式吸入。

【不良反应】

1. 喉部有轻微刺激，用药后如不漱口腔及咽部，偶见咳嗽、声嘶及咽部白色念珠菌感染等。

2. 偶见皮疹、荨麻疹、接触性皮炎、支气管痉挛等过敏反应，偶见头痛、头晕、恶心、腹泻、体质量增加、紧张、不安及抑郁等。

3. 极少数患儿使用鼻喷雾剂后出现鼻中隔穿孔和黏膜溃疡。原来使用口服皮质激素改用本品者，有可能发生下丘脑–垂体–肾上腺轴的功能失调。

4. 偶尔用药过量可致中性粒细胞增加、淋巴细胞及嗜酸性粒细胞降低，但不会出现明显临床症状。习惯性过量可引起肾上腺皮质功能亢进及下丘脑 – 垂体 – 肾上腺抑制。

【应急措施】一旦发现用药过量，应停药或减少用量。

【用药宣教】

1. 告知家长，患儿吸入本品后应以净水漱洗口腔和咽部，以防咽喉部口腔念珠菌病。

2. 告知家长，吸入用布地奈德混悬液在贮存中会发生一些沉积。如果在振荡后不能形成完全稳定的悬浮，则应丢弃。

3. 告知家长，如同时使用支气管扩张剂，用药的先后顺序为支气管扩张剂先用，两种吸入剂之间应间隔几分钟。

4. 告知家长，在使用吸入用布地奈德混悬液治疗期间，如哮喘对患儿常用量的支气管扩张剂无反应时，立即通知医生。

5. 告知家长本品见效较慢，喷吸后其药效需待 2 ~ 3 天达到充分发挥。因此，口服皮质激素患儿换用本品时，需要有数日过渡。

【规格】①雾化混悬液：2ml：0.5mg，2ml：1mg。②粉吸入剂：0.1mg/吸。③气雾剂：5ml：20mg（200μg/喷），10ml：10mg（50μg/喷）。

【贮藏】①雾化混悬液：8 ~ 30℃下保存，不可冷藏。②粉吸入剂：30℃以下保存。③气雾剂：阀门朝下，密闭，阴凉处（不超过20℃）保存。

# 氟替卡松
## Fluticasone

【适应证】用于哮喘的预防性治疗。

【用法用量】

1. 经口腔吸入

（1）16 岁以上儿童　每次 100 ~ 1000μg，每日 2 次。通常为每次两揿，每日两次。通常初始剂量如下。

①轻度哮喘：每次 100 ~ 250μg，每日 2 次。

②中度哮喘：每次 250 ~ 500μg，每日 2 次。

③重度哮喘：每次 500～1000μg，每日 2 次。

（2）4～16 岁以上儿童：每次 50～100μg，每日 2 次。起始剂量应根据病情的严重程度而定。

2. 经鼻喷雾吸入

（1）12 岁以上儿童　每侧每次 100μg，每日 1 次，早晨用药为好，部分患儿每日需用 2 次（早晚各 1 次）。每侧每日最大剂量不超过 200μg。症状控制后，维持剂量为每次 50μg，每日 1 次。

（2）4～11 岁儿童　每次 50μg，每日 1～2 次。每侧每日最大剂量不超过 100μg。

【操作要点】

1. 应经常检查家长使用气雾剂装置的技术，确认给药与吸药同时进行以保证药物可最大程度达到肺部。

2. 用药前后及用药期间应定期监测以下内容。

（1）长期用药前及用药 1 年后应进行骨 X 射线检查。

（2）由接受口服激素治疗转为吸入本品治疗及长期吸入剂量超过 2mg/d 者，应定期监测肾上腺皮质功能。

（3）长期用药的患儿应定期监测身高。

【不良反应】

1. 部分患儿可出现口腔以及咽喉部白色念珠菌感染、声嘶、反常性支气管痉挛伴哮喘加重、使发生严重或致死性水痘及麻疹病毒感染的危险性增加。

2. 罕见潜在的嗜酸性粒细胞增加、外周水肿、面部水肿、口咽部水肿、局部过敏等。

3. 大剂量长期给药易引发肾上腺皮质功能减退、生长延迟、白内障、骨密度降低及青光眼等。

4. 参见"布地奈德"的相互作用。

【应急措施】

1. 治疗哮喘期间如发生反常性支气管痉挛伴哮喘加重时应立即停药，吸入速效支气管扩张药（如沙丁胺醇）缓解。如用于控制症状的速效支气管扩张药（如沙丁胺醇）用量增加，提示哮喘恶化，应立即调整治疗方案。

2. 急性过量可致暂时性肾上腺功能抑制，此时应减量给药，暂不需采取紧急措施（可通过检测血浆皮质醇了解肾上腺功能），慢性过量可致肾上腺功能抑制，应监测肾上腺储备，使用可有效控制哮喘的适宜剂量继续治疗。

【用药宣教】

1. 告知家长本品不用于哮喘急性发作的治疗，仅作为哮喘的长期预防性治疗，治疗初期症状的改善可能不明显，即使无症状也应定期用药，用药期间不应骤然停药。

2. 告知家长本品主要用于哮喘长期的常规治疗而不用于缓解急性哮喘症状，当患儿出现急性哮喘症状时，应该选用快速短效的吸入型支气管扩张剂。

3. 吸入本品后应以净水漱洗口腔和咽部，以防咽喉部口腔念珠菌病。

【规格】气雾剂：50μg/揿，125μg/揿，250μg/揿。

【贮藏】30℃以下保存，避免阳光直射和冷冻。

# 氨茶碱

## AminopHylline

【适应证】用于支气管哮喘、喘息性支气管炎、慢性阻塞性肺疾病等喘息症状的缓解，也可用于心源性哮喘。

【用法用量】

1. 口服　每次 3～5mg/kg，每日 3 次。

2. 静脉注射　每次 2～4mg/kg，5%～10% 葡萄糖注射液稀释（浓度 6.25～12.5mg/ml），缓慢注射。

3. 新生儿（早产儿）呼吸暂停　静脉滴注时负荷量为 4～6mg/kg，12 小时后给予维持量，每次 1.5～2mg/kg，每日 2～3 次。

【操作要点】

1. 本品禁止用于儿童肌内注射。用 5% 或 25% 葡萄糖注射液稀释后缓慢静脉注射。

2. 静脉滴注时，不宜与维生素 C、促皮质激素、去甲肾上腺素、四环素类盐酸盐配伍。

3. 口服氨茶碱应饭后服用。

4. 用药期间要严密观察患儿反应，监测呼吸、心率、血压的变化情况。

【不良反应】

1. 常见胃部不适、恶心、呕吐、头痛、易激动、烦躁及失眠等，少见过敏反应、柏油样便及血性呕吐物等。

2. 肌内注射本品可导致局部红肿、疼痛。不宜使用。

3. 静脉注射过快或血药浓度高于 $20\mu g/ml$ 可出现心律失常、一过性低血压、周围循环衰竭及肌肉颤动等，茶碱浓度高于 $40\mu g/ml$ 时，可出现失水、发热、惊厥等，严重者可因呼吸及心跳停止而亡。

【应急措施】常规剂量给药时如发生急性不良反应，应立即停药 5~10 分钟或减慢给药速度。

【用药宣教】

1. 咖啡因可使本品毒性增强，故告知家长不宜饮用含咖啡因的饮料或同食含咖啡因的食品。

2. 告知家长本品的不良反应，不得擅自调节液体滴速。

【规格】①片剂：0.1g，0.2g。②注射液：2ml：0.25g，10ml：0.25g。

【贮藏】①片剂：遮光、密封，于干燥处保存。②注射液：遮光，密闭保存。

# 沙丁胺醇

## Salbutamol

【适应证】治疗支气管哮喘或哮喘性支气管炎等伴支气管痉挛的呼吸道疾病。吸入气雾剂还可用于预防运动诱发的急性哮喘或其他过敏原诱发的支气管痉挛，雾化吸入溶液可用于常规疗法无效的慢性支气管痉挛及严重急性哮喘发作。

【用法用量】

1. 用于支气管哮喘或哮喘性支气管炎等伴有支气管痉挛的呼吸道疾病。

（1）口服　①片剂，小儿每次 0.1~0.15mg/kg，每日 2~3

次。②缓释、控释制剂，每次4mg，每日2次；

（2）气雾吸入　每次100μg（1揿），可根据需要增至200μg（2揿）。

（3）粉雾吸入　每次0.2mg，每日4次。

（4）雾化吸入　间歇疗法：12岁以下儿童的最小起始剂量为将0.5ml本药（含本品2.5mg）用0.9%氯化钠注射液稀释至2~2.5ml，部分儿童可能需要增至5mg。间歇疗法可每日重复4次。

2. 用于预防运动诱发的急性哮喘或其他过敏原诱发的支气管痉挛。

（1）气雾吸入　运动前或接触过敏原前10~15分钟给药。长期治疗时，最大剂量为每次200μg，每日4次。

（2）粉雾吸入　每次0.2~0.4mg，每日4次。

【操作要点】

1. 指导患儿家长正确的用药方法。

2. 观察用药后患儿的反应及效果，发现异常及时通知医生。

3. 检测患儿血钾化验结果，出现低血钾症，做好饮食宣教如指导多进食橘子、香蕉等。

【不良反应】

1. 较常见心悸、心率加快、恶心、头痛、肌肉痉挛、骨骼肌震颤及失眠等。

2. 较少见头晕、口咽发干及颜面潮红等。

3. 罕见外周血管舒张、异常支气管痉挛及过敏反应等。

4. 剂量过大可见低钾血症及口、咽部刺激感，长期用药可产生耐受性，药效减弱甚至可能使哮喘加重。

5. 药物过量，可见头晕、持续性严重头痛、胸痛、持续性恶心、呕吐、心率加快及烦躁不安等。

【应急措施】　药物过量时可选用具心肌选择性的β-受体阻断药（如美托洛尔、阿替洛尔）治疗，但存在支气管痉挛病史的患儿应谨慎。

【用药宣教】

1. 告知家长本品雾化吸入溶液常规剂量无效时，不可随意增加药物剂量或使用次数，应与医生及时沟通。

2. 告知家长，本品气雾剂的装置同其他大多数气雾罐吸入剂一样，当罐受冻后，可能降低药品的疗效。不论空否，药罐不得弄破、刺穿或火烤。

【规格】①片剂：2mg。②雾化吸入溶液：1ml：2mg，1ml：5mg。③气雾剂：100μg/揿，200μg/揿。

【贮藏】①片剂：遮光、密封保存。②雾化吸入溶液：25℃以下遮光保存。③气雾剂：30℃下避光保存，避免受冻和阳光直射。

## 特布他林
### Terbutaline

【适应证】用于支气管哮喘、慢性支气管炎、肺气肿和其他伴有支气管痉挛的肺部疾病。

【用法用量】

1. 口服给药　按体重每次 0.065mg/kg，每日 3 次。

2. 粉雾吸入　5～12 岁儿童，每次 0.25～0.5mg，每 4～6 小时 1 次，严重者可增至每次 1mg，每日最大量不超过 4mg，需多次吸入时，每吸间隔时间 2～3 分钟。

3. 雾化吸入

（1）体重大于 20kg 者　每次 5mg（2ml）加入雾化器中，可每日 3 次。

（2）体重小于 20kg 者　每次 2.5mg（1ml）加入雾化器中，每日最多给药 4 次。

【操作要点】用药期间密切监测用药后反应，观察患儿有无低钾血症、心率变化等，如有异常及时通知医生。

【不良反应】

1. 常见震颤、头痛、头晕、心悸、心动过速及强直性痉挛等。

2. 罕见心律失常（心房颤动，室上性心动过速和期前收缩）、荨麻疹、皮疹、支气管痉挛、低钾血症、恶心、行为异常和睡眠障碍等。

3. 用药过量可引起恶心、呕吐、头痛、焦虑、易激惹、兴奋、震颤、嗜睡，可能引起惊厥、心动过速、室上性和室性心律失常、心悸、血压升高或降低、代谢性酸中毒、高血糖和低钾血症。严重者可能出现横纹肌溶解和肾衰竭。

【应急措施】

1. 药物过量时应以活性炭灌胃冲洗，监测酸碱平衡、血糖、电解质、心率、心律和血压，并纠正代谢异常。

2. 对无哮喘、有症状的心动过速者须给予美托洛尔（或阿替洛尔、普萘洛尔及其他非选择性 β – 受体阻断药），对伴有哮喘者首推维拉帕米，对伴有哮喘的室性心律失常者给予利多卡因，其他室性心律失常者给予美托洛尔或普萘洛尔。

【用药宣教】

1. 告知家长，患儿用药期间不宜饮用含咖啡因的饮料及食用含咖啡因的食物，会增加心脏的不良反应。

2. 告知家长，本品雾化液只能经雾化器给药，家长应严格按照说明书中详细的使用方法雾化给药。

3. 告知家长，雾化后要及时为患儿漱口，清洁面部。

【规格】①片剂：2.5mg。②雾化液：2ml：5mg。③注射液：1ml：0.25mg，2ml：0.5mg。

【贮藏】20℃以下，遮光，密闭保存。

## 福莫特罗

### Formoterol

【适应证】用于缓解支气管哮喘、急慢性支气管炎、喘息性支气管炎或肺气肿等气道阻塞性疾病引起的呼吸困难等症状，尤其用于需长期服用 $β_2$ – 受体激动药的患儿和夜间发作型的哮喘患儿。

【用法用量】口服给药，每日 4μg/kg，分 2～3 次口服（或用水溶解后口服）。可根据年龄、症状的不同适当增减。0.5～未满 1 岁：每日 20～40μg；1～未满 4 岁：每日 40～60μg；4～未满 7 岁：每日 60～80μg；7～未满 10 岁：每日 80～120μg；10～未满 12 岁：每日 120～160μg。

【操作要点】

1. 严格执行用药医嘱，保证按时按量为患儿用药，必须做到看服到口。

2. 观察患儿用药后反应，及时与医生沟通。

3. 用药期间监测患儿有无低血钾、高血糖的症状，一旦发现立即通知医生。

【不良反应】

1. 常见心悸、震颤及头痛等，偶见急躁、失眠、肌肉痉挛及心动过速等，罕见皮疹、荨麻疹、房颤、室上性心动过速、支气管痉挛、低钾血症及高钾血症等。

2. $\beta_2$ – 受体激动剂可能会导致血中游离脂肪酸、血糖及酮体水平增高。

3. 用药过量可能导致典型的 $\beta$ 激动剂样反应，连续过量使用可引起心律失常甚至心脏停搏。

4. 参见"特布他林"的相互作用。

【应急措施】过量时应停药，必要时给予对症治疗。

【用药宣教】

1. 告知家长，如患儿漏服一次药物，不得与下一次同服。

2. 告知家长可能诱发哮喘的因素，如花粉、动物毛屑、气温、油漆等。

【规格】①片剂：40μg。②粉吸入剂：1g：10mg（每吸4.5μg，60 吸/支），1g：20mg（每吸 9.0μg，60 吸/支）。

【贮藏】①片剂：密封、室温保存。②粉吸入剂：将盖子旋紧，30℃以下存放。

## 异丙托溴铵

### Ipratropium Bromide

【适应证】用于慢性支气管炎、肺气肿等慢性阻塞性肺部疾病引起的支气管痉挛的维持治疗，也可与吸入性 $\beta$ – 受体激动剂合用于治疗慢性阻塞性肺部疾病引起的急性支气管痉挛。

【用法用量】

1. 14 岁以上儿童

（1）气雾吸入　每次 40μg，每日 3~4 次或每隔 4~6 小时 1 次；严重发作时每次 40~60μg，每 2 小时可重复 1 次。

（2）雾化吸入　溶液剂每次 100~500μg。

2.14 岁以下儿童　雾化吸入，每次 50~250μg，用 0.9% 氯化钠注射液稀释至 3~4ml，置雾化器中吸入，一般每日 3~4 次，必要时每隔 2 小时重复 1 次。

【操作要点】

1. 本品雾化溶液不能与含有防腐剂苯扎氯铵的色甘酸钠雾化吸入液在同一雾化器中使用，可与盐酸氨溴索、盐酸溴己新及非诺特罗三药的雾化吸入液共同使用。

2. 雾化吸入用生理盐水稀释至 3~4ml，置雾化器中吸入，至症状缓解，剩余的药液应废弃。

【不良反应】

1. 常见头痛、头晕、咳嗽、口干、视物模糊、恶心及呕吐等。

2. 少见震颤、心动过速、心悸、眼部调节障碍、尿潴留（已有尿道梗阻的患儿发生率增加）、口苦及胃肠动力障碍（尤其对于纤维囊泡症的患儿，停药后可恢复正常）等。

3. 极少见支气管痉挛。

【应急措施】

1. 一旦患儿出现急性闭角型青光眼的征象（与角膜水肿和眼结膜充血相关的眼痛或不适、视物模糊、虹视及有色成像等），应密切监测，如症状加重，需给予缩瞳药。

2. 本品误入眼内会出现瞳孔散大及轻度、可逆的视力调节紊乱，一旦患儿出现此种症状，应给予缩瞳治疗。

3. 如果在吸入该药物时，呼吸困难突然加重（阵发性支气管痉挛），则应立即停止治疗，通知医生处理。

【用药宣教】

1. 告知家长雾化吸入时避免药物进入眼内。必要时可应用眼罩保护眼睛。

2. 告知家长，本品不含防腐剂，为防止细菌污染，药物包装打开后应立即使用，症状缓解后，雾化器中剩余的药液应废弃。

【规格】①气雾剂：20μg/揿。②雾化溶液剂：2ml：0.25mg，2ml：0.5mg，20ml：5mg。

【贮藏】30℃以下避光保存。

# 第四节　治疗新生儿呼吸窘迫综合征用药

## 猪肺磷脂

### poractant alfa

【适应证】治疗和预防早产婴儿的呼吸窘迫综合征（RDS）。

【用法用量】

1. 抢救治疗　推荐剂量为一次 100～200mg/kg（1.25～2.5ml/kg）。如果婴儿还需要辅助通气和补充氧气，则可以每隔12小时再追加100mg/kg（最大总剂量：300～400mg/kg）。建议一经诊断为 RDS，尽快开始治疗。

2. 预防　出生后（15分钟内）尽早给予100～200mg/kg。第一次给药后6～12小时可以再给100mg/kg，然后如果发生了 RDS 需要机械通气，间隔12小时给药（最大总剂量：300～400mg/kg）。

【操作要点】

1. 本品开瓶即用，贮藏在2～8℃冰箱里。使用前将药瓶升温到37℃。轻轻上下转动，勿振摇，使药液均匀，首次抽吸后残余药液不要再次使用。复温后的药瓶不要重新放回冰箱。

2. 用无菌注射器吸取药液，直接通过气管内插管将药液滴注到下部气管，或分成2份分别滴注到左右主支气管。

3. 为了有利于均匀分布，手工通气约1分钟，氧气百分比和给药前相同。然后将婴儿与呼吸机重新连上，根据临床反应和血气变化适当调整呼吸机参数。以后给药也按同样的方法。给予本品后不需要辅助通气的婴儿可以不连到呼吸机上。

4. 给药后，一般会观察到 $PaO_2$ 或氧饱和度立即升高，因此，建议密切观察血气。建议连续监测经皮氧分压或氧饱和度以避免高氧血症。

【不良反应】

1. 罕见肺出血，但有时是早产儿致命的并发症，发育越不成熟的早产儿发病率越高。无任何证据表明使用本品能增加该事件的危险性。

2. 少见心动过缓、低血压、低氧饱和度、暂时性的脑电活动减弱。

【应急措施】过量时，如果对婴儿的呼吸、通气或氧合作用有明确不良的影响，应尽量吸出药液。同时给予支持疗法，并特别要注意水和电解质平衡。

【用药宣教】告知家长用药的目的及不良反应，同时告知医护人员会密切监测患儿的呼吸情况及生命体征变换，发现异常及时给予抢救。

【规格】溶液剂：3ml：240mg。

【贮藏】遮光，贮于 2 ~ 8℃。

## 牛肺表面活性剂

### Calf pulmonary surfactant

【适应证】治疗和预防早产婴儿的呼吸窘迫综合征（RDS）。

【用法用量】

1. 本品仅能用于气管内给药，要在出现 RDS 早期征象后尽早给药，通常在患儿出生后 12 小时以内，不宜超过 48 小时，给药越早效果越好。

2. 推荐剂量为 70mg/kg（出生体重），给药剂量应根据患儿具体情况灵活掌握，首次给药范围可在 40 ~ 100mg/kg（出生体重），多数病例如能早期及时用药，70mg/kg 即可取得良好效果；病情较重，胸片病变明显，动脉血氧分压较低，或有并发症的病例，偏大剂量可能有更好效果。

【操作要点】

1. 应用前检查药品外观有无变色，每支加 2ml 注射用水，将药品复温到室温（可在室温放置 20 分钟或用手复温），轻轻振荡，勿用力摇动，使呈均匀的混悬液，若有少量泡沫属正常现象。按剂量抽吸于 5ml 注射器内，以细塑料导管经气管插管注入肺内，插入深度以刚到气管插管下口为宜。总剂量分 4 次，按平卧、右侧卧、左侧卧、半卧位顺序注入。每次注入时间约为 10 ~ 15 秒，注入速度不要太快，以免药液呛出或堵塞气道，每次给药间隔加压给氧（频率 40 ~ 60 次/分）1 ~ 2 分钟（注意勿气量过大以免发生气胸），注药全过程约 15 分钟。给药操作应由 2 名医护人员合作完成，注药过程中应密切监测患儿呼吸循环情况，肺部听诊可有一过性少量水泡音，不必做特殊处理。给药后 4 小时内尽可能不要吸痰。

2. 为使本品的混悬液均匀，加水后有时需振荡较长时间（10 分钟左右），但勿用强力，避免产生过多泡沫，但有少量泡沫属正常现象。注意勿将混悬液中的小颗粒注入气管，可用 4 号细针头吸取药液。

3. 给药前要拍胸片证实气管插管的位置适中，勿插入过深，以防药液只流入右侧，同时要保持气道插管的通畅，必要时予以吸引。

【不良反应】

1. 给药过程中因一过性气道阻塞可有短暂的血氧下降和心率、血压波动，发生不良反应时应暂停给药，给以相应处理，病情稳定后再继续给药。

2. 根据临床试验，本品给药过程中由于气道部分阻塞发生临床症状者共占 33.3%，其中发生一过性发绀 21.1%，呛咳 8.8%，呼吸暂停 3.5%，以上症状在药液注毕，手控通气 1 分钟，药物分布于肺泡内后即消失，未见过敏反应及其他不良反应。

【应急措施】　见"猪肺磷脂"。

【用药宣教】

1. 告知家长本品仅可用于气管内给药，用药前患儿需进行气管插管。

2. 告知家长用药的目的及不良反应，以及医护人员会密切监测患儿的呼吸情况及生命体征变换，发现异常及时给予抢救。

【规格】　注射剂（粉）：70mg。

【贮藏】　密封，-10℃以下保存。

# 第七章　消化系统用药

消化系统是人体的重要组成部分之一，其所罹患的疾病最为常见，也发生于各个年龄阶段。人的一生，从襁褓开始，直至临终，消化系统疾病似乎始终伴随着。因此，消化系统疾病所用药物的使用频率和数量很高，品种也较为复杂。这不仅仅是因为本系统的疾病多属常见病，而且不少药品也已归属于 OTC。这不仅要求我们护士要熟练掌握这些药品的操作要点，而且还要广为宣传，让患者及家属也能掌握到足够的用药常识，不至于发生或极少发生用药不当的现象。

## 第一节　抗消化性溃疡药

### 一、抗酸药

#### 磷酸铝
#### Aluminium Phosphate

【适应证】用于缓解胃酸过多引起的反酸等症状，用于胃及十二指肠溃疡及反流性食管炎等酸相关性疾病的抗酸治疗。

【用法用量】通常每日 2~3 次，或在症状发作时服用，每次 1~2 包，相当于 20g 凝胶。

【操作要点】用前应充分摇匀，亦可用温水冲服。可根据病种选择给药时间：胃-食管反流、食管炎、食管裂孔等应于餐后及睡前服用；胃炎、胃溃疡于餐前 0.5 小时服药；十二指肠溃疡于餐后 3 小时及疼痛时服药。

【不良反应】常见便秘、恶心、呕吐等。大剂量服用可致肠梗阻，长期服药可致骨软化、脑病、痴呆及小细胞贫血等。

【应急措施】本品出现便秘，可给予足量的水加以避免。建议同时服用缓泻剂。必要时给予灌肠。

【用药宣教】

1. 根据患儿病情，告知家长用药时间。

2. 告知家长用药期间给患儿多饮水，避免便秘。

3. 告知家长服用本品后 1～2 小时内应避免摄入其他药物。

【规格】凝胶：20g：2.5g，20g：11g。

【贮藏】密闭，防冻，阴凉干燥处保存。

## 二、胃酸分泌抑制药

### 西咪替丁

#### Cimetidine

【适应证】用于治疗十二指肠溃疡、胃溃疡、上消化道出血、慢性结肠炎、反流性食管炎、应激性溃疡及卓－艾综合征。

【用法用量】>1 岁患儿可给予每日 25～30mg，分次用，口服或注射均可；<1 岁患儿，可给予 20mg，分次用。

【操作要点】

1. 静脉注射时应用 20ml 葡萄糖氯化钠注射液或 5% 葡萄糖注射液稀释后缓慢注射，注射时间不低于 5 分钟。

2. 本品注射液如出现变色、结晶、浑浊及异物等应禁用。

【不良反应】

1. 常见头痛、疲倦、头晕、疲乏、嗜睡、腹泻、肌痛、皮肤潮红、眩晕等，一般不影响继续用药，偶见血细胞减少、肝、肾功能受损、脱发、口腔溃疡、药疹及再生障碍性贫血等。

2. 药物过量可见呼吸短促或呼吸困难、心动过速。

【应急措施】药物过量，首先清除胃肠道内尚未吸收的药物，并给予临床监护及支持疗法。出现呼吸衰竭者，立即进行人工呼吸，心动过速者可给予 β－受体阻滞药。

【用药宣教】

1. 预防溃疡复发和反流性食管炎应睡前服用。

2. 突然停药后有"反跳现象"。突然停药，可能引起慢性消化性溃疡穿孔，可能为停用后回跳的高酸度所致。故完成治疗后尚需继续服药（每晚0.4g）3个月。

3. 用药期间如出现精神症状或严重的窦性心动过速时应立即停药并联系医师。

4. 用药前应排除癌症可能性，癌性溃疡者使用前应明确诊断，以免延误治疗。

5. 用药期间应定期检查肾功能及血液常规。

【规格】①片剂：0.2g，0.4g。②注射液：2ml：0.2g。

【贮藏】①片剂：密封保存；②注射液：遮光，密闭保存。

## 奥美拉唑

### Omeprazole

【适应证】用于胃及十二指肠溃疡、反流性食管炎、卓－艾综合征、消化性溃疡急性出血及急性胃黏膜病变出血，与抗生素联合用于幽门螺杆菌感染的十二指肠溃疡的根除治疗，也可用于防治非甾体抗炎药引起的相关消化性溃疡和胃十二指肠糜烂。

【用法用量】口服，每次0.4mg/kg，每日1次。

【操作要点】

1. 临用前将10ml专用溶剂注入冻干粉小瓶内，禁止用其他溶剂溶解。

2. 本品溶解后必须在2小时内使用，静脉滴注时间不少于20分钟。

【不良反应】

1. 耐受性良好，不良反应较少。主要不良反应为恶心、胀气、腹泻、便秘、上腹痛等，皮疹、ALT和胆红素升高也偶有发生，多为轻微和短暂的，不影响治疗。其他还可见胸痛、血压升高、外周水肿、感觉异常、头晕及头痛等，罕见肝炎、肝功能衰竭、视物模糊，长期应用可导致维生素 $B_{12}$ 缺乏、萎缩性胃炎、肠道感染、肺炎及缺铁性贫血等。

2. 药物过量，可见视物模糊、嗜睡、口干、颜面潮红、恶心、出汗、心动过速或过缓等。

【应急措施】本品无特异性解毒药，过量时主要为对症及支持治疗。透析不能清除本品。

【用药宣教】

1. 告知家长本品肠溶片及胶囊剂均应整片吞服，不得咀嚼、碾碎或拆开胶囊剂壳后服用。

2. 告知家长应给患儿定时进餐，以易消化食物为主。

【规格】①肠溶片剂：10mg，20mg。②肠溶胶囊剂：10mg，20mg。③注射剂（粉）：40mg。

【贮藏】遮光、密闭，阴凉干燥处保存。

# 雷贝拉唑

## Rabeprazole

【适应证】用于胃及十二指肠溃疡、反流性食管炎、卓-艾综合征、消化性溃疡急性出血及急性胃黏膜病变出血。

【用法用量】

1. 12 岁以上儿童　口服缓释片 20mg，每日 1 次。

2. 12 岁以下儿童　口服缓释片，体重≥15kg 者，10mg，每日 1 次；体重≤15kg 者，5mg，每日 1 次，如能耐受，可增加至 10mg，每日 1 次。

【操作要点】本品仅需早晨服药 1 次。

【不良反应】【应急措施】参见"奥美拉唑"。

【用药宣教】参见"奥美拉唑"。

【规格】①胶囊剂：20mg。②注射剂（粉）：40mg。③缓释片：20mg。

【贮藏】遮光、密闭阴凉处保存。

## 三、抗溃疡性结肠炎药

### 柳氮磺吡啶
#### Sulfasalazine

【适应证】轻至中度溃疡性结肠炎，可作为重度溃疡性结肠炎的辅助疗法，亦可用于溃疡性结肠炎缓解期的维持治疗，同时可用于治疗活动期的克罗恩病，尤其是累及结肠者。

【用法用量】口服，初始剂量每日 10mg/kg，逐渐递增至 30~50mg/kg，分 3~4 次口服。

【操作要点】遇有胃肠道刺激症状，除强调餐后服药外，也可分成小量多次服用，甚至每小时 1 次，使症状减轻。

【不良反应】

1. 最常见　恶心、厌食、体温上升、红斑、瘙痒、头痛及心悸等。

2. 少见且可能与剂量相关的不良反应　包括红细胞异常、发绀、胃痛、腹痛、头晕、耳鸣、蛋白尿、血尿及皮肤黄染等。

3. 其他　骨髓抑制、肝炎、周围神经病变、过敏反应、肺部症状及肾病综合征等，罕见胰腺炎。

【应急措施】当出现严重不良反应，立即通知医生，停药并对症治疗。

【用药宣教】

1. 告知家长使用本品时，尿液可呈橘红色，勿紧张。

2. 告知家长用药期间给患儿多饮水，可防止结晶尿和结石形成。

【规格】片剂：0.25g

【贮藏】遮光，密闭保存。

### 美沙拉秦
#### Mesalazine

【适应证】用于溃疡性结肠炎的治疗，包括急性发作期的治疗和防止复发的维持治疗（栓剂用于治疗溃疡性结肠炎的急性发作）；用于克罗恩病急性发作期的治疗。

【用法用量】口服，每日 20～30mg/kg。

【不良反应】参见"柳氮磺吡啶"。

【应急措施】当出现严重不良反应时，立即通知医生，停药并对症治疗。

【用药宣教】

1. 告知家长，本品必须用大量液体整片吞服，不得嚼碎后服用。

2. 告知家长如使用栓剂在 10 分钟内流泻，需重新塞入另一枚栓剂。

3. 本品给药期间同时使用其他药物者，家长应详细告知医生，并遵医嘱用药。

4. 告知家长食物可降低本品吸收，不可同服。

【规格】肠溶片：0.25g，0.5g。②栓剂：0.25g，0.5g。

【贮藏】遮光，密封，25℃以下保存（栓剂防潮保存）。

# 第二节　胃肠道解痉药

## 山莨菪碱
### Anisodamine

【适应证】用于各种内脏绞痛，如胃肠绞痛及膀胱刺激症状。

【用法用量】

1. 口服　每次 0.1～0.2mg/kg，每日 3 次。

2. 肌内注射　每次 0.1～0.2mg/kg，每日 1～2 次。

【操作要点】本品注射剂与地西泮存在配伍禁忌，不得于同一注射器中应用。

【不良反应】常见的有口干、面红、视物模糊等，少见的有：心跳加快、排尿困难等；上述症状多在 1～3 小时内消失。用量过大时可出现阿托品样中毒症状。

【应急措施】

1. 静脉滴注过程中如出现排尿困难，可肌内注射新斯的明 0.5～1mg 或氢溴酸加兰他敏 2.5～5mg 以解除症状。

2. 药物过量，给予 1% 毛果芸香碱 0.25 ~ 0.5ml，每隔 15 ~ 20 分钟皮下注射 1 次解救，亦可给予新斯的明或氢溴酸加兰他敏。

【用药宣教】告知家长如患儿口干明显，可口含酸梅或维生素 C 缓解。

【规格】①片剂：5mg。②注射液：1ml:10mg，1ml:20mg。

【贮藏】遮光，密封保存。

# 第三节 助消化药

## 乳酸菌素

### Lactobacillin

【适应证】用于肠内异常发酵、消化不良、肠炎及小儿腹泻。

【用法用量】嚼服，每次 0.5 片，每日 3 次。

【操作要点】铋剂、鞣酸、药用炭、酊剂等能吸附本品，不宜合用。

【用药宣教】

1. 告知家长本品需嚼服。

2. 请将本品放在儿童不能触及的地方。

【规格】片剂：0.2g，0.4g，1.2g（按乳酸菌计）。

【贮藏】密闭，在凉暗处（避光并不超过 20℃）保存。

# 第四节 导泻药

## 乳果糖

### Lactulose

【适应证】用于慢性或习惯性便秘，可调节结肠的生理节律，也用于肝性脑病。

【用法用量】口服 7 ~ 14 岁儿童，起始剂量为每日 15ml，每日维持剂量为 10 ~ 15ml；1 ~ 6 岁儿童，每日 5 ~ 10ml，维持剂量为每日 5～10ml；婴儿，每日 5ml，维持剂量为每日 5ml。

【操作要点】

1. 本品不得与其他导泻药同时使用。

2. 本品宜在早餐时一次性服用。

3. 糖尿病和低糖饮食患儿禁用。

【不良反应】大剂量应用可有恶心、腹胀、腹泻及低血钾等症状。

【应急措施】患儿出现严重不良反应时，立即通知医生停药，对症处理。

【用药宣教】

1. 告知家长严格按照医嘱给患儿服用，不得擅自调节用药剂量，以免发生不良反应。

2. 请将本品放在儿童不能触及的地方。

【规格】口服液：10ml∶5g，100ml∶50g，100ml∶67g，200ml∶133.4g。

【贮藏】避光，10～25℃保存。

## 酚酞

### Phenolpthalein

【适应证】用于习惯性顽固性便秘。

【用法用量】口服，2～5 岁儿童每次 15～20mg，6 岁以上儿童每次 25～50mg。幼儿慎用，婴儿禁用。

【操作要点】

1. 本品应该睡前服用，以促使第二天清晨排便。

2. 低血钾患者慎用本品。

3. 阑尾炎、肠梗阻、粪块阻塞、直肠出血未明确诊断者禁用本品。

【不良反应】

1. 偶见皮炎、药疹、瘙痒、灼痛、肠炎及出血倾向等，罕见过敏反应。

2. 药物过量或长期滥用时可造成电解质紊乱，诱发心律失常、神志不清、肌痉挛以及倦怠无力等症状。

【应急措施】药物过量或长期滥用时可造成电解质紊乱，诱发心律失常、神志不清、肌痉挛以及倦怠无力等症状。一旦出现上述情况要立即通知医生紧急处理，配合医生完成急救。

【用药宣教】

1. 告知家长本品可使尿液和粪便呈红色。

2. 告知家长，本品应遵医嘱服药，不宜长时间应用，以免出现药物依赖性、血糖升高及血钾降低等情况。

3. 告知家长，本品如与碳酸氢钠等碱性药物合用，会引起粪便变色。

【规格】片剂：0.05g，0.1g。

【贮藏】密闭保存。

## 开塞露

### Enema Glycerini

【适应证】用于小儿便秘的治疗。

【用法用量】将容器顶端刺破或剪开，涂以油脂少许，缓慢插入肛门，然后将药液挤入直肠内，每次半支。

【操作要点】帮助患儿提高药效方法如下。

1. 帮助患儿取俯卧位，不能俯卧者可取左侧卧位，并适度垫高臀部。

2. 剪去开塞露顶端，挤出少许甘油润滑开塞露入肛门段。

3. 持开塞露球部，缓慢插入肛门，至开塞露颈部，快速挤压开塞露球部。同时嘱患儿深吸气。

4. 挤尽后，一手持纱布按摩肛门处，一手快速拔出开塞露外壳，并嘱患儿保持原体位十分钟左右。

5. 对于主诉腹胀有便意者，应指导其继续吸气，并协助按摩肛门部。

【不良反应】长期使用，易产生依赖性，出现肠壁干燥、习惯性便秘。

【用药宣教】

1. 告知家长，刺破或剪开后的注药导管的开口应光滑，以免擦伤肛门或直肠。

2. 用药前注意检查本品性状是否发生改变，发生改变时禁止使用。

3. 告知家长用药期间应同时进食通便的蔬菜、水果等，以免长期使用药物易出现不良反应。

【规格】灌肠剂：10ml，20ml。

【贮藏】遮光，密封保存。

# 第五节　止泻药

## 洛哌丁胺

### Loperamide

【适应证】用于控制各种原因引起的非感染性急、慢性腹泻的症状，也可减少回肠造瘘术患儿的排便量及次数，增加大便稠硬度。

【用法用量】

1. 急性腹泻　起始口服剂量为每次2mg，之后每次腹泻后口服2mg，如连服5天无效则应停药。

2. 慢性腹泻　起始剂量为每次2mg，之后调节剂量至粪便正常，维持剂量每日4～8mg。

【操作要点】

1. 本品空腹或饭前半小时服药，可提高疗效。

2. 5岁以下儿童禁用，12岁儿童以下慎用。

【不良反应】

1. 不良反应较轻，可见皮疹、口干、腹胀、腹痛及食欲不振等，偶见荨麻疹、呕吐、头晕、头痛及乏力等。

2. 药物过量可能出现中枢神经系统抑制症状，如木僵、协调功能紊乱、嗜睡、缩瞳、肌张力过高及呼吸抑制等，还可出现尿潴留及肠梗阻，儿童较成人敏感。

【应急措施】药物过量：可用纳洛酮作为解毒剂。由于本品作用的持续时间长于纳洛酮（1～3小时），因此可重复使用纳洛酮，并且应至少监护患儿48小时以检测可能的中枢神经抑制症状。

【用药宣教】

1. 告知家长本品空腹或餐前半小时服药，以提高药效。

2. 告知家长本品漏服后不可补服，继续按规律服药即可，切记不可因漏服而选择下次剂量加倍。

3. 告知家长如出现口干可吮吸冰块会硬糖缓解症状。

【规格】片剂：2mg。

【贮藏】密封，在干燥处保存。

# 蒙脱石

## Smectite

【适应证】用于儿童急、慢性腹泻，也可用于食管、胃、十二指肠疾病引起的相关疼痛症状的辅助治疗，但不作解痉剂使用。

【用法用量】1 岁以下，每日 3 袋；1 ~ 2 岁，每日 3 ~ 6 袋；2 岁以上，每日 6 ~ 9 袋，均分 3 次服用。

【操作要点】

1. 本品服药时间　①胃炎、结肠炎、肠易激综合征需餐前服药；②腹泻应于两餐间服用；③胃食管反流、食管炎应餐后服药。

2. 用药方法　应将本品倒入 50ml 温水中充分稀释，摇匀后服用。不可直接倒入口中用水冲服，或用水将本品调成丸状、糊状服用，以免影响疗效。

3. 注意事项　为避免本品影响其他药物的吸收，应在服用本品前 1 小时服用其他药物。

【不良反应】偶见便秘、大便干结。

【应急措施】用药期间注意观察患儿大便情况，如出现便秘、大便干结立即通知医生停药。

【用药宣教】告知家长正确的服药方法及与患儿病情适宜的服药时间。

【规格】散剂：3g。

【贮藏】密闭，在干燥处保存。

# 第六节　催吐药

## 阿扑吗啡

### Apomorphine

【适应证】主要用于抢救意外中毒及不能洗胃者，常用于治疗石油蒸馏液（如煤油、汽油、煤焦油、燃料油或清洁液等）吸入者，以防止严重的吸入性肺炎。

【用法用量】皮下注射，0.07～0.1mg/kg。极量，每次5mg。不得重复使用。

【操作要点】

1. 一般药物过量或吞服毒物，首选洗胃及导泻，只有在严禁洗胃情况下才使用本品催吐。

2. 本品注射剂遇光氧化分解变色，变为浅绿、绿色或析出沉淀，此时不能再使用。

3. 胃饱满时本品效果好，故在皮下给药前，宜先饮水200～300ml。

4. 用药期间应监测患儿心血管功能。

【不良反应】

1. 常见嗜睡，可见唾液分泌过多、皮肤苍白、低血压、心动过缓、恶心、呕吐、眩晕、疲倦、心房颤动、皮下水肿、味觉失常、呼吸急促、呼吸抑制等，罕见欣快感、震颤及烦躁不安等。

2. 药物过量，可见持续性呕吐、心动过缓、严重嗜睡、呼吸困难、昏迷甚至死亡，长期用药可产生耐药性。

【应急措施】纳洛酮能够拮抗本品催吐作用及对中枢神经与呼吸的抑制，可给予阿托品治疗本品引起的心动过缓。

【用药宣教】告知家长本品的用药方法及不良反应，取得患儿家长的配合。

【规格】注射剂：1ml:5mg。

【贮藏】遮光，密闭保存。

# 第七节 止吐药

## 甲氧氯普胺
### Metoclopramide

【适应证】用于多种原因（如化疗、放疗、手术、颅脑损伤、脑外伤后遗症、急性胃肠炎、尿毒症及药物等）引起的呕吐。

【用法用量】

1. 口服 5～14岁每次用2.5～5mg，每日3次，餐前30分钟服，宜短期服用。小儿总剂量不得超过每日0.1mg/kg。

2. 肌内或静脉注射 6岁以下每次0.1mg/kg，6～14岁每次2.5～5mg。肾功能不全者，剂量减半。

【操作要点】

1. 本品静脉注射速度宜缓，于1～2分钟内注射完毕，快速给药易出现躁动不安，随即进入昏睡状态。

2. 本品遇光变成黄色或黄棕色后毒性增高，故用药前应仔细检查。

3. 用于糖尿病性胃排空功能障碍患儿，于症状出现前30分钟或于餐前及睡前服用。

【不良反应】

1. 较常见昏睡、烦躁不安、倦怠无力，少见严重口渴、恶心、便秘、腹泻、睡眠障碍、眩晕、头痛、乳腺肿痛及皮疹等，静脉注射给药可引起直立性低血压。

2. 大剂量或长期应用可能导致锥体外系反应，出现帕金森综合征。

3. 药物过量可致深昏睡状态、神志不清及锥体外系症状。

【应急措施】

1. 药物过量时，可出现深昏睡状态、神志不清、颈部及背部肌肉痉挛、双手颤抖等摆动等，可给予抗胆碱药物（如苯海索）、治疗帕金森综合征药物或抗组胺药（如苯海拉明）。

2. 患儿出现直立性低血压时，立即通知医生，同时注意保护患儿安全。

【用药宣教】

1. 告知家长，同时服用西咪替丁时，两药的给药间隔时间至少要 1 小时。

2. 告知家长，如患儿为糖尿病性胃排空功能障碍，于症状出现前 30 分钟或于餐前及睡前服用。

3. 告知家长本品变成黄色或黄棕色后，毒性增高，禁止服用。

【规格】①注射液：1ml：10mg。②片剂：5mg。

【贮藏】遮光，密封保存。

# 第八节 促胃肠动力药

## 多潘立酮

### Domperidone

【适应证】

1. 由胃排空延缓、胃食管反流、食管炎引起的消化不良，如上腹部胀闷感、腹胀、上腹疼痛；嗳气、肠胃胀气；恶心、呕吐；口中带有或不带有反流胃内容物的胃烧灼感。

2. 功能性、器质性、感染性、饮食性、放射性治疗或化疗所引起的恶心、呕吐。使用多巴胺受体激动剂（如左旋多巴、溴隐亭等）治疗帕金森综合征所引起的恶心和呕吐，为本品的特效适应证。

【用法用量】口服，儿童，每次 300μg/kg，每日 3~4 次。

【操作要点】

1. 本品应在饭前 15~30 分钟服药。

2. 消化道出血、胃肠道穿孔患者禁用本品。

3. 本品不宜与抗酸药物同时服用。

【不良反应】

1. 偶见过敏反应、头晕、头痛、嗜睡、口干、便秘、腹泻、一过性皮疹、瘙痒、Q－T间期延长及扭转型室性心动过速，罕见锥体外系症状、惊厥、兴奋及嗜睡等。

2. 药物过量可导致心律失常、嗜睡、锥体外系反应及低血压等，通常在24小时内消失。

（本品无特定的解救药。一旦药物过量，洗胃及给予活性炭可能会有帮助，建议进行严密的临床监护及支持疗法。抗胆碱药物或抗帕金森症的药物可能对控制锥体外系反应有帮助。）

【用药宣教】

1. 告知家长，本品应于饭前15～30分钟服用，避免吸收延迟。

2. 告知家长抗酸药、胃酸分泌抑制剂不宜与本品同时服用，前两类药应于饭后服用。

【规格】①片剂：10mg，②混悬液：1ml：1mg。

【贮藏】遮光，密闭保存。

# 第九节　微生态药物

## Live Combined Bifidobacterium, Lactobacillus and Enterococcus

【适应证】用于治疗肠道菌群失调症，轻、中型急性腹泻、慢性腹泻、腹胀及便秘等。

【用法用量】口服，每次0.42～0.63g，每日2～3次，餐后服用。

【操作要点】本品不可与药用炭、鞣酸、铋剂等合用。

【用药宣教】

1. 告知家长，本品为活菌制剂，切勿置于高温处，溶解时水温不宜超过40℃。

2. 因抗菌药物可抑制活菌的生长繁殖，故本品避免与抗菌药物同服。

【规格】①散剂：1g，2g。②胶囊剂：0.21g。

【贮藏】2～8℃避光保存。

# 地衣芽孢杆菌活菌制剂

## Live Bacillus Licheniformis Preparation

【适应证】本品主要用于细菌或真菌引起的急、慢性肠炎、腹泻。也可用于其他原因（如长期服用广谱抗生素）引起的肠道菌群失调的防治。

【用法用量】口服，每次 0.25g，每日 3 次，首次加倍。婴儿服用时可打开胶囊，将药粉加入少量温开水或奶液混合后服用。

【操作要点】

1. 饭后半小时冷、温水服用。

2. 与抗菌药分开给药。

3. 本品不宜与铋剂、鞣酸、药用炭、酊剂等药物合用。

4. 对本品过敏者禁用。

【不良反应】推荐剂量未见明显不良反应，超剂量服用可见便秘。

【应急措施】

1. 如发生过敏性休克，须立即抢救，保持气道畅通、吸氧及用肾上腺素、糖皮质激素等治疗。

2. 一旦出现便秘，可以给予清洁灌肠。

【用药宣教】

1. 告知家长，抗菌药与本品合用可减弱其疗效，必须服用时应 2 小时后服用。

2. 告知家长，铋剂、鞣酸、药用炭、酊剂等能抑制、吸附或杀灭活菌，不应合用。

【规格】胶囊：0.25g（含活菌数 2.5 亿）。

【贮藏】避光干燥处保存。

# 第十节　肝病辅助治疗药物

## 联苯双酯
### Bifendate

【适应证】临床用于慢性迁延性肝炎伴 ALT 升高者，也可用于化学毒物、药物引起的 ALT 升高。

【用法用量】口服，按 0.5mg/kg 给药，连服 3～6 个月。

【操作要点】片剂与滴丸剂量相差很大，给药时应注意。

【不良反应】个别病例可出现口干、轻度恶心，偶有皮疹。

【应急措施】

1. 出现皮疹，可加用抗变态反应药物后即可消失。

2. 服药过程中出现黄疸及病情恶化，应停药。

【用药宣教】告知家长本品停药后偶有反跳现象，但再用本品仍然有效。

【规格】①滴丸：1.5mg。②片剂：25mg，50mg。

【贮藏】避光、密封保存。

## 葡醛内酯
### Glucurolactone

【适应证】主要用于急慢性病毒性肝炎、肝硬化、食物和药物中毒以及关节炎等。

【用法用量】口服，5 岁以下小儿每次 50mg，5 岁以上儿童每次 100mg，每日 3 次。

【操作要点】

1. 用药期间严密观察用药效果及不良反应。

2. 按时准确遵医嘱给患儿服药，要做到看服到口。

【不良反应】偶有面红及轻度胃肠不适，减量或停药后即消失。

【应急措施】如服用过量或出现严重不良反应，应立即通知医生。

【用药宣教】告知家长本品可能出现的不良反应，一旦出现及时通知医护人员。

【规格】 ① 片剂：0.05g，0.1g。② 注射剂（粉）：0.133g，0.266g。

【贮藏】避光，密封存于阴凉干燥处。

# 第八章　泌尿系统用药

儿童泌尿系统常见遗尿症、尿崩症，一些水肿性疾病需要使用利尿药或脱水药，一并在本章介绍。

利尿药是一类促进体内水分和电解质排出，从而增加尿量以达到体液平衡的药物。利尿主要通过影响肾小球的滤过、肾小管的再吸收和分泌而完成其增加排出的任务。

使用利尿药应采用间歇方式，避免长期续用。对必须继续用药者，应采取联合方式，合用排钾的和保钾的利尿药，合用排氯的和保氯的利尿药，合用排钠药和脱水药。

尿崩症是由于下丘脑－神经垂体病变引起抗利尿激素不同程度的缺乏，或由于多种病变引起肾脏对抗利尿激素敏感性缺陷，导致肾小管重吸收水的功能障碍的一组临床综合征。前者为中枢性尿崩症，后者为肾性尿崩症，其临床特点为多尿、烦渴。

一般情况下，孩子在 3~4 岁开始控制排尿，如果 5~6 岁以后还经常性尿床，如每周 2 次以上并持续达 6 个月，就是遗尿症，需要进行治疗。

## 第一节　利尿药

### 呋塞米
### Furosemide

【适应证】

1. 用于治疗心性水肿，肾性水肿、肝硬化腹水、功能障碍或血管障碍所引起的周围性水肿，并可促使上部尿道结石的排出。

2. 尤用于急需消除水肿的紧急情况如急性肺水肿，脑水肿和高血压危象等。

3. 当药物中毒时，使用本品可以加速毒物的排泄。

【用法用量】

1. 口服　起始剂量按体重为 2mg/kg，必要时每 4~6 小时追加 1~2mg/kg。新生儿应延长用药间隔。

2. 静脉注射　起始剂量为 1mg/kg，必要时每 2 小时追加 1mg/kg。一日最大剂量可达 6mg/kg。

【操作要点】

1. 用药期间注意监测尿量、血钾浓度。

2. 宜静脉给药、不建议肌内注射。常规剂量静脉注射应超过 1~2 分钟，大剂量静脉注射时每分钟不超过 4mg。

3. 静脉注射时宜用氯化钠注射液稀释，而不宜用葡萄糖注射液稀释。

4. 如每日用药一次，应早晨服药，以免夜间排尿次数增多。

5. 不宜与氨基糖苷类抗生素配伍应用。

【不良反应】

1. 主要不良反应有电解质失调，常见低钾、低钠和低氯性碱中毒。

2. 可能出现轻微恶心、腹泻、药疹、瘙痒、视物模糊等不良反应。

3. 有时可发生直立性头晕、乏力、疲倦、肌肉痉挛、口渴，少数病例有白细胞减少，偶见肝损害、血小板减少、粒细胞减少，肝炎患儿易产生肝性脑病、多形性红斑。

4. 长期服用可引起高尿酸血症、胃肠道障碍、过敏反应、血糖升高、胃及十二指肠溃疡。

5. 药物过量可引起心脏骤停。

6. 耳毒性，长期大量静脉注射可引起眩晕、耳鸣、听力减退或永久性耳聋。

【应急措施】

1. 发生低血压症状时，通知医生给予对症处理。

2. 出现低血钾症状时，给予补钾治疗。

3. 一旦发生不良反应，立即通知医生，监测生命体征，遵医嘱对症处理。

4. 一旦发生心脏骤停，必须就地抢救，给予心肺复苏等治疗措施。

【用药宣教】

1. 告知家长可能出现轻微恶心、腹泻，不可擅自调整剂量。注意观察尿量及体重变化。

2. 告知家长用药期间给患儿增加高钾食物的摄入，如橘子、香蕉、苹果等。

【规格】①片剂：20mg。②注射剂：2ml：20mg。

【贮藏】避光、密封保存。

## 布美他尼
### Bumetanide

【适应证】

1. 用于各种难治性持久的水肿及急性肺水肿，特别用于急慢性肾功能衰竭者。

2. 在某些肾脏病患儿用大剂量呋塞米无效时，本品可能有效。

3. 还可用于肝硬化腹水、高血压。

【用法用量】

1. 口服 >6 个月龄，每次 0.01～0.02mg/kg，每日 1 次，必要时 4～6 小时 1 次。

2. 肌内注射、静脉注射或静脉滴注 用量用法同口服。

【操作要点】使用过程中要监测出入量及电解质情况。

【不良反应】

1. 常见的不良反应为大剂量或长时间用药后引起的水和电解质失调。

2. 强大的利尿作用增加近曲小管对钙的重吸收，可使血钙升高。

3. 其他还有恶心、眩晕、呕吐、腹部不适、皮疹、肌肉痉挛、男子乳腺发育、白细胞减少、血小板减少、血糖和尿酸浓度升高。

4. 本品可能引起肌痛，尤其在使用大剂量时。

【应急措施】一旦出现严重不良反应，立即通知医生，对症治疗。

【用药宣教】参见"呋塞米"。

【规格】①片剂：1mg。②注射剂（粉）：0.5mg。③注射剂：2ml：0.5mg，2ml：1mg。

【贮藏】避光、密封保存。

## 氢氯噻嗪

### Hydrochlorothiazide

【适应证】

1. 用于各类型水肿，对心性水肿如充血性心力衰竭引起的水肿也很有效。

2. 用于降低血压。

3. 用于缓解尿崩症。

【用法用量】口服，每日按 $1 \sim 2mg/kg$ 或按体表面积 $30 \sim 60mg/m^2$ 给药，分 $1 \sim 2$ 次服用，并按疗效调整剂量。小于 6 个月的婴儿剂量可达每日 $3mg/kg$。

【操作要点】用药期间监测摄入、排出量，观察电解质水平，特别是血钾浓度，预防低钾血症。

【不良反应】

1. 长期服用可引起电解质紊乱，如低钾血症、低钠血症和低氯血症，有时出现低镁血症。

2. 本品可诱发或加重痛风发作。因本品竞争性地干扰尿酸排出，升高血中尿酸浓度，引起高尿酸血症。

3. 少数病例服药后可能产生胃肠道症状，如口干、恶心、呕吐、便秘、腹泻、气胀。

4. 偶有血小板减少性紫癜、黄疸、结晶尿、急性胰腺炎及粒细胞缺乏。

5. 还可能出现乏力、昏睡、嗜睡、不安、肌痛和痛性痉挛、癫痫发作、少尿、低血压。

6. 其他还会引起头痛、头晕、直立性低血压、感觉异常、阳痿和黄视。

7. 过敏反应包括皮疹、发热、肺炎、肺水肿和光敏反应。

8. 胆汁淤积性黄疸、胰腺炎、血小板减少或其他血液病也会发生，如粒细胞减少、白细胞减少、再生障碍性或溶血性贫血。

【应急措施】 若出现氢氯噻嗪中毒时，立即进行催吐、洗胃、补钾，根据测定的血钾值适当静滴补钾；适当补充液体，纠正水和电解质紊乱。

【用药宣教】

1. 告知家长当患儿出现四肢无力、恶心、呕吐、腹胀等表现，可能出现低血钾或低血钠，应立即通知医护人员。

2. 告知家长用药期间给患儿增加高钾食物的摄入，如橘子、香蕉、苹果等。

【规格】 片剂：10mg，25mg。

【贮藏】 密封保存。

## 螺内酯

### Spironolactone

【适应证】

1. 主要用于治疗与醛固酮升高有关的难治性水肿，如肝硬化腹水、难治的心性水肿和肾性水肿。

2. 近几年国内外临床用药资料显示，由于具有抗醛固酮受体作用，故可发挥治疗充血性心力衰竭的作用。

3. 用于原发性醛固酮增多症。

【用法用量】 口服，小儿每日 2mg/kg，每日 3～4 次。用药 5天后酌情调整剂量。

【操作要点】 用药期间密切观察患儿尿量变化及电解质水平，尤其是出现心率减慢、心律失常时，要警惕高钾血症。

【不良反应】

1. 可引起头痛、嗜睡、精神错乱、月经失调、运动失调、皮疹、乳汁分泌过多、低钠血症、高钾血症、胃肠道功能紊乱等。

2. 长期大量应用后，可出现男子乳腺发育；女子可出现多毛症等。停药后均可消失。

【应急措施】一旦出现高钾血症表现，立即通知医生，如发生心脏骤停立即给予心肺复苏。

【用药宣教】

1. 告知家长用药期间少给患儿食用高钾食物。

2. 告知家长注意观察患儿尿量、听力变化，如有异常立即通知医护人员。

【规格】①片剂：20mg。②胶囊剂：20mg。

【贮藏】密封保存。

## 氨苯蝶啶

### Triamterene

【适应证】临床用于治疗心、肝及肾性水肿、腹水，轻、中度高血压，遗传性假性或原发性醛固酮增多症。本品尤用于噻嗪类或螺内酯治疗无效的患儿。本品有排除尿酸的作用，故可用于治疗痛风。

【用法用量】口服，开始每日按体重 $2 \sim 4mg/kg$ 或按体表面积 $120mg/m^2$，分 2 次服，每日或隔日疗法。以后酌情调整剂量。最大剂量不超过每日 $6mg/kg$ 或 $300mg/m^2$。

【操作要点】参见"螺内酯"。

【不良反应】

1. 一般有恶心、呕吐、腹泻、低血压、头痛、口干、皮疹、BUN 水平升高、电解质紊乱、高钾血症及酸中毒。

2. 偶可发生光敏和过敏反应。罕见巨细胞性贫血及血小板减少。

【应急措施】参见"螺内酯"

【用药宣教】

1. 告知家长服用本品后，尿常显淡蓝色荧光。

2. 告知家长应用本品后宜逐渐停药，防止反跳性钾丢失。

3. 告知家长用药期间，减少患儿高钾食物的摄入。

【规格】片剂：50mg。

【贮藏】避光、密封保存。

# 第二节  脱水药

## 甘露醇
### Mannitol

【适应证】临床用于治疗脑水肿，大面积烧伤引起的水肿，伴有低钠血症的难治性水肿及青光眼。可预防和治疗急性肾衰竭和脱水。可作为青光眼的术前准备，增加毒素和药物的排泄。

【用法用量】静脉滴注。

1. 利尿  每次 $1 \sim 2g/kg$ 或每次 $30 \sim 60g/m^2$，以 $15\% \sim 20\%$ 溶液 $2 \sim 6$ 小时内滴入。

2. 治疗脑水肿、颅内高压和青光眼  每次 $1 \sim 2g/kg$ 或每次 $30 \sim 60g/m^2$，以 $15\% \sim 20\%$ 溶液于 $30 \sim 60$ 分钟滴入，患儿衰弱时剂量减至每次 $0.5g/kg$。

3. 鉴别肾前性少尿和肾性少尿  每次 $0.2g/kg$ 或每 $6g/m^2$，以 $15\% \sim 25\%$ 溶液 $3 \sim 5$ 分钟内滴入，如用药后 $2 \sim 3$ 小时尿量无明显增多，可再用 1 次，如仍无反应则不再使用。

4. 治疗药物、毒物中毒  每次 $2g/kg$ 或每次 $60g/m^2$，以 $5\% \sim 10\%$ 溶液滴注。并根据尿量调整剂量。

【操作要点】

1. 滴注过快可有视物模糊、头痛、眩晕、畏寒、注射部位疼痛等，速度不宜过快。严密观察患儿生命体征变化。

2. 常有结晶析出，可用 80℃ 左右温水溶解。

3. 如长时间应用宜使用中心静脉输入，应用精密过滤输液器。

4. 严密观察出入量情况，每小时记录一次尿量。

【不良反应】

1. 常见的不良反应为水和电解质失调。

2. 尚可出现过敏反应如喷嚏、咽喉水肿、呼吸困难、荨麻疹、紫癜及意识丧失。

3. 静脉滴注可出现恶心、呕吐、头痛、眩晕、寒战、发热、心动过速、胸痛、低钠血症、尿潴留、脱水、视物模糊、惊厥、肺水肿、低血压或高血压等。

4. 大剂量久用可引起肾小管损害及血尿。

【应急措施】

1. 药物过量时，应尽早洗胃，给予支持，对症处理，并密切随访血压、电解质和肾功能。

2. 药物发生外渗时，按患儿发生药液外渗时的应急程序处理。

【用药宣教】

1. 告知家长本品的不良反应，不得擅自调节滴速。

2. 告知家长本品如使用外周静脉输入，一旦渗出会引起组织坏死，建议置入中心静脉导管。

【规格】注射剂：250ml：50g。

【贮藏】密闭保存。

# 甘油果糖

## Glycerosteril fructose

【适应证】主要用于脑梗死、脑外伤、脑出血、蛛网膜下腔出血、颅内肿瘤、脑外伤术后颅内降压，也用于各种情况的降眼压。

【用法用量】静脉滴注，每次 5~10ml/kg，每日 1~2 次，连续滴注 1~2 周。

【操作要点】参见"甘露醇"。

【不良反应】偶有瘙痒、皮疹、头痛、恶心、口渴，罕见疲劳感、溶血及肾脏损害。

【应急措施】过敏反应主要表现为：皮疹甚至呼吸困难。一旦发生过敏性休克，必须就地抢救，予以保持气道畅通、吸氧及用肾上腺素、糖皮质激素等治疗措施。

【用药宣教】

1. 告知家长本品含氯化钠 0.9%，用药时须注意患儿食盐摄入量。

2. 告知家长不得擅自调节滴速。

【规格】注射剂：250ml，500ml。本品每 1ml 含甘油 100mg、果糖 50mg、氯化钠 9mg。

【贮藏】在凉暗处保存。

# 第三节　尿崩症治疗药

## 去氨加压素
### Desmopressin

【适应证】

1. 中枢性尿崩症及颅外伤或手术所致的暂时性尿崩症用本品后可减少尿排出，增加尿渗透性，减低血浆渗透压，减少尿频和夜尿。本品一般对肾原性尿崩症无效。

2. 治疗 5 岁以上患有夜间遗尿症的患儿。

【用法用量】

1. 中枢性尿崩症口服每次 0.01～0.1mg，每日 3 次。

2. 夜间遗尿口服，睡前服 0.2mg，疗效不明显可增至 0.4mg，连续 3 个月，停药至少 1 周后可重复；鼻腔给药，10～20μg/d，分 1～3 次服用；静脉注射，＜1 岁每次 0.2～0.4μg，＞1 岁每次 0.4～1μg，每日 1～2 次。

【操作要点】

1. 用药期间需要监测患儿的尿量、渗透压和体重，对有些病例还需测血浆渗透压。

2. 鼻腔用药后，鼻黏膜若出现瘢、水肿或其他病变时，应停用鼻腔给药法。

3. 与铁剂合用，两药须间隔 2 小时。

4. 在治疗遗尿症时，用药前 1 小时至用药后 8 小时内需限制饮水量。当用于诊断检查时，用药前 1 小时至用药后 8 小时内饮水量不得超过 500ml。

【不良反应】

1. 少部分患儿出现头痛、恶心、胃痛、变态反应、水潴留及低钠血症。

2. 高剂量时可引起短暂的血压降低、反射性心率加快及面部潮红、眩晕、疲乏等。

3. 注射给药时，可致注射部位疼痛、肿胀。

【应急措施】药物过量会引起头痛、恶心、水潴留、低钠血症、少尿、惊厥及肺水肿。一旦用药过量，可洗胃或口服活性炭，限制液体，检查电解质状况，如需要可服用呋塞米或补充钠制剂。可根据症状采取对症治疗。

【药物宣教】

1. 告知家长，治疗期间患儿需限制饮水。

2. 告知家长，患儿鼻腔用药后，鼻黏膜若出现瘢痕、水肿或其他病变时，应停用鼻腔给药法。

3. 告知家长，1 岁以下婴儿必须在医院监护下行肾浓缩功能试验。

4. 告知家长，本品与铁剂须间隔 2 小时使用。

5. 告知家长，在大剂量用药后患儿有明显头痛、恶心和轻度腹部痉挛，减少剂量，症状会逐步消失。

【规格】①片剂：0.1mg，0.2mg。②注射剂：1ml：41μg。③鼻喷雾剂：2.5ml：0.1mg（10μg/喷）。④滴鼻剂：2.5ml：0.25mg。

【贮藏】遮光，密封，2~8℃保存。

## 垂体后叶素

### Powdered pituitary

【药物特点】本品系用猪脑垂体后叶经提取、精制干燥而成，主要成分为抗利尿素，具有加压和抗利尿的作用。

【适应证】用于治疗尿崩症。

【用法用量】鼻腔吸入，5~10 岁，每次 10~20mg；10~12 岁，每次 15~30mg，6~8 小时 1 次。

【操作要点】鼻吸入的方法是用特制小匙（每匙装量约为 30~40mg）取出本品上述剂量，倒在干净的纸上，卷成筒状，用左手压住一侧鼻孔，用右手将纸卷插在另一鼻孔内，抬头轻轻将药粉吸入鼻腔。其作用时间为 6~8 小时，作用消失后再继续吸入。吸入时应注意避免打喷嚏，不要吸入过猛、过多、过深。

【不良反应】本品为吸入剂，吸入过深，可引起咽喉发紧、气短、气闷、胸痛等。吸入过多，可致腹胀痛。尚可引起变应性鼻炎、气喘、肺泡炎、喷嚏、鼻痒、流涕及咳嗽等。

【应急措施】出现中毒症状后立即停止用药，并促进排泄。

1. 对心悸、胸闷或血压明显升高者，应立即给氧，给予亚硝酸异戊酯或硝酸甘油舌下含化，或加用硝酸甘油和酚妥拉明静脉滴注。

2. 有过敏反应者，可用肾上腺皮质激素抗过敏。

3. 发生支气管痉挛呼吸困难时，可用氨茶碱、喘定及特布他林气雾剂等。过敏性休克者，应用肾上腺素。

4. 低钠血症或水中毒时，给予脱水剂或利尿剂，注意维持水、电解质平衡。

5. 对胃肠道症状明显者，可用山莨菪碱对抗。

【用药宣教】

1. 告知家长吸入粉针剂量应注意避免喷嚏。不应吸入过猛、过多、过深，否则会引起咽喉发紧、气短、气闷、胸痛、咳嗽，甚至腹胀痛等。

2. 告知家长，患儿使用本品后可有腹痛、水中毒等，其剂量多少须严格遵医嘱。

【规格】粉剂：1g。

【贮藏】避光，密闭在凉暗处保存。

# 第四节　遗尿症治疗药

## 奥昔布宁
### Oxvbutynin

【适应证】用于缓解膀胱功能障碍（无抑制性和反流性神经源性）所致的尿急、尿频、尿失禁、夜尿和遗尿等症状。

【用法用量】普通制剂，每次5mg，每日2~3次，口服。最大剂量为每次5mg，每日4次。缓释片，建议初始剂量为每次 5mg，每日 1 次，口服，再根据疗效和耐受性逐渐增加剂量，每次增加 5mg，一般每隔 1 周增量 1 次。最大剂量为每日 30mg。

【操作要点】

1. 5 岁以下儿童不宜使用。

2. 本品缓释片超剂量使用期间，应考虑其持续释放的药理特征，需监测患儿至少 24 小时。

3. 本品缓释片需随液体吞服，不能嚼碎或压碎，但可沿中分线掰开半片服用。

【不良反应】可出现口干、皮肤潮红等抗胆碱类药的不良反应，但程度较轻。

【应急措施】过量服用可导致中毒，主要为抗毒蕈碱样作用，表现为嗜睡、幻觉、瞳孔散大、尿潴留及异位性室性心律。如出现中毒表现，应立即停药，并进行对症和支持治疗，可能需服用活性炭和泻药。

【用药宣教】

1. 告知家长本品慎与不易变形的固体食物同服。

2. 告知家长高温环境下服用本品易引起中暑。

【规格】①片剂：5mg。②缓释片：10mg。③胶囊剂：5mg。

【贮藏】遮光、密闭，在阴凉干燥处保存。

# 丙米嗪

## Imipramine

【适应证】

1. 适用于各种类型的抑郁症以及恐怖性焦虑障碍和强迫性障碍。

2. 用于治疗小儿遗尿。

3. 用于缓解多种慢性神经痛（如糖尿病性神经病变、肌肉骨骼痛、偏头痛和紧张型头痛）。

【用法用量】口服，儿童遗尿症，>5 岁以上，每次 12.5～25mg，睡前 1 小时服。如在 1 周内未获满意效果，12 岁以下每日可增至 50mg，12 岁以上每日可增至 75mg。每日量超过 75mg 并不能提高治疗尿崩症的效果，治愈后逐渐减量，遗尿的复发率较骤然停药低。

【操作要点】

1. 用药前后及用药时应当检查或监测白细胞计数、血压、心脏功能、肝肾功能。

2. 本品不宜与升压药合用。

【不良反应】

1. 可出现口干、便秘、视力模糊，偶见尿潴留、肠麻痹。

2. 中枢神经可见头昏、眩晕、失眠、震颤、精神错乱等。大剂量尚可引起癫痫样发作，诱发躁狂状态。

3. 可发生过敏性皮疹，偶见黄疸及粒细胞减少。

【应急措施】

1. 一旦发生严重不良反应，应立即停药，通知医生及时救治。

2. 药物过量　洗胃、催吐，以排除毒物，并依病情进行相应对症治疗及支持疗法。

【用药宣教】告知家长，本品宜在饭后服药，以减少胃部刺激。

【规格】片剂：12.5mg，25mg。

【贮藏】遮光，密封保存。

# 第九章　血液系统用药

血液在体内主要起运输物质的作用，不仅运输氧气、营养物质及组织代谢产物，为机体进行新陈代谢所必需，而且还要运输各种内分泌激素，为机体提供各种功能的调节物质。全身药物也要通过血液运输才能发挥预期的作用。血液中各种成分的质与量发生变化时可引起很多疾病，而可用于治疗各种血液病的药物更是种类繁多。本章将主要讨论抗贫血药、升白细胞药、促凝血和止血药、抗血小板药、抗凝药和血容量扩充剂。

## 第一节　抗贫血药

### 维生素 $B_{12}$
### Vitamin $B_{12}$

【适应证】用于巨幼细胞性贫血，也可用于神经炎的辅助治疗。

【用法用量】肌内注射，每次 $25 \sim 100\mu g$，每日或隔日 1 次。避免同一部位反复给药。

【操作要点】

1. 本品不能与大剂量维生素 C 同时合用，应间隔 2~3 小时。

2. 本品不可静脉给药，肌内注射应避免同一部位反复给药。

3. 本品与葡萄糖溶液、氨基水杨酸等配伍禁忌。

【不良反应】偶可引起皮疹、瘙痒、腹泻及过敏性哮喘，但发生率低，极个别有过敏性休克。

【应急措施】一旦发生过敏性休克，必须就地抢救，予以保持气道畅通、吸氧及使用肾上腺素、糖皮质激素等治疗措。

【用药宣教】

1. 告知家长本品应用的不良反应，如发现异常及时通知医生。

2. 告知家长本品采用肌内注射给药法，需要配合固定好患儿，以免引起针头折断现象。

【规格】注射剂：1ml：0.25mg，1ml：0.5mg，1ml：1mg。

【贮藏】避光、密封保存。

## 叶酸
### Folic Acid

【适应证】

1. 用于各种原因引起的叶酸缺乏及叶酸缺乏所致的巨幼红细胞贫血。

2. 用于慢性溶血性贫血所致的叶酸缺乏。

【用法用量】

1. 预防用　口服，每次 0.4mg，每日 1 次。

2. 治疗用　口服，每次 5mg，每日 3 次。

【操作要点】

1. 口服片剂出现恶心、呕吐症状，或手术后禁食的患儿可肌内注射本品。

2. 静脉注射较易致不良反应，故不宜采用；肌内注射时，不宜与维生素 $B_1$、维生素 $B_2$、维生素 C 同管注射。

3. 恶性贫血及疑有维生素 $B_{12}$ 缺乏的患儿，不单独用叶酸，因这样会加重维生素 $B_{12}$ 的负担和神经系统症状。

【不良反应】不良反应较少，罕见过敏反应。长期用药可出现畏食、恶心、腹胀等胃肠道症状。大量服用本品时，可使尿液呈黄色。

【应急措施】

1. 患儿一旦发生严重不良反应，应立即停药，通知医生及时救治。

2. 一旦发生过敏性休克，必须就地抢救，予以保持气道畅通、吸氧及用肾上腺素、糖皮质激素等治疗措施。

【用药宣教】

1. 告知家长用药目的及主要不良反应。

2. 告知家长本品宜与维生素 C 合用，服用本品期间多给患儿食用新鲜蔬菜、水果等富含维生素 C 的食物。

【规格】①片剂：0.4mg，5mg。②注射剂：1ml：15mg。

【贮藏】避光，密闭保存。

# 琥珀酸亚铁
## Ferrous Succinate

【适应证】用于缺铁性贫血的治疗和预防。

【用法用量】

1. 用于预防　口服，儿童每日 0.05g。

2. 用于治疗　口服，儿童每日 0.1～0.3g，分次口服。

【操作要点】

1. 与维生素 C 合用有助于本品的吸收。

2. 与磷酸盐、四环素类及鞣酸等同服，可妨碍铁的吸收。

3. 可减少左旋多巴、卡比多吧、甲基多巴及喹诺酮类的吸收。

4. 小儿单次口服 1000mg 以上铁剂，可引起急性中毒；2000mg 以上可致死亡。

【不良反应】

1. 可见胃肠道不良反应，如恶心、呕吐、上腹疼痛、便秘。

2. 本品可减少肠蠕动，引起便秘，并排黑便。

【应急措施】患儿一旦发生严重不良反应，应立即停药，通知医生及时救治。

【用药宣教】

1. 告知家长本品宜在饭后或饭时服用，以减轻胃部刺激。

2. 告知家长服用本品期间大便变深绿或黑色，为正常现象，不必惊慌。

3. 告知家长宜给患儿多食用绿叶蔬菜、动物肝脏等含铁高的食物，烹饪时间不要超过 15 分钟。

4. 告知家长铁剂存放应远离患儿，以免误服。

【规格】 片剂：0.1g。

【贮藏】 避光，密闭，在干燥处保存。

# 硫酸亚铁

## Ferrous Sulfate

【适应证】 用于各种原因引起的慢性失血，营养不良，儿童发育期等引起的缺铁性贫血。

【用法用量】

1. 治疗用　口服每日 $3 \sim 6mg$（元素铁）/kg，分 $1 \sim 2$ 次。

2. 预防用　每日 $1 \sim 2mg$（元素铁）/kg，1 次给药。

【操作要点】

1. 与维生素 C 合用有助于本品的吸收，但易致胃肠道反应。

2. 与稀盐酸合用有助于本品吸收。

3. 与西咪替丁、去铁胺、二巯丙醇、胰酶、胰脂酶、抑酸药（碳酸氢钠）、磷酸盐及含鞣酸（茶）药物合用影响本品吸收。

【不良反应】

1. 可见胃肠道不良反应，如恶心、呕吐、上腹疼痛、便秘。

2. 本品可减少肠蠕动，引起便秘，并排黑便。

【应急措施】 发现服用铁剂过量中毒时，立即催吐，洗胃应在服药后 1 小时内进行，洗胃用 1% 碳酸氢钠溶液，应用特效解毒药，同时采用抗休克治疗。

【用药宣教】

1. 告知患儿家长，口服铁剂对胃肠黏膜有刺激作用，饭后服用可减轻胃肠道反应。

2. 应预先告知患儿家长，口服铁剂易使大便呈黑色，勿惊慌。

3. 告知患儿家长，勿将高钙食品（如豆腐）、高磷酸盐食品（如牛奶）与铁剂配伍，以免发生沉淀而不利于吸收。

4. 告知家长宜给患儿多食用绿叶蔬菜、动物肝脏等含铁高的食物，烹饪时间不要超过 15 分钟。

5. 告知家长铁剂存放应远离患儿，以免误服。

【规格】片剂：0.3g。

【贮藏】遮光，密闭保存。

## 蔗糖铁

### Iron Sucrose

【适应证】用于口服铁剂效果不好而需要静脉铁剂治疗的患儿。

【用法用量】静脉滴注，根据血红蛋白水平每周用药 2～3次，每次 0.15ml/kg（Fe = 3mg/kg）。1ml 本品最多只能稀释到 20ml 0.9% 氯化钠注射液中，5ml 本品最多稀释到 100ml 0.9% 氯化钠注射液中，而 25ml 本品最多稀释到 500ml 0.9% 氯化钠注射液中。

【操作要点】

1. 本品只能与 0.9% 氯化钠注射液混合使用，不能与其他的治疗药品混合使用。

2. 本品打开后应立即使用；如果在日光中在 4～25℃ 的温度下贮存，0.9% 氯化钠注射液稀释后的本品应在 12 小时内使用。

3. 静脉注射后，应伸展患儿的胳膊。

4. 药液的滴注速度应为 100mg 铁至少滴注 15 分钟；200mg 至少滴注 30 分钟；300mg 至少滴注 1.5 小时；400mg 至少滴注 2.5 小时；500mg 至少滴注 3.5 小时。

【不良反应】

1. 可见恶心、呕吐、胃部或腹部不适或疼痛。

2. 可减少肠蠕动引起便秘并排黑便。

【应急措施】患儿一旦发生严重不良反应，应立即停药，通知医生及时救治。

【用药宣教】

1. 告知家长本品注射速度太快，会引发低血压，不得擅自调节滴速。

2. 告知家长如正在使用其他药品，使用本品前请咨询医生。

3. 告知家长使用本品过程中会排黑便，属正常现象，不必紧张。

【规格】注射剂：5ml：100mg（以 Fe 计）。

【贮藏】密闭，遮光，室温（10～30℃）保存。

# 第二节　升白细胞药

## 肌苷

### Inosine

【适应证】

1. 用于治疗白细胞减少、血小板减少。

2. 治疗急性和慢性肝炎、肝硬化、肝性脑病。

3. 用于冠心病、心肌梗死、风湿性心脏病、肺源性心脏病的辅助用药。

4. 用于预防及减轻血吸虫病防治药物所引起的心脏和肝脏的毒性反应。

【用法用量】

1. 口服　每次 0.1～0.2g，每日 3 次。

2. 静脉注射或静脉滴注　每次 0.1～0.2g，每日 1～2 次。

【操作要点】

1. 本品可与葡萄糖溶液、氨基酸溶液、0.9% 氯化钠注射液混合输入。

2. 不能与氯霉素、双嘧达莫、硫喷妥钠等注射液配伍。

【不良反应】口服可引起轻度腹泻，静脉注射偶有恶心、颜面潮红。

【用药宣教】本品口服时可引起轻度腹泻，是正常现象，告知家长不必紧张。

【规格】①片剂：0.1g，0.2g。②注射剂：2ml：0.05g，2ml：0.1g，2ml：0.2g。③口服液：10ml：0.2g，20ml：0.2g。④大容量注射剂：100ml 含肌苷 0.2g 与氯化钠 0.9g；100ml 含肌苷 0.65g 与氯化钠 0.9g，100ml 含肌苷 0.6g 与氯化钠 0.9g。⑤注射剂（粉）：0.4g，0.5g。

【贮藏】密封、遮光保存。

# 重组人粒细胞集落刺激因子

Recombinant Human Granulocyte Colony – stimulating Factor

【适应证】

1. 用于骨髓移植时促进中性粒细胞数的增加。

2. 用于预防抗肿瘤化疗药物引起的中性粒细胞减少症及缩短中性粒细胞减少症的持续期间。

3. 用于骨髓增生异常综合征的中性粒细胞减少症。

4. 用于再生障碍性贫血的中性粒细胞减少症。

5. 用于先天性及原发性中性粒细胞减少症。

6. 用于免疫抑制治疗（肾移植）继发的中性粒细胞减少症。

【用法用量】

1. 用作抗肿瘤的辅助用药，可在最后一次抗肿瘤药物应用后 2 小时开始给予 $5\mu g/(kg \cdot d)$，可 1 次皮下注射，也可经 15～30 分钟静脉滴注，直至中性粒细胞恢复正常，再给药 14 天或更长。

2. 骨髓移植后，通常于移植后第 2～5 天给药，开始给予 $10\mu g/(kg \cdot d)$，于 30 分钟或 4 小时内进行输注，根据临床效应调整用量。

3. 周围血祖细胞动员，可皮下注射 $10\mu g/(kg \cdot d)$，也可以静脉滴注；如果在骨髓抑制性化疗后给药，皮下注射剂量应减半。

4. 先天性中性粒细胞减少，开始可给予 $5\mu g/(kg \cdot d)$，对特发性或周期性中性粒细胞减少，一般开始给予 $5\mu g/(kg \cdot d)$。以上用量采用 1 次或分次皮下注射，根据病情确定。

【操作要点】

1. 本品的使用对象限于中性粒细胞减少症患儿。

2. 本品若与化疗药同时应用，由于迅速分化的造血祖细胞对化疗药敏感从而影响本品的效果，故本品不应在化疗前后 24 小时或放疗前后 12 小时内使用。

3. 使用前应避免振荡，宜将起泡溶液静置数分钟后再抽取。

4. 本品供静脉注射须用 5% 葡萄糖注射液稀释至 ≥15μg/ml。若本品的终浓度在 2~15μg/ml，须在加本品前于 5% 葡萄糖注射液中先加入终浓度为 0.2% 的人血白蛋白，以避免输液系统对本品的吸附。

5. 使用本制剂时，将本品溶解于每瓶制剂所附带的溶解液（1ml 注射用水）后使用。

6. 静脉滴注时，与 5% 的葡萄糖注射液或 0.9% 氯化钠注射液等混合使用。

7. 本制剂不得和其他药剂混合注射。使用后瓶中残留的药剂应予废弃。

8. 本品静脉滴注速度不宜过快，每次至少持续 1 小时以上，并于 6 小时输完。

【不良反应】

1. 主要为发热、腰痛、头痛、骨痛、幼稚细胞增加、皮疹、肝功能异常、血小板减少、倦怠感、胸痛等。

2. 严重不良反应为休克、间质性肺炎、幼稚细胞增加。

3. 其他不良反应为中性粒细胞浸润、瘙痒感、荨麻疹、恶心、呕吐感、呕吐、食欲不振、腹泻、腹痛、腰痛、肺水肿、呼吸困难、低氧血症、胸水。

【应急措施】

1. 本品用药时应注意过敏反应，一旦发生应立即终止给药并采取适当的处理措施。

2. 为预防过敏反应的发生，在使用本制剂前，应对患儿进行充分的问诊，并事先做皮试。

3. 本品给药后可能会引起骨痛、腰痛等，此时可给予非麻醉性镇痛剂等适当处理。

【用药宣教】

1. 告知家长，本品应在化疗药物给药结束后 24~48 小时开始使用。

2. 告知家长，患儿在本品使用过程中应每周检测 2 次血象，特别是中性粒细胞计数的变化情况。

【规格】 注射剂（粉）：50μg，100μg，250μg。

【贮藏】室温（不高于 25℃）贮存。

# 第三节　止血药及促凝血药

## 维生素 $K_1$

### Vitamin $K_1$

【适应证】用于维生素 K 缺乏引起的出血，如梗阻性黄疸、胆瘘、慢性腹泻等所致出血，香豆素类、水杨酸钠等所致的低凝血酶原血症，新生儿出血以及长期应用广谱抗生素所致的体内维生素 K 缺乏。

【用法用量】预防新生儿出血，可于分娩前 12～24 小时给母亲肌内注射或缓慢静脉注射 2～5mg。也可在新生儿出生后肌内或皮下注射 0.5～1mg，8 小时后可重复。

【操作要点】

1. 本品一般不静脉注射，重症患儿静脉注射时，给药速度不应超过 1mg/min。

2. 本品应避免冻结，如有油滴析出或分层则不宜使用，但可在避光条件下加热至 70～80℃，振摇使其自然冷却，如澄明度正常则仍可继续使用。

3. 本品与苯妥英钠混合 2 小时后可出现颗粒沉淀，与维生素 C、维生素 $B_{12}$、右旋糖酐混合易出现混浊。

4. 不可与口服抗凝药合用。

5. 本品可用 5% 葡萄糖注射液、5% 葡萄糖氯化钠注射液、0.9% 氯化钠注射液稀释，不可用其他稀释液。

6. 用药期间严密观察患儿生命体征及凝血酶原时间的变化。

【不良反应】偶见过敏反应。静脉注射过快，超过 5mg/min，可引起面部潮红、出汗、支气管痉挛、心动过速、低血压等，曾有快速静脉注射致死的报道。肌内注射可引起局部红肿和疼痛。新生儿应用本品后可能出现高胆红素血症，黄疸和溶血性贫血。

【应急措施】如出现休克，立即通知医生，吸氧，保持呼吸道通畅，建立静脉通路，皮下注射肾上腺素，遵医嘱给药等。

【用药宣教】

1. 告知家长肌内注射可引起局部红肿和疼痛，注意安慰患儿。

2. 告知家长静脉注射过程中应注意观察患儿，如出现出汗、心悸、呼吸频率过快应及时与医生联系。

3. 告知家长应多给患儿食用富含维生素 K 的食物，如芦笋、菜花、菠菜等。

【规格】注射剂：1ml：10mg。

【贮藏】遮光，密封，防冻保存（如有油滴析出或分层，则不宜使用，但可在遮光条件下加热至 70 ~ 80℃，振摇使其自然冷却，如澄明度正常仍可继续使用）。

# 鱼精蛋白
## Protamine

【适应证】用于因注射肝素过量所引起的出血。

【用法用量】静脉注射：抗肝素过量，用量与最后 1 次肝素使用量相当（1mg 硫酸鱼精蛋白可中和 100U 肝素），每次不超过 5ml（50mg）。由于本品自身具有抗凝作用，因此 2 小时内（即本品作用有效持续时间内）不宜超过 100mg。除非另有确凿依据，不得加大剂量。

【操作要点】

1. 注射器具不能带有碱性。

2. 缓慢静脉注射。一般以每分钟 0.5ml 的速度静脉注射，在 10 分钟内注入量以不超过 50mg 为宜，静脉注射速度过快可致热感、皮肤发红、低血压心动过缓等。

【不良反应】

1. 本品可引起心动过缓、胸闷、呼吸困难及血压降低，大多因静脉注射过快所致，系药物直接作用于心肌或周围血管扩张引起，也有肺动脉高压或高血压的报道。

2. 注射后有恶心呕吐、面红潮热及倦怠，如作用短暂，无需治疗。

3. 偶有过敏反应。

【应急措施】

1. **呼吸困难**　患儿取坐位，保持呼吸道通畅，必要时人工或机器辅助呼吸，遵医嘱用药等。

2. **过敏性休克**　立即停止输入，更换 0.9% 氯化钠注射液，通知医生；去枕平卧，给予氧气吸入，保持呼吸道通畅，皮下注射肾上腺素等。

【用药宣教】

1. 告知家长用药目的及不良反应，发现异常及时通知医护人员。

2. 告知家长患儿如对鱼过敏要在用药前告知医生。

【规格】注射剂：5ml：50mg，10ml：100mg。

【贮藏】密封，在凉暗处（避光并不超过 20℃）保存。

# 凝血酶

## Thrombin

【适应证】

1. 用于结扎止血困难的小血管、毛细血管以及实质性脏器出血的止血。

2. 用于外伤、手术、口腔、耳鼻喉、泌尿、烧伤、骨科等出血的止血。

【用法与用量】

1. **局部止血**　用 0.9% 氯化钠注射液溶解成 50～200U/ml 的溶液喷雾或用本品干粉喷洒于创面。

2. **消化道止血**　用 0.9% 氯化钠注射液或温开水（不超过37℃）溶解成 10～100U/ml 的溶液，口服或局部灌注。

【操作要点】

1. 本品严禁静脉注射、肌内或皮下注射，以防引起局部坏死甚至形成血栓而危及生命。

2. 本品必须直接与创面接触，才能起止血作用。

3. 本品应新鲜配制使用。

4. 应用时不可加温和接触酸、碱或重金属盐类，以免活力下降而失效。

【不良反应】

1. 偶可致过敏反应。

2. 外科止血中应用本品曾有致低热反应的报道。

【应急措施】 如出现过敏反应症状时应立即停药，并通知医生。

【用药宣教】

1. 告知家长本品应在 2～8℃冰箱内保存。应用时不可加温和接触酸、碱或重金属盐类，以免活力下降而失效。

2. 告知家长用药目的及不良反应，发现异常及时通知医护人员。

【规格】 外用冻干粉：500U。

【贮藏】 密封，10℃以下贮存。

## 凝血因子Ⅶa（重组）
### Coagulation factorⅦa（recombinant）

【适应证】 用于下列患儿群体的出血发作及预防在外科手术过程中或有创操作中的出血：

1. 凝血因子Ⅷ或Ⅸ的抑制物 >5BU 的先天性血友病患儿。

2. 预计对注射凝血因子Ⅷ或凝血因子Ⅸ，具有高记忆应答的先天性血友病患儿。

3. 获得性血友病患儿。

4. 先天性因子Ⅶ缺乏症患儿。

5. 具有 GPⅡb-Ⅲa 和（或）HLA 抗体和既往或现在对血小板输注无效或不佳的血小板无力症患儿。

【用法用量】

1. 伴有抑制物的甲型、乙型血友病或获得性血友病　应在出血发作开始后尽早给予本品。静脉推注给药，推荐起始剂量为 90μg/kg。初次注射本品后可能需再次注射。疗程和注射的间隔将随出血的严重性、所进行的有创操作或外科手术而不同。最初间隔 2～3 小时，以达到止血效果。如需继续治疗，一旦达到有效的止血效果，只要治疗需要，可增至每隔 4、6、8 或 12 小时给药。

2. 轻度至中度出血发作（包括门诊治疗） 门诊治疗中，早期干预的剂量为 $90\mu g/kg$，可有效地治疗轻度至中度关节、肌肉、黏膜与皮肤出血。间隔 3 小时给药 1 次，给药 1~3 次以达到止血效果，再注射 1 次以维持止血作用。门诊治疗疗程不得超过 24 小时。

3. 严重出血发作 建议起始剂量为 $90\mu g/kg$，可在患儿去医院途中给药。剂量因出血的类型和严重程度而异。最初的用药频率应每隔 2 小时给药 1 次，直到临床情况改善。如果需要继续治疗，可增至每隔 3 小时给药，持续 1~2 天。继后只要治疗需要，可连续增至每隔 4、6、8 或 12 小时给药。对于大出血发作，可能治疗 2~3 周，但如果临床需要，可继续使用本品治疗。

4. 有创操作或外科手术 在术前，应立即给予 $90\mu g/kg$ 的起始剂量。2 小时后重复此剂量，随后根据所进行的有创操作和患儿的临床状态，在前 24~48 小时内间隔 2~3 小时 1 次。在大的外科手术中，应间隔 2~4 小时按该剂量给药，连续 6~7 天。在接下来的 2 周治疗中，用药间隔可增至 6~8 小时。进行大的外科手术的患儿可给药到 2~3 周，直至痊愈。

5. 凝血因子Ⅶ缺乏症 推荐治疗出血发作和预防外科手术或有创操作中出血的推荐剂量范围为 15~30$\mu g/kg$，每隔 4~6 小时给药，直至达到止血效果。注射剂量和频率应视个体而定。

6. 血小板无力症 治疗出血发作和预防外科手术或有创操作中的出血的推荐剂量为 $90\mu g$（$80~120\mu g$）/kg，用药间隔为 2 小时（$1.5~2.5$ 小时）。为确保有效地止血，应至少给药 3 次。由于连续输注可能疗效不佳，因此，建议采用静脉推注给药途径。对于非难治性患儿，血小板输注是血小板无力症的一线治疗方法。

【操作要点】

1. 本品不宜用玻璃注射器操作。

2. 氨甲环酸等抗纤溶药若与本品合用，宜在使用本品 8 小时后使用。

3. 用药过程中应密切观察血管内凝血和血栓症状、体征，一且发现立即通知医生停药。

4. 本品需放至室温后使用，配制过程应避免振摇，以免起泡。

【不良反应】

1 血液和淋巴疾病　极少见凝血病的报道，例如 D–二聚体增加和消耗性凝血病。

2. 心血管疾病　极罕见心肌梗死。

3. 胃肠疾病　极为罕见恶心的报道。

4. 全身疾病和用药部位情况　罕见疗效不佳（疗效下降）的报道。极罕见发热、疼痛，尤其是注射部位疼痛。

5. 实验室检查　极罕见转氨酶、碱性磷酸酶、乳酸脱氢酶和凝血酶原水平升高的报道。

6. 神经系统疾病　极罕见脑梗死和脑缺血。

7. 皮肤及皮下组织疾病　可能出现皮疹。

8. 血管疾病　极罕见静脉血栓事件。

【应急措施】一旦发现出现血栓症状和体征，立即通知医生停药或大幅度减量，配合医生进行血栓处理。让患儿平卧位，绝对卧床休息。

【用药宣教】

1. 告知家长用药目的及注意事项。

2. 告知家长血栓的症状和体征的表现，一旦出现可疑表现，立即通知医护人员。

【规格】注射剂（冻干粉）：1mg，1.2mg，2mg，5mg。

【贮藏】原盒遮光，贮于2～8℃下。不能冷冻以免损坏稀释剂。

# 第四节　血容量扩充药

## 人血白蛋白
### Human Albumin

【适应证】

1. 用于失血创伤、烧伤引起的休克。

2. 用于脑水肿及损伤引起的颅压升高。

3. 用于肝硬化及肾病引起的水肿或腹水。

4. 用于低蛋白血症的防治。

5. 用于新生儿高胆红素血症。

6. 用于心肺分流术、烧伤的辅助治疗、血液透析的辅助治疗。

【用法用量】一般采用静脉滴注或静脉推注。一般因严重烧伤或失血等所致休克，可直接注射本品 5～10g，隔 4～6 小时重复注射 1 次。在治疗肾病及肝硬化等慢性白蛋白缺乏症时，可每日注射本品 5～10g，直至水肿消失，人血白蛋白含量恢复正常为止。新生儿高胆红素血症，白蛋白 <25g/L 者，给予 1g/kg。

【操作要点】

1. 为防止大量注射时机体组织脱水，可采用 5% 葡萄糖注射液或 0.9% 氯化钠注射液适当稀释作静脉滴注（宜用备有滤网装置的输血器）。

2. 滴注速度应以每分钟不超过 2ml 为宜，但在开始 15 分钟内，应特别注意速度缓慢，逐渐加速至上述速度。

3. 用药前要测量体温，如超过 37.5℃ 需通知医生。

4. 需双人核对无误后输入，用药过程严密观察患儿有无不良反应，并做好记录。

【不良反应】使用本品一般不会产生不良反应，偶可出现寒战、发热、颜面潮红、皮疹、恶心、呕吐等症状，快速输注可引起血管超负荷导致肺水肿，偶有过敏反应。

【应急措施】如出现过敏性休克。立即停止输入，更换 0.9% 氯化钠注射液，通知医生；去枕平卧，给予氧气吸入，保持呼吸道通畅，皮下注射肾上腺素等。

【用药宣教】告知家长用药目的及不良反应，嘱其不得随意调节滴速，患儿出现不适，及时通知医护人员。

【规格】注射剂：20ml:2g，50ml:10g，50ml:12.5g，100ml:20g。

【贮藏】室温（不超过 30℃）避光保存。

### 右旋糖酐 40
### Dextran 40

【适应证】

1. 用于失血、创伤、烧伤等各种原因引起的休克和中毒性休克。

2. 预防手术后静脉血栓形成，用于肢体再植和血管外科手术等预防术后血栓形成。

3. 用于心绞痛、脑血栓形成、脑供血不足、血栓闭塞性脉管炎等。

4. 体外循环时，代替部分血液，预充人工心肺机，既节省血液又可改善循环。

【用法用量】静脉滴注，用量视病情而定，常用量每次250～500ml，24小时内不超过1000～1500ml。婴儿用量为5ml/kg，儿童用量为10ml/kg。

【操作要点】

1. 首次输用本品，开始几毫升应缓慢静脉滴注，并在注射开始后严密观察5～10分钟，出现所有不正常征象（寒战、皮疹）都应马上停药。

2. 本品不应与维生素 C、维生素 $B_{12}$、维生素 K、双嘧达莫及促皮质素、氢化可的松、琥珀酸钠在同一溶液中混合给药。

3. 用药前应取 0.1ml 作皮内注射，观察 15 分钟后无反应可静脉滴注。

【不良反应】

1. 少数患儿可出现过敏反应，表现为皮肤瘙痒、荨麻疹、恶心、呕吐、哮喘，重者口唇发绀、虚脱、血压剧降、支气管痉挛，个别患儿甚至出现过敏性休克，直至死亡。过敏反应的发生率约 0.03%～4.7%。过敏体质者用前应做皮试。

2. 偶见发热、寒战、淋巴结肿大、关节炎等。

3. 出血倾向　可引起凝血障碍，使出血时间延长，该反应常与剂量有关。

【应急措施】一旦发生严重过敏反应，立即停止输入本品，根据反应严重程度进一步处理。

【用药宣教】告知家长用药目的及不良反应，嘱其不得随意调节滴速，患儿出现不适，及时通知医护人员。

【规格】注射剂：500ml∶30g。

【贮藏】在25℃以下保存。

# 第十章　内分泌及代谢性疾病用药

本章主要介绍皮质激素、甲状腺疾病用药、抗糖尿病药、苯丙酮尿症用药和戈谢病用药。

皮质激素是临床最常用的激素，分盐皮质激素和糖皮质激素，临床常用糖皮质，糖皮质激素有抗感染、抗风湿、抗变态反应、抗休克等方面的作用，为临床上应用范围很广的一类重要药物，但其滥用也可导致严重的不良反应，应警惕。

甲状腺激素是由甲状腺合成并分泌的，属于内分泌范畴，为维持人体正常发育和新陈代谢所必需的物质。甲状腺激素的不足或过多都会导致疾病。

1型糖尿病是因为体内缺乏胰岛素所致。所以需要以注射胰岛素的方式来治疗；2型糖尿病是由于胰岛素分泌缺失（β细胞功能受损）和胰岛素利用障碍（肝脏和肌肉组织胰岛素抵抗）而引起的以高血糖为主要特征的疾病。小儿易出现酮症酸中毒，后期常有血管病变导致眼及肾脏受累。儿童时期的糖尿病可见于各年龄阶段，学龄期和青春发育期多见，无性别差异。儿童糖尿病多见胰岛素依赖型。目前，小儿2型糖尿病发病率有所提高。糖尿病需要长期治疗，绝大部分在家庭治疗，这要求医务人员教会家长及患儿如何测量血糖及尿糖，如何抽取胰岛素，如何正确注射胰岛素。

苯丙酮尿症（PKU）是一种常见的氨基酸代谢病，是由于苯丙氨酸（PA）代谢途径中的酶缺陷，使得苯丙氨酸不能转变成为酪氨酸，导致苯丙氨酸及其酮酸蓄积，并从尿中大量排出。治疗首先要控制饮食，使血中苯丙氨酸保持在 $0.24 \sim 0.6 \text{mmol/L}$，低苯丙氨酸的特制食品价格昂贵，限制了许多家庭的使用。治疗药物，目前世界上唯一批准的药品就是沙丙蝶呤。

戈谢病是一种葡糖脑苷脂酶基因（GBA 基因）突变引起的常染色体隐性遗传病，导致溶酶体 β - 葡糖脑苷脂酶的缺乏。葡糖脑苷脂酶催化神经鞘脂质葡糖脑苷脂转化为葡萄糖和神经酰胺。葡糖脑苷脂酶缺乏引起主要在巨噬细胞的溶酶体隔室内葡糖脑苷脂的蓄积，产生泡沫细胞或称为戈谢细胞。这种溶酶体贮存紊乱（LSD），临床特点表现为戈谢细胞在肝、脾、骨髓和其他器官积蓄。肝和脾中戈谢细胞的积蓄导致器官肿大。骨髓和脾中存在戈谢细胞就会导致临床上严重贫血和血小板减少。

# 第一节 生长激素缺乏症用药

## 重组人生长激素

### Recombinant Human Somatropin

【适应证】用于生长激素分泌不足所致的生长障碍。

【用法用量】

1. 生长激素缺乏　每日 0.07～0.1IU/kg，皮下注射。

2. 慢性肾脏疾病或特纳综合征　每日 0.14/kg，皮下注射。

【操作要点】

1. 本品注射液冻结后不得再用，粉针剂应现用现配，沿瓶壁缓慢加入注射用水溶解后轻轻摇动，切勿剧烈振荡，以免变性。

2. 应经常更换注射部位，以防肌肉萎缩等局部反应。

3. 用药期间应定期检查甲状腺功能，糖尿病患儿还应监测血糖及糖化血红蛋白。

【不良反应】

1. 较常见发热、头痛、咳嗽或其他感染性病变，常见注射部位局部反应（包括疼痛、红肿等）及液体潴留（关节痛、肌痛及外周水肿），少见皮疹、瘙痒、一过性高血糖及甲状腺功能减退，偶见呕吐、皮下脂肪萎缩及腹痛等，罕见惊厥。

2. 内分泌疾病患儿（包括生长激素缺乏症）易发生股骨头骺板滑脱，出现跛行。

3. 长期用药，少数患儿可出现抗体，抗体结合力超过2mg/L，可能影响本品疗效。同时长期用药还可导致肢端肥大症。

【应急措施】一旦发生严重不良反应，应立即停药，及时给予对症治疗。

【用药宣教】告知家长用药目的及不良反应，个别患儿可有注射部位疼痛、肿胀。

【规格】①注射剂（粉）：2.5IU/0.85mg，4IU/1.33mg，6IU/2mg，10IU/4mg，15IU/5mg。②注射液：15IU：5mg，30IU：10mg，60IU：20mg。

【贮藏】遮光，2~8℃冷藏保存。

# 第二节　肾上腺皮质激素

## 氢化可的松
### Hydrocortisone

【适应证】用于肾上腺皮质功能减退症的替代治疗及先天性肾上腺皮质功能增生症的治疗，也可用于类风湿性关节炎、风湿性发热、痛风、支气管哮喘、过敏性疾病、严重感染及抗休克的治疗等。

【用法用量】

1. 口服　每日4~8mg/kg，分3~4次。

2. 静脉滴注　每日4~8mg/kg，8小时内滴注，或分3~4次滴入。

3. 肌内注射

（1）抗炎和免疫抑制　每日1~5mg/kg，分为1~2次注射。

（2）生理替代治疗　每次0.25~0.35mg/kg，每日1次。

【操作要点】

1. 本品不能皮下注射，也不能在感染部位注射，肌内注射应深部注射，并要经常更换部位，以免引起局部感染或肌肉萎缩的现象。

2. 用药期间密切观察患儿的体重、尿糖及血常规、大便潜血情况。

3. 用药期间密切观察不良反应，如皮疹、肌肉痉挛、中枢神经系统的症状。

【不良反应】

1. 全身性的过敏反应 静脉迅速给予大剂量时出现，包括面部、鼻黏膜、眼睑肿胀、荨麻疹，气短，胸闷，喘鸣。长程用药可引起医源性库欣综合征面容和体态、体重增加、下肢水肿、紫纹、易出血倾向、创口愈合不良、痤疮、月经紊乱、肱或股骨头缺血性坏死、骨质疏松或骨折（包括脊椎压缩性骨折、长骨病理性骨折）、肌无力、肌萎缩、低血钾、胃肠道刺激（恶心、呕吐）、胰腺炎、消化性溃疡或肠穿孔、儿童生长抑制、青光眼、白内障、良性颅内压升高综合征、糖耐量减退和糖尿病加重等。

2. 精神症状 欣快感、激动、不安、谵妄及定向力障碍等，尤易发生于患慢性消耗性疾病的人及以往有过精神不正常者。

3. 并发感染 包括真菌、结核菌、葡萄球菌、变形杆菌、绿脓杆菌及各种疱疹病毒感染。

4. 下丘脑 – 垂体 – 肾上腺轴受到抑制 为激素治疗的重要并发症。每日用泼尼松 20mg 以上，历时 3 周以上，以及出现医源性库欣综合征时，应考虑肾上腺功能已受到抑制。

5. 糖皮质激素停药后综合征

（1）下丘脑 – 垂体 – 肾上腺功能减退、乏力、软弱、食欲减退、恶心、呕吐、血压偏低。

（2）停药后原来疾病已被控制的症状重新出现。

（3）头晕、昏厥倾向、腹痛或背痛、低热、食欲减退、恶心、呕吐、肌肉或关节疼痛、头疼、乏力、软弱，经仔细检查如能排除肾上腺皮质功能减退和原来疾病的复燃，则可考虑。

6. 大剂量长期使用可有肥胖、多毛症、痤疮、血糖、血压及眼压升高、水钠潴留、水肿、低血钾、肌肉麻痹、兴奋、胃肠溃疡、胃肠出血、穿孔、骨质疏松、病理性骨折、伤口不易愈合、白内障及失明等。

【应急措施】当患儿出现恶心、呕吐、食欲减退、肌无力、低血糖、低血压等表现，立即询问家长是否突然停药，立即通知医生，需加大剂量在治疗，待症状缓解后再逐渐减量、减药。

【用药宣教】

1. 告知家长服用本品期间避免服用解热镇痛抗感染药。

2. 告知家长患儿饮食需低钠、低糖、高蛋白及营养丰富的蔬菜、水果。

3. 告知家长须按时遵医嘱用药，切忌任意增减药量，不得突然停药。

4. 告知家长用药期间要观察患儿有无水肿、体重增加、大便变黑等异常情况，如有立即就医。

【规格】 ①片剂：10mg，20mg。②注射液：2ml：10mg；5ml：25mg；20ml：100mg。

【贮藏】 遮光，密封保存。

# 甲泼尼龙

## Methylprednisolone

【适应证】 用于类风湿性关节炎、风湿性发热、痛风、支气管哮喘、过敏性疾病、严重感染及抗休克的治疗等。

【用法用量】

1. 口服 开始时一般为每日 16～40mg，分次服用。维持剂量为每日 4～8mg。

2. 静脉滴注或推注 每次 10～40mg，最大剂量可用至按体重 30mg/kg，大剂量静脉滴注时速度不应过快，一般控制在 10～20 分钟左右，必要时每隔 4 小时可重复用药。

【操作要点】

1. 甲泼尼龙琥珀酸钠注射液可静脉注射。

2. 本品注射液在紫外线和荧光下易分解破坏，故使用及贮藏时应避光。

3. 本品可静脉注射、静脉滴注或肌内注射，紧急情况的治疗应选择静脉注射。

4. 溶解的药品与 5% 葡萄糖注射液、0.9% 氯化钠注射液、或 5% 葡萄糖与 0.45% 氯化钠混合液混合，配制后的溶液在 48 小时内可保持稳定。

【不良反应】水钠潴留较氢化可的松弱，大剂量给药致心律失常，余参见"氢化可的松"。

【应急措施】参见"氢化可的松"。

【用药宣教】参见"氢化可的松"。

【规格】①片剂：4mg，16mg。②注射剂（粉）：40mg，125mg，500mg。

【贮藏】密闭，15～25℃保存。

## 地塞米松
### Dexamethasone

【适应证】用于类风湿性关节炎、风湿性发热、痛风、支气管哮喘、过敏性疾病、严重感染及抗休克的治疗等。

【用法用量】

1. 口服　一般每日 0.03～0.15mg/kg 或 1～5mg/m²，每6～12 小时1次。类固醇 21－羟化酶缺乏症，开始剂量为 0.25～0.28mg/m²，清晨顿服，治疗有效后根据情况调节维持剂量。

2. 肌内注射

（1）治疗脑水肿　负荷剂量为 1.5mg/kg，随后以每日 1.5mg/kg 维持，每4～6 小时1次，共5天。第2个5天应减量，并停用。

（2）急性哮喘发作　① 6～12 个月小儿：使用 16mg，一次给药。②13～35 个月小儿：使用 24mg，一次给药。③大于 36 个月小儿：使用 36mg，一次给药。

3. 静脉注射　治疗脑水肿则参见"肌内注射"项。

【不良反应】较少引起水钠潴留，大量服药可导致糖尿、类库欣综合征及精神症状，对下丘脑－垂体－肾上腺轴功能抑制较强，静脉注射本品可引起肛门生殖区感觉异常及激惹，偶见水痘泛发或加重，余参见"氢化可的松"。

【应急措施】一旦发生严重不良反应，应立即停药，通知医生及时救治。

【用药宣教】参见"氢化可的松"。

【规格】①片剂：0.75mg。②注射液：1ml∶1mg，1ml∶2mg，

1ml:5mg。

【贮藏】遮光，密闭保存。

# 第三节　雄激素

## 丙酸睾酮
### Testosterone Propionate

【适应证】用于男性青春期发育迟缓。

【用法用量】肌内注射，每次12.5~25mg，每周2~3次，疗程不超过4~6个月。

【操作要点】

1. 注射液如有结晶析出，可加温溶解后再用。

2. 本品应做深部肌内注射，不能用于静脉滴注。注射时将皮肤横向撑开，否则药物不易被吸收，或会溢出皮肤。

3. 本品与其他睾酮制剂作用时间存在差异，故一般不可换用。

【不良反应】可见肝功能损害、胆汁淤积性黄疸、水钠潴留、肾炎、肾病综合征、高血压及心力衰竭等。注射部位可出现疼痛、硬结、感染及荨麻疹，偶见转氨酶升高，停药后可恢复。

【应急措施】用药后出现过敏反应及肝功能损害，应立即停药，通知医生及时救治。

【用药宣教】告知家长患儿应每隔6个月测一次骨年龄。

【规格】注射剂：1ml:10mg，1ml:25mg，1ml:50mg。

【贮藏】遮光，密闭保存。

# 第四节　甲状腺激素

## 左甲状腺素钠
### Levothyroxine Sodium

【适应证】用于治疗儿童甲状腺功能减退。

【用法用量】初始剂量，12.5~50μg，每日 1 次，维持剂量 100~150μg/m²。

【操作要点】

1. 本品宜在早餐前 30 分钟服用，每日只需 1 次。

2. 用药期间要严格掌握剂量，按时服药。

3. 密切观察患儿用药期间用药效果及不良反应，发现异常立即通知医生。

4. 婴幼儿应在每日首餐前至少 30 分钟服用全剂量的本品，可将捣碎的片剂溶于适量水中制成混悬液，但谨记该混悬液应现用现配，得到的药物混悬液可再用适当的液体送服。

【不良反应】

1. 少数患儿由于给药剂量超过耐受量，特别是由于治疗开始时剂量增加过快，可能出现甲状腺功能亢进的临床症状，包括：心动过速、心悸、心律不齐、心绞痛、头痛、肌肉无力和痉挛、潮红、发热、呕吐、月经紊乱、假脑瘤、震颤、坐立不安、失眠、多汗、体重下降和腹泻等。

2. 药物过量，可出现强烈的 β - 拟交感神经效应，如心动过速、焦虑、激动和运动过度等。

【应急措施】

1. 患儿出现不良反应时，应该减少患儿的每日剂量或停药几天。一旦上述症状消失后，患儿应谨慎重新开始药物治疗。

2. 药物过量，使用 β - 受体阻滞剂能够缓解这些症状，极度药物过量的情况可以使用血浆除去法。

【用药宣教】

1. 大豆油可能会降低本品药效，故告知家长应于早餐前半小时空腹给药。

2. 告知家长，甲状腺功能减退、甲状腺部分或全部切除术后及甲状腺肿切除术后为预防甲状腺肿复发者应终生用药。

3. 告知家长用药期间应定期检测血 $T_3$、$T_4$ 或血清游离三碘甲状腺原氨酸（$FT_3$）、血清游离甲状腺素（$FT_4$）、超敏血清促甲状腺素。

【规格】片剂：50μg，100μg。

【贮藏】遮光，密封，阴凉处保存。

## 甲巯咪唑

### Thiamazole

【适应证】

1. 甲状腺功能亢进的内科治疗　用于轻症和不适宜手术或放射性碘治疗者（如儿童、青少年及手术后复发而不适于放射性碘治疗者），也可作为放射性碘治疗时的辅助治疗。

2. 甲状腺危象的治疗　大剂量本品可作为辅助治疗以阻断甲状腺素的合成。

3. 术前准备　为减少麻醉和术后并发症，防止术后发生甲状腺危象，术前应先服用本品使甲状腺功能恢复到正常或接近正常，并于术前 2 周左右加服碘剂。

【用法用量】初始剂量根据疾病的严重程度决定：按体重每日 0.3 ~ 0.5mg/kg。维持剂量：按体重每日 0.2 ~ 0.3mg/kg，可能需要加用甲状腺激素治疗。

【操作要点】

1. 用药期间要检测血常规。

2. 监测患儿生命体征及心率变化，并做好记录。

【不良反应】较多见皮疹、白细胞减少及皮肤瘙痒；较少见再生障碍性贫血及严重的粒细胞缺乏；少见血小板减少；可见味觉减退、恶心、呕吐、头晕、头痛、关节痛、红斑狼疮样综合征。

【应急措施】

1. 用药过程中如患儿出现甲状腺功能减退及血 TSH 水平升高，应减量或暂时停药，同时辅以甲状腺激素类药物治疗。

2. 出现轻度白细胞减少不必停药，但应密切监测，复查血常规。

3. 出现粒细胞缺乏或肝功能损害时应停药并予以支持治疗。

4. 出现皮疹或皮肤瘙痒时需根据情况停药或减量，同时加用抗过敏药物，待反应消失后换用其他制剂或再次由小剂量服用本品。

5. 出现严重皮疹或颈淋巴结肿大等严重不良反应时应停药观察，改用其他药物治疗。

【用药宣教】

1. 告知家长本品每日剂量应分次口服（量小时可顿服），间隔时间应尽量平均。

2. 告知家长放射性碘治疗前 2~4 天应停药以减少干扰，治疗后 3~8 天可恢复用药。

3. 告知家长服药期间避免摄入高碘食物或含碘的药物，以免病情加重。

4. 告知家长服药期间宜定期检查血常规、肝功能及甲状腺功能。

【规格】 片剂：5mg，10mg，20mg。

【贮藏】 25℃以下干燥环境保存。

# 第五节 抗糖尿病药

## 胰岛素

### Insulin

【适应证】

1. 用于 1 型糖尿病或继发于严重胰腺疾病的糖尿病。

2. 用于下列情况的糖尿病

（1）合并严重感染、外伤、大手术等严重应激情况或合并心、脑血管并发症、肾脏或视网膜病变者。

（2）糖尿病急性并发症（如酮症酸中毒、高血糖非酮症性高渗性昏迷等）或慢性并发症（如心脑血管并发症、肾脏或视网膜病变等）进展迅速、病情恶化。

（3）病程长的 2 型糖尿病，经合理饮食、体力活动和口服降糖药治疗效果不满意或失效者。

（4）肝、肾功能不全的糖尿病患儿。

【用法用量】 于餐前 15 分钟皮下注射：3 岁以内，每日 0.25U/kg；3~10 岁，每日 0.25~0.5U/kg；10 岁以上，每日

0.6~1.0U/kg。

【操作要点】

1. 本品应皮下注射，注射部位通常在上臂、大腿和腹部，每次要更换注射部位，防止出现皮下硬结。

2. 中、晚餐前15~30分钟注射，早晨视病情而定，病情越重、空腹血糖越高者注射时间需提前，可在早餐前45~60分钟注射。

3. 注射前要评估患儿进食情况，并告知家长要为患儿准备好饮食。

4. 使用过程中的本品可在室温（最高不超过25℃）、避免光照和避免受热的条件下最长保存4周，超过4周不得再用。

5. 用药期间应定期检查血糖、尿糖、肾功能、尿常规、视力、眼底、血压及心电图等，以了解糖尿病病情及并发症情况。

6. 青春期前的儿童用药较易发生低血糖，用药期间要密切观察有无低血糖反应。

【不良反应】剂量过大、未能及时进食或进行较剧烈的体力活动时容易引发低血糖（出汗、心悸、乏力、饥饿、头痛、颤抖及皮肤苍白等）甚至低血糖性昏迷，少见过敏反应、眼屈光失调（多为一过性）、注射部位脂肪萎缩/增生，偶见过敏性休克（可用肾上腺素抢救），罕见胰岛素耐药。

【应急措施】患儿出现低血糖甚至低血糖性昏迷的先兆症状时应口服葡萄糖、进食糕点或糖水，如患儿失去知觉，应肌内、皮下或静脉注射胰高血糖素（对胰高血糖素无反应者，给予静脉注射葡萄糖注射液），神志清醒后给予含糖物质口服。

【用药宣教】

1. 告知家长低血糖反应征兆，如心悸、出汗、头昏、疲劳等，可随身携带糖类食品。

2. 告知家长本品的不良反应，并教会发生低血糖反应的应急处理措施。

3. 告知家长，注射后胰岛素，应及时进食。

4. 指导家长如何正确测量尿糖的方法。

【规格】注射剂：10ml：400U。

【贮藏】密闭，冷藏（2～10℃）保存，禁止冰冻。

# 门冬胰岛素

## Insulin Aspart

【适应证】用于治疗糖尿病。

【用法用量】

1. 皮下注射，剂量应根据患儿具体情况进行调整，一般每日
0.5～1.0IU/kg。其中2/3用量是餐时胰岛素，另1/3用量是基础
胰岛素。

2. 肝、肾功能不全者，可酌情减量并严密监测血糖。

【操作要点】

1. 使用前必须检查药液，包括橡皮塞，如给药装置已经损坏
则不得使用。

2. 注射药液后针头应在皮下停留至少6秒，以确保药液全部
注射入体内。

3. 每次注射完毕后必须卸下针头，否则温度变化时药液就会
从针头漏出。

4. 经胰岛素泵给药者，不能与其他胰岛素混合使用，应严格
遵照医师的全面的相关指导进行注射，应选择腹部作为注射部位
并注意轮换输液点。

5. 本品与人低精蛋白锌胰岛素混合使用时应先抽取本品，再
抽取其他药品，抽取后必须立即使用。

【不良反应】【应急措施】参见"胰岛素"。

【用药宣教】

1. 告知家长，由于本品起效快，故应于餐前5～10分钟给
药，注射本品10分钟内需进食含碳水化合物的食物，必要时也
可在餐后立即给药。

2. 告知家长，本品笔芯制剂与其他胰岛素笔芯制剂同时使用
时，应分别使用不同的注射器。

3. 余参见"胰岛素"。

【规格】注射剂：3ml: 300IU，10ml: 1000IU。

【贮藏】于2～8℃冰箱中贮存，不可冷冻，保存在原包装盒

内以避光。

# 重组人胰岛素

## Recombinant human insulin

【适应证】用于 1 型糖尿病、2 型糖尿病（合并感染、创伤、手术以及口服降糖药失效者）及糖尿病急性并发症（酮症酸中毒、高渗性昏迷等）。

【用法用量】给药剂量需个体化，具体如下：于餐前 15 分钟皮下注射：3 岁以内，每日 0.25U/kg；3 ~ 10 岁，每日 0.25 ~ 0.5U/kg；10 岁以上，每日 0.6 ~ 1.0U/kg。

【操作要点】

1. 本品不能用于持续皮下胰岛素输注。

2. 当使用其他胰岛素后出现变态反应、脂肪萎缩及胰岛素抵抗等不良反应时可换用本品。

3. 由使用动物胰岛素换用本品时，开始阶段宜减低本品常用剂量，之后根据血糖监测结果逐渐调整用量。

【应急措施】参见"胰岛素"。

【不良反应】与动物源性胰岛素相比，本品为人胰岛素，免疫原性较低，较少导致注射部位脂肪萎缩、局部过敏及胰岛素抵抗等。另外，本品引起的低血糖反应常发生于皮下注射后 8 ~ 12 小时，初次用药尤需注意，余参见"胰岛素"。

【用药宣教】

1. 告知家长注射时应将皮肤捏起，以免胰岛素误入肌肉，注射后 30 分钟必须进餐。

2. 告知家长胰岛素笔芯卡式瓶仅供个人单独使用；使用前必须检查笔芯是否完整，包括橡皮塞，如给药装置已经损坏则不得使用；插入针头注射前应上下轻轻倒动笔芯卡式瓶，直至胰岛素呈白色均匀混悬液；注射药液后针头应在皮下停留至少 6 秒，并压住笔芯按钮直至针头从皮肤拔出为止；使用笔芯完毕后必须除去针头，因温度改变可使溶液自瓶中流出，导致胰岛素浓度改变；使用该卡式笔芯药量不应超过色条码带，药液用完后不得自行填装后重新使用。

3. 开封后或携带备用时不可冷藏，不可在超过 25℃ 的环境中存放，同时本品应放于包装盒内，避光保存，避免过热和阳光照射。

4. 余参见"胰岛素"。

【规格】注射剂：3ml: 300U，10ml: 400U。

【贮藏】使用前冷藏于 2 ~ 8℃ 冰箱中（不要放入或靠近冷冻室或制冷元件）。

# 第六节  钙调节药

## 骨化三醇

### Calcitriol

【适应证】用于甲状旁腺功能低下症、维生素 D 依赖型佝偻病及低血磷性抗维生素 D 型佝偻病等。

【用法用量】口服，1 ~ 5 岁的儿童，每日 0.25 ~ 0.75μg/；>6 岁儿童，每日 0.5 ~ 2μg（用量须个体化）。

【操作要点】

1. 根据患儿血钙水平给予每日最佳剂量，患儿每日摄入钙量平均为 0.8g（从食物及药物中摄入），不超过1g。

2. 用药过程中应监测血钙、血磷、尿素氮、肌酐，同时监测尿钙、尿肌酐，用药初期应每周监测血钙及 24 小时尿钙。

【不良反应】本品不良反应发生率低，小剂量单独给药尚未观察到不良反应，用药过量可引起高钙血症，晚期可出现畏光、高热、烦渴、多尿、体质量减轻、胰腺炎、高血压及心律失常等，罕见严重精神失常。

【应急措施】

1. 一旦发生高钙血症，应立即停药，通知医生及时救治，待血钙恢复正常后，按末次剂量减半给药。

2. 急性药物过量，应立即停药，洗胃或催吐，口服液体石蜡促进药物排泄，密切监测血钙浓度，如高于正常值，可使用磷酸盐及皮质激素治疗，同时做适当利尿处理。

【用药宣教】

1. 告知家长，患儿肾功能正常者用药期间应适量饮水，以免发生脱水。

2. 告知家长多给患儿进食含钙高的食物，如牛奶、虾皮等。

3. 告知家长条件允许的情况下，多带孩子晒太阳，锻炼身体。

【规格】胶丸：0.25μg。

【贮藏】遮光，密闭，25℃以下保存。

# 第七节　苯丙酮酸尿症用药

## 沙丙蝶呤

### Sapropterin

【适应证】用于治疗苯丙酮尿症（PKU）。

【用法用量】口服，1个月至6岁小儿起始剂量每次10mg/kg，每日1次；7岁以上儿童，推荐剂量为每次10～20mg/kg。

【操作要点】

1. 用药期间监测血苯丙氨酸水平。

2. 密切观察患儿用药后反应，如出现严重不良反应，通知立即医生。

【不良反应】

1. 常见不良反应包括头痛、腹痛、腹泻、上呼吸道感染、咽喉疼痛、恶心、呕吐、流涕、咳嗽、发热、挫伤、皮疹、鼻充血、外周水肿、关节痛、多尿、焦虑、头晕。

2. 严重不良反应包括新发惊厥、惊厥加重、头晕、头痛、胃肠道出血、术后出血、烦躁易怒、心肌梗死、过度刺激及呼吸衰竭。

3. 最严重不良反应包括胃炎、脊髓损伤、链球菌感染、睾丸癌和尿路感染、轻至中度嗜中性粒细胞减少。

【应急措施】

1. 用药后出现轻、中度过敏反应（如皮疹）者，继续用药应权衡利弊。

2. 有用药过量后出现轻度头痛和眩晕的个案报道，停药后症状自行消失。

【用药宣教】

1. 告知家长本品应每日在同一时间与食物同服，以增加药物的吸收。速释片可溶解于 120 ~ 240ml 水、苹果汁或橙汁中，在溶解后 15 分钟内服用。如果漏服应尽快补服，但每日口服次数不能超过 1 次。

2. 告知家长用药同时应限制饮食中苯丙氨酸的摄入。

【规格】①片剂：100mg。②粉剂：100mg，500mg。

【贮藏】原瓶密封，防潮，贮于 20 ~ 25℃下，短程携带允许 15 ~ 30℃。

# 第八节　戈谢病用药

## 伊米苷酶
### Imiglucerase

【适应证】用于治疗Ⅰ型戈谢病（Gaueher disease）导致的贫血、血小板减少、骨骼疾病和肝脾肿大。

【用法用量】

1. 最初剂量每次 2.5U/kg，静脉滴注 1 ~ 2 小时，3 次/周，患儿出现疗效后应减少剂量，剂量个体化。

2. 稀释后的溶液可通过与输液管相连的 0.2μm 滤器膜过滤（该滤器膜不吸附蛋白或吸附程度甚微）。重新配制溶解后如出现不透明颗粒物或变色，则不能使用。

给药当天，确定患儿使用剂量后，取出相应数量的小瓶，按要求用无菌注射用水重新配制。下面为最终浓度和给药体积：

（1）200U/瓶　配制用无菌水 5.1ml，配制后最终体积 5.3ml，重新配制后的浓度为 40U/ml，可抽取的体积为 5.0ml。

（2）400U/瓶　配制用无菌水 10.2ml，配制后最终体积 10.6ml，重新配制后的浓度为 40U/ml，可抽取的体积为 10.0ml。

3. 从每 200U 小瓶抽取 5.0ml（400U 小瓶取 10.0ml），用 0.9% 氯化钠溶液最终稀释到 100～200ml。由于本品不含任何防腐剂，配制后应立即稀释，不得放置用于以后使用。本品配制后在室温（25℃）及 2～8℃ 下可稳定 12 小时。经稀释后，在 2～8℃ 下可稳定 12 小时。

【操作要点】

1. 静脉滴注，滴注时间为 1～2 小时。

2. 本品应 2～8℃ 贮存。由于本品是一种蛋白溶液，因此稀释后偶尔会出现轻微絮凝（即生成轻度不透明的纤维）。给药时，稀释后的溶液可通过与输液管相连的 0.2 mm 滤器膜过滤（该滤器膜不吸附蛋白或吸附程度甚微）。溶解后如出现不透明颗粒物或变色，则不能使用。

3. 由于本品不含任何防腐剂，配制后应立即稀释，现用现配。

【不良反应】

1. 过敏反应发生率为 6.6%，包括瘙痒、脸红、荨麻疹、血管神经性水肿、胸部不适、发绀、低血压，也有类过敏反应报道。可在使用本品前使用抗组胺药或肾上腺皮质激素以防止过敏反应的发生。

2. 少见不良反应包括恶心、腹痛、腹泻、脸红、疲乏、头痛、发热、头晕、寒战、腰痛、心动过速等。

3. 2～12 岁儿童常见不良反应为呼吸困难、发热、恶心、脸红、呕吐、咳嗽。

【用药宣教】

1. 告知家长用药目的及不良反应。

2. 告知家长静脉输入时不得擅自调节滴速。

【规格】注射剂（冻干粉）：200U、400U。一次性使用安瓿，仅供静脉滴注用。

【贮藏】贮于 2～8℃，应在失效期前使用。

# 第十一章　免疫系统用药

在正常生理状况下，机体的免疫系统将许多致病微生物、异体细胞和发生某种变化后的自身细胞视作"非己"物质，并通过一系列免疫反应清除这些"非己"物质。当机体免疫功能降低时，机体抵抗力就会下降，导致各种感染性疾病的发生；当机体对突变细胞的识别能力下降时，就会导致肿瘤的发生；当机体对"自身"的识别无能为力之时，就会出现多种自身免疫性疾病，如系统性红斑狼疮、类风湿性关节炎、干燥综合征等。儿童免疫系统疾病常见风湿热、川崎病、特发性风湿性关节炎等。免疫调节剂可增强或抑制机体的免疫功能。因此，对感染性疾病（病毒、细菌、真菌、寄生虫）、自身免疫性疾病、肿瘤、器官移植都有着很大的应用价值。但是，应当指出的是，免疫系统是一种非常复杂和精密的平衡系统，而使用药物对其调节和控制则是一个更为复杂的过程，临床用药必须准确适度地选用药物。

## 第一节　免疫增强药

### 静脉注射用免疫球蛋白
### Immune globulin intravenous

【适应证】

1. 用于原发性免疫球蛋白缺乏症，如 X 连锁低免疫球蛋白血症，常见变异性免疫缺陷病，免疫球蛋白 G 亚型缺陷病等。

2. 用于继发性免疫球蛋白缺陷病，如重症感染，新生儿败血症等。

3. 用于自身免疫性疾病，如原发性血小板减少性紫癜，川崎病。

【用法用量】

1. 原发性免疫球蛋白缺乏或低下症　首次剂量为 400mg/kg；维持剂量 200~400mg/kg，给药间隔时间视患儿血清 IgG 水平和病情而定，一般每月 1 次。

2. 原发性血小板减少性紫癜　每日 400mg/kg，连续 5 天，维持剂量每次 400mg/kg，间隔时间视血小板计数和病情而定，一般每周 1 次。

3. 重症感染　每日 200~300mg/kg，连用 2~3 天。

4. 川崎病　发病 10 天内应用，儿童治疗剂量 2.0g/kg，一次滴注。

【操作要点】

1. 用灭菌注射用水将本品溶解至 IgG 含量为 5%。静脉滴注或以 5% 葡萄糖溶液稀释 1~2 倍做静脉滴注，开始滴注速度为 1.0ml/min（约 20 滴/分）持续 15 分钟后若无不良反应，可逐渐加快速度，最快滴注速度不得超过 3.0ml/min（约 60 滴/分）。

2. 治疗的头 1 小时内不良反应多见，故治疗开始时滴速宜慢。

3. 本品应单独使用，不得与其他药物混合输注。

4. 冻干制剂配制时应采用严格无菌操作，按规定量加入灭菌注射用水，轻轻旋摇，避免出现大量泡沫，使其完全溶解。

【不良反应】

1. 过敏反应极其罕见，但有时极其严重，典型表现为滴注后数秒至几分钟出现面部潮红、水肿、呼吸急促、胸闷、低血压、甚至休克或死亡。

3. 非过敏反应较为常见，如出现于滴注 30 分钟内的轻度腰背痛、肌痛、皮肤潮红、轻度畏寒、头晕、周身不适等。少数人可出现支气管痉挛或哮喘，极少数发生溶血性贫血、高渗性肾损害、无菌性脑膜炎、继发性感染乙、丙型病毒性肝炎等。

【应急措施】　如发生过敏反应，应就地抢救。

【用药宣教】

1. 告诉家长本品滴注过程中会有轻度腰背痛、肌痛、皮肤潮红、轻度畏寒、头晕、周身不适等。

2. 告知家长如患儿出现支气管哮喘，应及时报告医护人员。

3. 告知家长静脉输入过程中不得擅自调节液体滴速。

【规格】　注射剂（粉）：1.25g，2.5g，5g。

【贮藏】　贮于2~8℃。

# 第二节　免疫抑制药

## 吗替麦考酚酯
### Mycophenolate Mofetil

【适应证】　用于预防接受同种异体肾脏或肝脏移植患儿的排斥反应。

【用法用量】　根据肾脏移植后儿童的药动学和安全性数据，推荐剂量是吗替麦考酚酯口服 $600mg/m^2$（最大至1g），每日2次。在接受心脏或肝脏同种异体移植的患儿的安全性和有效性尚未确定。

【操作要点】

1. 用药期间应注意定期检查患儿的全血细胞计数，第一个月每周1次，第2、3个月每月2次，之后每月1次至一年。

2. 患儿用药期间如出现任何感染、意外青肿、出血等骨髓抑制症状或轻偏瘫、情感淡漠、意识混乱、认知障碍及共济失调等症状时应立即汇报临床医师。

3. 用药期间应避免接种减毒活疫苗，接种其他疫苗也可能效果欠佳，详细内容应咨询临床医师。

【不良反应】

1. 常见血液系统反应（贫血和白细胞减少），贫血常发于用药30天内，可能严重，但1周后常可好转。白细胞减少常发生于30~180天之间，但粒细胞减少并不多见。

2. 胃肠道反应有腹痛、腹泻、肠炎和呕吐。

3. 可能发生机会感染、全身感染和尿路感染。

【应急措施】 一旦发生感染，应给予抗菌治疗。

【用药宣教】

1. 告知家长由于服用本品的患儿发生皮肤癌的风险增加，故应穿着防护衣或涂抹高防护因子的防晒霜来减少暴露于阳光和紫外线下的风险。

2. 告知家长进食可降低本品血药浓度，故应空腹服药。

【规格】 ①片剂：0.5g。②胶囊剂：0.25g。③注射剂（粉）：0.5g。

【贮藏】 ①片剂：15～30℃，避光保存。②胶囊剂：15～30℃，干燥处保存。③注射剂（粉）：15～30℃，遮光、密闭保存。

## 环孢素

### Ciclosporin

【适应证】

1. 用于防治同种异体器官或组织移植后的排异反应。

2. 用于经其他免疫抑制剂治疗无效的狼疮肾炎、难治性肾病综合征等自身免疫疾病。

【用法用量】

1. 器官移植　初始剂量按体重每日 6～11mg/kg，维持量每日 2～6mg/kg。而正常的用量是器官移植采用三联免疫抑制方案时，起始剂量每日 6～11mg/kg，并根据血药浓度调整剂量，根据血药浓度每 2 周减量 0.5～1mg/（kg·d），维持剂量每 2～6mg/kg，分 2 次口服。在整个治疗过程，必须在有免疫抑制治疗经验医生的指导下进行。

2. 狼疮性肾炎、难治性肾病综合征　每日初始剂量 4～5mg/kg，分 2～3 次口服，出现明显疗效后缓慢减量至每日 2～3mg/kg，疗程 3～6 月以上。儿童用量可按或稍高于成人剂量计算。

【操作要点】

1. 用药前应在 3 个不同时间测量患儿血压，以了解基础血压水平。治疗期间应每日监测血压，如出现高血压，应告知临床医师。

2. 治疗开始前及治疗1个月后应进行血脂测定。

3. 用药期间注意观察患儿有无感染表现，一旦出现立即通知医生。

【不良反应】

1. 常见不良反应　肾功能障碍、高血压、高脂血症、震颤及头痛等。

2. 较常见不良反应　感觉异常、厌食、恶心、呕吐、腹痛、腹泻、肝功能障碍、高钾血症、高尿酸血症、低镁血症、肌痛、牙龈增生伴出血、疼痛、多毛症及疲劳等。

3. 少见不良反应　惊厥、胰腺炎、高血糖、肌无力、脑病征兆、微血管溶血性贫血、运动性多发性神经病、贫血、血小板减少、过敏性皮疹、水肿、体重增加、月经失调及男性乳腺发育等。

【应急措施】同时给予支持及对症治疗。本品不能通过活性炭或透析进行有效的清除，只能采取洗胃、催吐等常规方式清除。

【用药宣教】

1. 告知家长本品可增加发生皮肤癌的风险，故患儿用药期间应避免过度暴露在紫外线下。

2. 告知家长葡萄柚汁可影响本品代谢，提高本品血药浓度，因此应避免同服。用药期间慎食香蕉、菠菜、海带、黄豆、绿豆、葡萄、牛奶等富含钾的食物。

【规格】①软胶囊剂：10mg，25mg，50mg。②口服溶液：50ml：5g。

【贮藏】①软胶囊剂：遮光、密封，阴凉处保存。②口服溶液：遮光、密闭，15～30℃下保存。

## 他克莫司

### Tacrolimus

【适应证】预防肝脏或肾脏移植术后的移植物排斥反应。治疗肝脏或肾脏移植术后应用其他免疫抑制药物无法控制的移植物排斥反应。

【用法用量】对于肝肾移植的儿童服用剂量为按体重计算每日 0.3mg/kg，如不能口服给药，则应给予连续 24 小时的静脉滴注。根据对排异反应的临床治疗效果和患儿的耐受性调整剂量。

【操作要点】

1. 用药期间要监测患儿血压、视力、血糖、血钾、肝功能、心电图等。

2. 静脉滴注时滴速宜慢，控制在 2～6 小时或长至 24 小时滴完。本品可用 5% 葡萄糖注射液和 0.9% 氯化钠注射液稀释后用于静脉滴注。稀释后溶液的浓度应在 0.004～0.100mg/ml 范围内。24 小时总输液量应在 20～250ml 范围内。

【不良反应】偶见心绞痛、心悸、渗液（例如心包积液、胸膜积液）。罕见休克之低血压、心电图异常、心律失常、心房/心室纤颤以及心跳停止、血栓静脉炎、出血（例如胃肠道、大脑）、心力衰竭、心脏扩大、心动过缓。

【应急措施】如发生心室纤颤以及心跳停止，应立即给予急救措施，如心脏电除颤、心肺复苏、吸氧、建立静脉通路。

【用药宣教】

1. 告知家长本品宜空腹服用。

2. 告知家长用药期间注意给患儿做好防晒。

【规格】①胶囊剂：0.5mg，1mg，5mg。②注射剂：1ml：5mg。

【贮藏】①胶囊剂 25℃以下保存。②注射剂：避光贮于 25℃以下。

# 英夫利昔单抗

## Infliximab

【适应证】用于中、重度克罗恩病及中、重度溃疡性结肠炎。

【用法用量】6 岁及 6 岁以上儿童的中、重度克罗恩病及中、重度溃疡性结肠炎：①初始剂量：一次 5mg/kg，第 2 周和第 6 周再分别给药 1 次；②维持剂量：一次 5mg/kg，每 8 周 1 次。

【操作要点】

1. 治疗前，患儿应接受结核菌素皮试。如有潜伏期结核病，应先进行抗结核治疗。

2. 本品静脉滴注时间不得少于 2 小时，输液装置上应配有一个内置的、无菌、无热原、低蛋白结合率的滤膜（孔径 ≤ 1.2μm）。

3. 注射液的配制

（1）将 100mg 本品用 10ml 无菌注射用水溶解。将无菌注射用水沿本品瓶壁注入并轻柔旋转，使本品溶解（不得振荡），如溶解过程中出现泡沫，需静置 5 分钟，稀释后的溶液应为无色或淡黄色，泛乳白色光，可能会有半透明颗粒。

（2）用 0.9% 氯化钠注射液液稀释到 250ml。输注时本品的终浓度应在 0.4～4mg/ml 之间。

【不良反应】

1. 心血管系统　可见颜面潮红、血肿、高血压、低血压、心悸、心动过缓、心包积液、脉管炎（如血栓性静脉炎）。

2. 代谢/内分泌系统　可见发热、乏力、潮热、寒战、水肿、出汗增加。

3. 呼吸系统　可见呼吸困难、鼻窦炎、胸膜炎、肺水肿、上呼吸道感染、下呼吸道感染（包括肺炎）、间质性肺炎、间质性肺纤维化。

4. 肌肉骨骼系统　可见肌痛、关节痛。

5. 泌尿生殖系统　可见泌尿道感染。

6. 免疫系统　可见产生自身抗体（罕见狼疮样综合征），可能与输液反应有关。

7. 神经系统　可见头痛、眩晕、胸痛、癫痫发作、神经性病变、横贯性脊髓炎、格林－巴利综合征、中枢神经系统脱髓鞘性疾病（如多发性硬化症和视神经炎）。

8. 精神　可见失眠、嗜睡。

9. 肝脏　可见肝功能异常、肝细胞损害、黄疸、肝炎（自身免疫性肝炎）、乙型肝炎再活化和肝功能衰竭。

10. 胃肠道　可见消化不良、恶心、呕吐、腹痛、腹泻、便秘、肠梗阻。

11. 血液　可见贫血、败血症、血清病、淋巴结病、血细胞减少（如中性粒细胞减少），特发性血小板减少性紫癜、血栓性血小板减少性紫癜。

12. 皮肤　可见瘀斑、瘙痒、脱发、皮肤干燥、湿疹、荨麻疹、甲真菌病、真菌性皮炎、脂溢性皮炎。

13. 眼　可见结膜炎。

14. 过敏反应　可见过敏性休克，输液反应（为患儿停药的主要原因）。

15. 其他　可见肿瘤、脓肿、结核病（临床常见播散性或肺外结核）、沙门菌病、蜂窝组织炎、病毒性感染和条件性感染（如曲霉病、非结核性分枝杆菌病、球孢子菌病、隐球菌病，念珠菌病、组织胞质菌病、李斯特菌病、肺囊虫病）、侵袭性真菌感染，有些甚至是致死性感染。

【应急措施】

1. 本品过敏多数出现在输液过程中或输液后 2 小时内，症状包括荨麻疹、呼吸困难和（或）支气管痉挛（罕见）、喉头水肿、咽部水肿和低血压。预防性使用对乙酰氨基酚和（或）抗组胺药可减少过敏反应的发生，对以前有过敏史的患儿，可减慢输液速度。如一旦发生过敏，应立即采取治疗措施，病情严重时，应立即停药。

2. 如用药过量（单次给药 20mg/kg 时未出现直接毒性反应），建议立即监测不良反应，并采取适当的对症治疗。

【用药宣教】

1. 告知家长用药目的及不良反应，发现异常及时通知医护人员。

2. 告知家长不得擅自调节液体滴速。

【规格】注射剂（粉）：100mg。

【贮藏】遮光，贮于 2～8℃，不可冷冻。

# 第三节 抗变态反应药

## 氯苯那敏
### Chlorphenamine

【适应证】用于皮肤过敏症：荨麻疹、湿疹、皮炎、药疹、皮肤瘙痒症、神经性皮炎、虫咬症、日光性皮炎。也可用于过敏性鼻炎、血管舒缩性鼻炎、药物及食物过敏。

【用法用量】口服，每日 0.35mg/kg，分 3 次服。

【操作要点】

1. 本品不应与含抗组胺药（如本品、苯海拉明等）的复方感冒药同服。

2. 本品不应与含抗胆碱药（如颠茄制剂、阿托品等）的药品同服。

3. 与解热镇痛药物配伍，可增强其镇痛和缓解感冒症状的作用。

4. 与中枢镇静药、催眠药、安定药，可增加对中枢神经的抑制作用。

5. 本品可增强抗抑郁药的作用，不宜同用。

【不良反应】主要不良反应为嗜睡、口渴、多尿、咽喉痛、困倦、虚弱感、心悸、皮肤瘀斑、出血倾向。

【应急措施】出现出血倾向、过敏时立即通知医生，建立静脉通路，配合医生进行抢救。抢救中毒患儿切忌用组织胺注射解毒。

【用药宣教】

1. 告知家长本品可导致困倦，患儿睡眠时间长不要惊慌。

2. 告知家长用药后如过敏症状无改变要及时与医生沟通。

【规格】①片剂：4mg。②注射剂：1ml:10mg，2ml:20mg。

【贮藏】遮光，密封保存。

## 苯海拉明
### Diphenhdramine

【适应证】用于皮肤黏膜的过敏，如荨麻疹、血管神经性水肿、过敏性鼻炎、皮肤瘙痒症、药疹、虫咬症和接触性皮炎有效；晕动病的防治，有较强的镇吐作用。

【用法用量】口服，体重 >9kg 的儿童每次 12.5~25mg，每日 2~3 次，严重者可肌内注射或静脉注射。

【操作要点】

1. 用药期间要观察患儿反应，出现不良反应立即通知医生。

2. 不可皮下注射，避免引起刺激。

【不良反应】

1. 常见中枢抑制作用，如嗜睡、头晕、头痛、口干、恶心、呕吐等。

2. 少见的不良反应有气急、胸闷、咳嗽、肌张力障碍等。有报道在给药后可发生牙关紧闭并伴喉痉挛。

【应急措施】达中毒量，可用 0.9% 氯化钠注射液洗胃和导泻，抽搐时可静脉注射地西泮控制，低血压者可使用血管收缩药对症治疗，其他包括给氧和静脉输液及支持治疗。

【用药宣教】

1. 用于防治晕动病时，宜在旅行前 1~2 小时，最少 30 分钟前服用。

2. 服用本品后，应减少患儿剧烈活动，宜安静休息为主。

【规格】①片剂：每片 25mg。②注射剂：1ml: 20mg。

【贮藏】密封保存。

## 西替利嗪
### Cetirizine

【适应证】用于季节性或常年性过敏性鼻炎，由过敏原引起的荨麻疹和皮肤瘙痒。

【用法用量】口服：12 岁以上儿童，每次 10mg，每日 1 次或遵医嘱。如出现不良反应，可改为早晚各 5mg。6~11 岁儿童，根据症状的严重程度不同，推荐起始剂量为5mg或10mg，每日1次。2~5岁儿童，推荐起始剂量为2.5mg，每日1次；最大剂量可增至5mg，每日1次，或2.5mg每12小时1次。

【操作要点】

1. 本品不得与茶碱合用。

2. 用药期间观察患儿反应，如出现激动，考虑可能过量，立即通知医生处理。

3. 在特异性皮肤试验、各种特异性变态原激发试验或气道反应性试验前24小时内，应避免服用本品。

【不良反应】不良反应轻微且为一过性，有困倦、嗜睡、头痛、眩晕、激动、口干及胃肠道不适等。

【应急措施】本品无特效拮抗剂，严重超量患儿应立即洗胃，采用支持疗法，并严密观察病情变化。

【用药宣教】

1. 告知家长本品主要不良反应为困倦，服用后宜让患儿安静休息。

2. 告知家长不得擅自增加剂量，以免出现严重不良反应。

【规格】片剂：10mg。

【贮藏】遮光，密封，在干燥处保存。

## 氮卓斯汀

### Azelastine

【适应证】用于过敏性疾病。

【用法用量】口服，6~12岁儿童2mg，每日2次。

【操作要点】

1. 早饭前1小时服用1次，晚上临睡前服用1次。

2. 避免与其他抗组胺药、神经中枢系统抑制药物同服。

【不良反应】主要表现为轻微嗜睡、口干和倦怠等。不良反应率极低，且轻微，患儿对其耐受性良好，一般能自然缓解，不需特别处理。

【用药宣教】告知家长本品主要不良反应为困倦，服用后宜让患儿安静休息。

【规格】片剂：2mg。

【贮藏】密封，干燥处保存。

## 氯雷他定
### Loratadine

【适应证】用于过敏性鼻炎、急性和慢性荨麻疹以及其他过敏性皮肤病。

【用法用量】体重>30kg的儿童口服10mg，每日1次。体重<30kg儿童5mg，每日1次。

【操作要点】

1. 与其他中枢抑制药、三环类抗抑郁药合用，可引起严重嗜睡。

2. 单胺氧化酶抑制剂可增加本品不良反应。

【不良反应】

1. 常见不良反应有乏力、头痛、嗜睡、口干、胃肠道不适包括恶心、胃炎以及皮疹等。

2. 罕见不良反应有脱发、过敏反应、肝功能异常、心动过速及心悸等。

【应急措施】发生嗜睡，心律失常、头痛等症状，立即给予对症和支持疗法。治疗措施包括催吐，随后给予活性炭吸附被吸收药物。如果催吐不成功，则用0.9%氯化钠注射液洗胃，进行导泻以及稀释肠道内的药物浓度，血液透析不能清除本品，还未确定腹膜透析能否清除本品。

【用药宣教】告知家长本品主要不良反应为困倦，服用后宜让患儿安静休息。

【规格】片剂、胶囊剂：5mg，10mg。

【贮藏】2~30℃干燥处保存。

## 孟鲁司特
### Montelukast

【适应证】本品用于15岁及以上患儿哮喘的预防和长期治疗，包括预防白天和夜间的哮喘症状，治疗对阿司匹林敏感的哮喘患儿以及预防运动诱发的支气管收缩。

【用法用量】15 岁及 15 岁以上患有哮喘/季节性过敏性鼻炎的患儿每日 1 次，每次 10mg。哮喘患儿应在睡前服用。同时患有哮喘和季节性过敏性鼻炎的患儿应每晚用药 1 次。

【操作要点】

1. 本品可与食物同服或另服。

2. 建议患儿无论在哮喘控制还是恶化阶段都坚持服用。

【不良反应】

1. 血液和淋巴系统　出血倾向增加。

2. 免疫系统　包括过敏反应的超敏反应、罕见的肝脏嗜酸性粒细胞浸润。

3. 精神系统　包括攻击性行为或敌对性的兴奋、焦虑、抑郁、夜梦异常、幻觉、失眠、易激惹、烦躁不安、梦游、自杀的想法和行为、震颤。

4. 神经系统　眩晕、嗜睡、感觉异常/触觉减退及罕见的癫痫发作。

5. 心脏　心悸。

6. 呼吸，胸腔和纵隔系统　鼻衄。

7. 胃肠道　腹泻、消化不良、恶心、呕吐。

8. 肝胆　非常罕见的肝炎。

9. 皮肤和皮下组织　血管神经性水肿、挫伤、红斑、瘙痒、皮疹、荨麻疹。

10. 肌肉骨骼和结缔组织　关节痛、包括肌肉痉挛的肌痛。

11. 其他紊乱和给药部位　水肿、发热。

【应急措施】患儿出现攻击性行为或敌对性的兴奋、幻觉、易激惹、烦躁不安、自杀的想法和行为时，立即通知医生，遵医嘱用药，必要时给予保护性约束。

【用药宣教】

1. 告知家长急性哮喘发作时不应使用本品。

2. 告知家长服药期间如有牙龈出血。皮肤淤血、瘀斑、柏油样便应停药及时就医。

【规格】片剂：10mg。

【贮藏】避光、密封，在阴凉干燥处保存。

## 酮替芬

### Ketotifen

【适应证】用于过敏性鼻炎，过敏性支气管哮喘。

【用法用量】儿童 4～6 岁，每日 0.8mg；6～9 岁每日 1mg；9～14 岁每日 1.2mg，2 次分服。

【操作要点】

1. 对急症患儿无即刻作用。对哮喘患儿的治疗开始后至少要持续 2 周。

2. 用于长期接受多种激素治疗的患儿时，应在严密观察下缓慢减少激素用量。

3. 不良反应严重时，可暂将剂量减半，待不良反应消失后再恢复原剂量。

【不良反应】

1. 常见有嗜睡、倦怠、口干、恶心等胃肠道反应。

2. 偶见头痛、头晕、迟钝以及体重增加。

【应急措施】患儿发生严重嗜睡、倦怠、口干、恶心等胃肠道不良反应时，应保持呼吸道通畅，建立静脉通路，给予心电监测、心肺复苏等急救措施。

【用药宣教】告知家长服用本品可导致困倦、口干等不良反应，一般数天后会自行消失，不用治疗，如症状持续加重，要及时就医。

【规格】片剂：1mg。

【贮藏】遮光，密封保存。

# 第十二章 水、电解质及酸碱平衡调节药

水、电解质和酸碱平衡是人体细胞进行正常代谢所必需的条件，也是维持人体生命和各脏器生理功能所必要的条件。因疾病、创伤、感染、物理化学因素及不恰当的治疗而使平衡失调时，如果机体缺乏能力进行调节或超过了机体的代偿能力，将会出现水、电解质和酸碱平衡紊乱。水、电解质和酸碱平衡紊乱一旦发生，除了调整失衡，还须针对其原发病进行治疗，但是当疾病发展到一定阶段，水、电解质和酸碱平衡紊乱成为威胁生命的主要因素时，则必须及早发现和纠正以挽救患者的生命。

## 第一节　糖类

### 葡萄糖

### Glucose

【适应证】

1. 补充能量和体液，用于各种原因引起的进食不足或大量体液丢失（如呕吐、腹泻等）、全静脉内营养、饥饿性酮症、低糖血症、高钾血症。

2. 用于配制腹膜透析液、GIK（极化液）以及作为药物稀释剂使用，高渗溶液用作组织脱水剂。也用于静脉法葡萄糖耐量试验。

【用法用量】

1. 用于补充热能　患儿因某些原因进食减少或不能进食时，

一般可予 25% 葡萄糖注射液静脉注射，并同时补充体液。葡萄糖用量根据所需热能计算。

2. 全静脉营养疗法　葡萄糖是此疗法最重要的能量供给物质。在非蛋白质热能中，葡萄糖与脂肪供给热量之比为 2∶1。具体用量依据临床热量需要而定。根据补液量的需要，葡萄糖可配制为 25%～50% 的不同浓度，必要时加入胰岛素，每 5～10g 葡萄糖加入胰岛素 1U。由于正常应用高渗葡萄糖溶液，对静脉刺激性较大，并需输注脂肪乳剂，故一般选用大静脉滴注。

3. 低糖血症　重者可先予 50% 葡萄糖注射液 20～40ml 静脉推注。

4. 饥饿性酮症　严重者应用 5%～25% 葡萄糖注射液静脉滴注，每日 100g 葡萄糖可基本控制病情。

5. 失水　等渗性失水给予 5% 葡萄糖注射液静脉滴注。

6. 高钾血症　用 10%～25% 注射液，每 2～4g 葡萄糖加 1U 胰岛素输注，可降低血清钾浓度。但此疗法仅使细胞外钾离子进入细胞内，体内总钾含量不变。如不采取排钾措施，仍有再次出现高钾血症的可能。

7. 组织脱水　高渗溶液（一般采用 50% 葡萄糖注射液）快速静脉注射 20～50ml。但作用短暂。临床上应注意防止高血糖，目前少用。用于调节腹膜透析液渗透压时，50% 葡萄糖注射液 20ml 即 10g 葡萄糖可使腹膜透析液渗透压提高 $55mOsm/(kg \cdot H_2O)$。

【操作要点】

1. 静脉注射高渗葡萄糖注射液时应注意药液有无漏出血管外，以免引起静脉炎，在同一部位连续注射 5%～10% 浓度的药液时也可发生同一并发症。

2. 不宜做皮下注射，以免引起皮下坏死。

3. 心功能不全者应严密控制滴速。

4. 治疗脑水肿使用高渗溶液时如突然停药，容易发生反跳现象并致使脑水肿再度发生，故不可突然停药，而应缓缓减量直至停用。

【不良反应】

1. 本品高渗液滴注时可出现静脉炎。如用大静脉滴注，静脉炎发生率下降。

2. 高浓度葡萄糖注射液外渗可致局部肿痛。

3. 本品合并使用胰岛素过量、原有低血糖倾向及全静脉营养疗法突然停止时易发生反应性低血糖。

4. 糖尿病、应激状态、使用大量的糖皮质激素、尿毒症腹膜透析患儿腹腔内给予高渗葡萄糖溶液及全营养疗法时可出现高血糖非酮症昏迷。

5. 电解质紊乱或长期单纯补给葡萄糖时易出现低钾、低钠及低磷血症。

6. 原有心功能不全者、高钾血症者及 1 型糖尿病患儿应用高浓度葡萄糖时偶发不良反应。

【应急措施】一旦发生严重不良反应，应立即停药，通知医生及时救治。

【用药宣教】告知家长用药的目的及可能出现的不良反应，严格遵医嘱用药，不得擅自调节滴速。

【规格】注射剂：20ml∶5g，20ml∶10g，100ml∶5g，100ml∶10g，250ml∶12.5g，250ml∶25g，500ml∶25g，500ml∶50g，500ml∶125g。

【贮藏】密闭保存。

# 第二节　盐类

## 氯化钠
### Sodium Chloride

【适应证】各种原因（高渗性非酮症糖尿病昏迷、低氯性代谢性碱中毒等）所致的低渗性、等渗性和高渗性失水。外用冲洗眼部、洗涤伤口等。

【用法用量】

1. 高渗性失水　若患儿休克，应先予氯化钠注射液，并酌情补充胶体，待休克纠正，血钠 > 155mmol/L，血浆渗透浓度 > 350mOsm/L，可予 0.6% 低渗氯化钠注射液。待血浆渗透浓度 < 330mOsm/L，改用 0.9% 氯化钠注射液。补液总量根据下列公式

计算，作为参考：

所需补液量（L）＝［血钠浓度（mmol/L）－142］×0.6×体重（kg）/血钠浓度（mmol/L）

一般第1天补给半量，余量在以后2～3天内补给，并根据心肺肾功能酌情调节。

2. 等渗性失水　原则给予等渗溶液，如0.9%氯化钠注射液或复方氯化钠注射液，但上述溶液氯浓度明显高于血浆，单独大量使用可致高氯血症，故可将0.9%氯化钠注射液和1.25%碳酸氢钠或1.86%（1/6M）乳酸钠以7∶3的比例配制后补给。后者氯浓度为107mmol/L，并可纠正代谢性酸中毒。补给量可按体重或红细胞压积计算，作为参考。

（1）按体重计算　补液量（L）＝［体重下降（kg）×142］/154。

（2）按红细胞压积计算　补液量（L）＝（实际红细胞压积－正常红细胞压积）×体重（kg）×0.2/正常红细胞压积。正常红细胞压积男性为48%，女性为42%。

3. 低渗性失水　当血钠低于120mmol/L时或出现中枢神经系统症状时，可给予3%～5%氯化钠注射液缓慢滴注。一般要求在6小时内将血钠浓度提高至120mmol/L以上。补钠量（mmol/L）＝［142－实际血钠浓度（mmol/L）］×体重（kg）×0.2。待血钠回升至120～125mmol/L以上，可改用等渗溶液或等渗溶液中酌情加入高渗葡萄糖注射液或10%氯化钠注射液。

4. 低氯性碱中毒　给予0.9%氯化钠注射液或复方氯化钠注射液（林格液）500～1000ml，以后根据碱中毒情况决定用量。

5. 口服　用于轻度急性胃肠炎患儿恶心、呕吐不严重者。饮水中加0.1%～1%的氯化钠，每日约10g。

【操作要点】

1. 根据临床需要，检查血清中钠、钾、氯离子浓度，还应检查血液中酸碱浓度平衡指标、肾功能及血压和心肺功能。

2. 浓氯化钠注射液不能做肌内注射或皮下注射，使用前应稀释后缓慢静脉滴注。

【不良反应】输液过多过快，可致水钠潴留，引起水肿、血压升高、心率加快、胸闷、呼吸困难，甚至急性左心衰竭。过多过快给予低渗氯化钠可致溶血、脑水肿等。药物过量可致高钠血症和低钾血症，并能引起碳酸氢盐丢失。

【应急措施】一旦发生严重不良反应，应立即停药，通知医生及时救治。

【用药宣教】

1. 告知家长儿童的补液量和速度应严格控制，不得随意调节滴速。

2. 如患儿出现低钠血症，日常饮食可适当增加食盐量。

【规格】注射剂，10ml：0.09g，100ml：0.9g，250ml：2.25g，500ml：4.5g。

【贮藏】密闭保存。

## 氯化钾

### Potassium Chloride

【适应证】治疗各种原因引起的低钾血症，如进食不足、呕吐、严重腹泻、应用排钾性利尿药、低钾性家族周期性麻痹、长期应用糖皮质激素和补充高渗葡萄糖后引起的低钾血症等。

【用法用量】

1. 口服　宜用本品口服液，$1\sim3g/(m^2 \cdot d)$，分次服用。

2. 静脉滴注　每日 $0.22g/kg$（$3mmol/kg$）或 $3g/m^2$。

【操作要点】

1. 无尿或血钾过高时禁用。

2. 本品不可肌内注射和静脉注射，口服时胃肠道刺激症状较大，宜饭后服用。

3. 静脉滴注氯化钾仅用于严重低钾血症或不能口服、不宜口服（胃肠道梗阻、慢性胃炎、胃溃疡、食管狭窄及溃疡性结肠炎等的患儿）者。

4. 用药期间应监测血钾、血钠及血镁值，同时注意监测心电图、肾功能、尿量及酸碱平衡指标。

5. 静脉补钾的速度一般不超过 $40mmol/L$（$0.3\%$），速度不超过 0.75g/h（10mmol/h），否则易引发局部疼痛及严重心脏不良反应。

【不良反应】

1. 口服可有胃肠道刺激症状，如恶心、呕吐、咽部不适、胸痛（食管刺激）、腹痛、腹泻甚至消化性溃疡及出血。在空腹、剂量较大及原有胃肠道疾病者更易发生。

2. 静脉滴注速度较快、浓度较高或静脉较细时，患儿常感觉疼痛。

3. 静脉滴注过量时，可出现疲乏、肌张力减低、不明原因的焦虑、意识模糊、周围循环衰竭、呼吸困难、心率减慢甚至心脏停搏等。

【应急措施】 一旦发生严重不良反应，应立即停药，通知医生及时救治。出现高钾血症时，做如下处理：

1. 立即停药，不得进食含钾的食物、药物及保钾利尿药。

2. 静脉滴注高浓度葡萄糖注射液和胰岛素，每小时使用10% 或 25% 葡萄糖注射液 300～500ml，每 20g 葡萄糖中加入胰岛素 10U。

3. 如伴有代谢性酸中毒，立即给予 5% 碳酸氢钠注射液，尚无酸中毒及肝功能正常者可用 11.2% 乳酸钠注射液，特别是 QRS 波增宽者。

4. 应用钙剂对抗钾离子的心脏毒性。心电图提示 P 波缺失，QRS 波变宽、心律失常但未使用洋地黄类药物时，可静脉注射 10% 葡萄糖酸钙注射液 10ml，必要时间隔 2 分钟重复使用。

5. 口服聚磺苯乙烯钠，以促进肠道钾离子排出。

6. 肾功能衰竭患儿的高钾血症，可通过血液透析或腹膜透析清除钾离子。

7. 服用袢利尿剂呋塞米、布美他尼等，必要时同时补充0.9% 氯化钠注射液。

【用药宣教】

1. 告知家长本品片剂（包括缓释片）应整片吞服，不得嚼碎。

2. 告知家长可以给患儿多食用含钾高的食物，如橘子、香蕉、海带等。

【规格】①普通片剂：0.25g，0.5g。②口服液：10ml：10g。③注射液：10ml：1g。

【贮藏】密封，干燥处保存。

# 第三节　酸碱平衡调节药

## 碳酸氢钠
## Sodium Bicarbonate

【适应证】

1. 治疗轻至中度代谢性酸中毒，以口服为宜。重度代谢性酸中毒则应静脉滴注，如严重肾脏病、循环衰竭、心肺复苏、体外循环及严重的原发性乳酸性酸中毒、糖尿病酮症酸中毒等。

2. 碱化尿液，以预防尿酸性肾结石，减少磺胺等药物的肾毒性及防止急性溶血时血红蛋白的肾小管沉积。

3. 作为制酸药，治疗胃酸过多引起的症状。

4. 静脉滴注本品可治疗某些药物中毒（如巴比妥类、水杨酸类及甲醇等）。也可用于高钾血症、早期脑栓塞、伴有酸中毒症状的休克及严重哮喘持续状态经其他药物治疗无效的情况。

5. 可作为全静脉内营养要素之一，也用于配制腹膜透析液或血液透析液。

【用法用量】

1. 抗酸或碱化尿液　儿童0.1~0.2g，每日3~4次。

2. 纠正代谢性酸中毒　治疗一般性酸中毒时，可稀释成1.4%的等渗液静脉滴注，用量视病情而定。治疗严重酸中毒，可直接用5%溶液静脉滴注，儿童5~10ml/kg。

【操作要点】

1. 本品不宜与四环素、庆大霉素、苯妥英钠、重酒石酸间羟胺、肾上腺素、多巴酚丁胺及钙盐等药物配伍。

2. 用于治疗强酸中毒时，不宜使用本品洗胃，以免引发急性胃扩张甚至破裂。

3. 静脉给药时需注意

（1）浓度范围为 1.5%（等渗）~8.4%。

（2）应由小剂量开始，根据小时 $CO_3^-$ 浓度、pH 等的变化调整剂量。

（3）滴注 5% 本品溶液时，速度不能超过 8mmol/min（以钠计算）。

（4）心肺复苏时应快速静脉滴注，以解除致命的酸中毒。

4. 存在原因不明的消化道出血、疑似阑尾炎或其他类似疾病时不宜口服。

5. 用药期间需定期检查动脉血气分析（或二氧化碳结合力）、血清 $HCO_3^-$ 浓度、血钠、血钾、血氯、血钙浓度并检测肾功能及尿 pH 值。

【不良反应】

1. 大剂量静脉注射或存在肾功能不全时，可出现心律失常、肌肉痉挛、水肿、精神症状、肌肉疼痛、抽搐、呼吸减慢及口内异味等。

2. 口服后在胃内产生大量二氧化碳，可引起呃逆、腹胀、嗳气及刺激溃疡面等，对严重溃疡病患儿有致穿孔危险，还可导致继发胃酸分泌增加。

3. 长期应用可致食欲减退、恶心、呕吐、尿频、尿急及持续性头痛等。

【应急措施】一旦发生严重不良反应，应立即停药，通知医生及时救治。

【用药宣教】

1. 告知家长服药期间不宜饮用大量牛奶或奶制品，以免产生严重不良反应。

2. 告知家长服药后 1~2 小时内不宜服用其他药物。

3. 告知家长本品用药时间不宜过长，用药 2 周以上无效或复发者不宜再用。

4. 告知家长本品用于制酸时应于餐后 1~3 小时及睡前服用。

【规格】①片剂：0.25g，0.3g，0.5g。②注射液：10ml：0.5g，20ml：1g，100ml：5g，250ml：12.5g。

【贮藏】密闭保存。

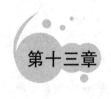

# 第十三章 维生素、微量元素、矿物质类及营养药

维生素是人体维持正常的代谢和各种功能所必不可少的物质。大多数维生素来自我们日常的各种各样的食物，而不能在机体内合成。然而，它们并不存在于体内各种组织，也不能提供能量，但缺少或过多都可给机体带来损害。

不论是胃肠内营养药，或者是胃肠外营养药都是给机体直接提供能量的。在人体不能正常进食各种食物时，就必须依靠这些营养药补充能量，维持机体的生理活动。但临床必须防止使用不当或滥用营养药。

矿物质是自然界形成和蕴藏的。人体的血液、骨骼和腺体等组织中所含有各种恒定的矿物质，在生理功能中起着极为重要的作用。与矿物质相比，体内所含的微量元素极微，但就是这些极微量的元素却是许多酶和维生素所必需的活性因子。某些激素的构成少不了它们，而且还参与了核酸、蛋白质、碳水化合物和脂肪的代谢，在机体的正常生理功能中起着重要的作用。

## 第一节　维生素

### 一、脂溶性维生素

#### 维生素 A
#### Vitamin A

【适应证】主要防治维生素 A 缺乏症。

【用法用量】

1. 用于治疗 1~8 岁儿童，每日 0.5 万~1.5 万 IU，给药 10 日；婴儿，每日 0.5 万~1 万 IU，给药 10 日。

2. 用于预防 每日 3 万~5 万 IU，2~3 次分服，症状改善后减量。

【操作要点】

1. 大剂量本品（25000IU/d）应避免与口服抗凝药合用，因可增强后者降低凝血酶原的作用。

2. 与钙合用可能引起高钙血症。新霉素、矿物油，硫糖铝可干扰维生素 A 的吸收。

3. 维生素 E 可促进维生素 A 吸收、贮存和利用，但过量可能耗竭维生素 A 在体内的贮存。与异维 A 酸的合用可增加维生素 A 的毒性。

【不良反应】

1. 急性中毒症状有恶心、呕吐、昏睡、前囟膨隆、复视和颅神经瘫痪等颅内压增高表现。

2. 慢性中毒症状有烦躁、食欲不振、瘙痒、体重不增，口角皲裂、长骨疼痛、肝脾肿大、手足掌脱屑、颅骨软化和颅内压增高表现。

3. 摄入过量维生素 A，可致严重中毒，甚至死亡。

【应急措施】摄入过多维生素 A 可致急性中毒，出现异常激动、嗜睡、头晕、复视、严重头痛、呕吐、腹泻，婴儿头部出现凸起肿块，并有骚动、惊厥、呕吐等颅内压增高的表现，应立即通知医生，对症处理，配合抢救。

【用药宣教】

1. 告知家长需在专科医生的指导下给患儿用药，因婴幼儿对大量或超量维生素 A 较敏感，应谨慎使用。

2. 服药过程中如患儿出现恶心、呕吐、昏睡、前囟膨隆、烦躁、口角皲裂、食欲不振等症状时，应立即停药并咨询医生。

3. 告知家长富含维生素 A 的食物，多通过食补防治。

【规格】①维生素 A 胶丸：5000IU，2.5 万 IU。②维生素 AD 胶丸：维生素 A3000IU，维生素 D300IU。③浓维生素 AD 胶丸：

含维生素 A 10000IU，维生素 D 1000IU。④浓维生素 AD 滴剂：含维生素 A 50000IU/g，维生素 D 5000IU/g。⑤维生素 AD 滴剂：含维生素 A 5000IU/g，维生素 D 500IU/g。

【贮藏】贮存于棕色瓶内，避光保存。

# 维生素 D
## Vitamin D

【适应证】防治佝偻病、骨软化症。

【用法用量】

1. 治疗佝偻病　每日口服 2500～5000IU，约 1～2 个月后待症状开始消失时即可改用预防量。不能口服或重症患儿，可肌内注射 30 万～60 万 IU/次。如需要，1 个月后再肌内注射 1 次，两次总剂量不可大于 90 万 IU，缺钙患儿如大剂量使用维生素 D，应加服钙剂。

2. 婴儿手足搐搦症　每日口服 2000～5000IU，1 个月后改为每日 400IU。

【操作要点】

1. 用药期间密切观察患儿不良反应，发现异常及时与医生沟通。

2. 严格遵医嘱用药，按时按量发药。

【不良反应】

1. 大量久服（儿童超过每日 20000IU，连续数月），可引起高血钙症，导致食欲不振、口干、恶心、头痛、无力、过敏、酸中毒、呕吐、腹泻，甚至软组织异位骨化等。

2. 肾功能不全者，可出现多尿、蛋白尿、肾功能减退等。

3. 维生素 D 胶性钙可引起过敏性休克。

【应急措施】患儿一旦出现过量反应，除停药外，应给予低钙饮食，大量饮水，保持尿液酸性，同时进行对症和支持治疗，如高钙血症危象时需静脉注射氯化钠溶液，增加尿钙排出，必要时应用利尿药、皮质激素或降钙素，甚至行血液透析，并应避免曝晒阳光，直至血钙浓度降至正常。

【用药宣教】

1. 告知家长用药目的及不良反应，不得随意调节剂量。

2. 告知家长，患儿一旦出现厌食、疲乏、易激动、恶心、呕吐、头痛、便秘、抑郁、幻视、肌肉软弱等情况时，应考虑维生素 D 中毒的可能，及时通知医生。

3. 告知家长，服用本品期间要定期复查血钙等有关指标。

【规格】①维生素 $D_2$ 胶性钙注射液：1ml，10ml。每 1ml 含维生素 D 5 万 IU，胶性钙 0.5mg。②维生素 $D_2$ 胶丸：1 万 IU。③维生素 $D_2$ 片：5000IU。④维生素 $D_3$ 注射液：15 万 IU（0.5ml），30 万 IU（1ml），60 万 IU（1ml）。

【贮藏】避光、密封阴凉处保存。

## 二、水溶性维生素

### 维生素 $B_1$

### Vitamin $B_1$

【适应证】

1. 防治脚气病。

2. 用于多发性神经炎、周围神经炎、中枢神经损伤、心肌炎、营养和消化不良的辅助治疗。

3. 用于肾或肝功能障碍、甲状腺功能亢进、糖尿病、广泛性灼伤、药物成瘾、乙醇或铅中毒、慢性发热、带状疱疹、精神病、慢性腹泻等病的辅助治疗。

【用法用量】

1. 口服　脚气病儿童，每日 10mg，维生素 $B_1$ 缺乏症儿童，每日 10～50mg，分次服。

2. 肌内注射　重型脚气病，每日 10～50mg，每日 3 次，症状改善后可改为口服。

【操作要点】

1. 抗酸药如碳酸氢钠，碱性药物如苯巴比妥、氨茶碱等，均可同维生素 $B_1$ 发生化学反应，引起本品分解变质。

2. 含乙醇制剂可影响本品的吸收。

3. 肌内注射前，应进行皮肤敏感性试验。稀释至 100mg/ml 后，取 0.1ml 做皮试。

【不良反应】

1. 口服本品毒性较低，偶有头痛、疲倦、烦躁、食欲下降、水肿及心律失常。

2. 肌内注射偶可发生过敏反应。

【应急措施】

1. 一旦发生不良反应，应立即停药，通知医生及时救治。

2. 肠胃道外大剂量应用维生素 $B_1$ 产生的过敏性休克可用肾上腺素治疗。

【用药宜教】

1. 告知家长观察患儿神志等情况，发生不良反应立即就医。

2. 告知家长当药品性状发生改变时禁止服用。

3. 告知家长将此药品放在患儿不能接触的地方。

4. 告知家长如正在使用其他药品，使用本品前请咨询医师或药师。

【规格】①片剂：5mg，10mg。②注射剂：1ml∶50mg，1ml∶100mg。

【贮藏】常温保存。

## 维生素 $B_2$

### Vitamine $B_2$

【适应证】

1. 防治维生素 $B_2$ 缺乏症，如眼结膜炎、口角炎、唇炎、舌炎、阴囊炎等。

2. 防治本品缺乏引起的色觉障碍。

3. 治疗难治性低血红蛋白性贫血。

【用法用量】

1. 预防　出生 0~3 岁婴幼儿 0.4~0.8mg，4~6 岁小儿 1.1mg，7~10 岁小儿 1.2mg。

2. 治疗用　12 岁及 12 岁以上儿童，每日 3~10mg，数日后改为补充膳食所需量，每 4 千焦（1 千卡）热量摄入 0.6mg。

【操作要点】

1. 一般治疗时，去除病因，给予富有核黄素的新鲜食物，如动物的肝、肾、心和乳，其他有糙米、菠菜、黄豆和蛋等。

2. 本品宜饭后给药。

3. 本品不宜与甲氧氯普胺合用。

【不良反应】在正常肾功能状态下几乎不产生毒性，服用后尿呈黄色，但不影响继续用药。

【应急措施】一旦发生不良反应，应立即停药，通知医生及时救治。

【用药宣教】

1. 告知家长不宜过量，如发现患儿瘙痒、麻痹、流鼻血、灼热感、刺痛等症状及时通知医生。

2. 告知家长应饭后服用本品。

3. 告知家长服用本品后，尿液可呈黄绿色，属于正常现象。

4. 告知家长必须按推荐剂量服用，不可超量服用。

5. 告知家长富含维生素 $B_2$ 的食物，宜多食用。

【规格】①片剂：5mg，10mg。②注射剂：1ml：1mg，2ml：5mg，2ml：10mg，5ml：15mg。③注射剂（粉）：5mg，10mg，15mg，20mg。

【贮藏】避光保存。

## 维生素 $B_6$

### pyridoxine

【适应证】

1. 防治大量或长期服用异烟肼、肼屈嗪、青霉胺等药物引起的中枢神经兴奋症状和周围神经炎。

2. 用于减轻放疗、化疗及其他药物引起的呕吐。

3. 用于贫血和白细胞减少症。

4. 用于防治婴儿惊厥。

5. 用于辅助治疗脂溢性皮炎、肝炎、动脉粥样硬化等。

【用法用量】

1. 维生素 $B_6$ 依赖综合征　婴儿维持量，每日 2～10mg，终生应用，1岁以上小儿用量同成人。

2. 维生素 $B_6$ 缺乏症　每日2.5～10mg，共3周，然后每日2～5mg，持续数周。

3. 皮下注射、肌内或静脉注射　每次50～100mg，每日1次。用于环丝氨酸中毒的解毒时，每日300mg或300mg以上。用于异烟肼中毒解毒时，每1g异烟肼给1g维生素 $B_6$ 静注。

【操作要点】

1. 不宜应用大剂量维生素 $B_6$ ［超过RDA（1980）规定的10倍以上量］治疗某些未经证实有效的疾病。

2. 给药剂量和时间均不能过长，避免出现维生素 $B_6$ 依赖综合征。

【不良反应】

1. 偶可发生过敏反应。

2. 长期用药可抑制抗凝系统。

【用药宣教】

1. 告知家长患儿如发生手足麻木、周围神经炎等不良反应及时通知医生。

2. 告知家长必须按推荐剂量服用，不可超量服用，用药3周后应停药。

3. 告知家长如服用过量或出现严重不良反应，应立即就医。

4. 告知家长请将本品放在儿童不能触及的地方。

5. 告知家长如正在使用其他药品，使用本品前请咨询医生。

【规格】　①片剂：10mg。②缓释片：50mg。③注射剂：1ml：25mg，2ml：50mg，2ml：100mg。

【贮藏】　避光保存。

## 维生素C

### vitamin C

【适应证】用于防治坏血病、感染性疾病、克山病急性发作、各种贫血、过敏性皮肤病、促进伤口愈合等。

【用法用量】

1. 一般应用　口服或静脉滴注，每日0.25～0.5g（小儿

0.05～0.3g)，必要时可酌情增量。临用时宜用5%或10%葡萄糖注射液稀释后滴注。

2. 治疗克山病　首次剂量5～10g，加入25%～50%葡萄糖注射液中静脉注射。

3. 治疗口疮　将本品0.1g压碎，撒于溃疡面上，每日2次。

【操作要点】

1. 大量服用时，可使大便隐血、尿糖（硫酸铜法）、葡萄糖（氧化酶法）致假阳性，干扰血清乳酸脱氢酶和血清转氨酶浓度的自动分析结果，血清胆红素浓度上升。尿中pH值、草酸盐、尿酸盐和半胱氨酸等浓度增高。

2. 注射液浓度大，不宜静脉直接推注或肌内注射，避免发生血栓或溶血反应。

3. 宜用5%或10%葡萄糖注射液稀释后滴注或加入至25%葡萄糖注射液中静脉缓慢注射。

4. 本品不宜与氨茶碱、博来霉素、头孢唑林、头孢匹林、结合雌激素、右旋糖酐、多沙普仑、红霉素、甲氧西林、青霉素G、维生素K、法华林、重碳酸钠配伍使用。

【不良反应】本品毒性很低，常用剂量无不良反应，长期大量服用可引起腹泻、皮疹、胃酸增加、胃液反流，有时可见泌尿系统结石，尿内草酸盐排出增多，深静脉血栓形成，血液内溶血或凝血等。有时可导致细胞吞噬能力降低。

【用药宣教】

1. 告知家长患儿家属不宜长期过量服用本品，否则，突然停药有可能出现坏血病症状。

2. 告知家长患儿家属每日最大用量不能超过4g，如服用过量或出现严重不良反应，应立即就医。

3. 本品性状发生改变时禁止使用。

4. 请将本品放在儿童不能接触的地方。

5. 如正在使用其他药品，使用本品前请咨询医生。

【规格】①片剂：25mg，50mg，100mg。②注射剂：2ml：0.1g，2ml：0.25g，5ml：0.5g，10ml：2g。③注射剂（粉）：1g。④大容量注射剂：100ml含维生素C 1.0g与葡萄糖5.0g，250ml

含维生素 C 2.5g 与葡萄糖 12.5g，100ml 含维生素 C 2g 与葡萄糖 5g。

【贮藏】避光、密封保存。

# 第二节　矿物质

## 碳酸钙

### Calcium Carbonate

【适应证】用于预防和治疗钙缺乏症，如手足抽搐症、骨发育不全、佝偻病以及儿童钙的补充。

【用法用量】

1. 用于补钙　口服，每日 0.5～3g/d，分次饭后服用。

2. 用于中和胃酸　饭后 1 小时或需要时按体重或年龄给药，2～5 岁，每次给予混悬液 5ml，6～11 岁，每次给予混悬液 10ml；不超过每日 3 次，连续服用最大推荐剂量不超过 14 天。

【操作要点】

1. 本品不宜与洋地黄类药物合用。

2. 大量饮用含乙醇和咖啡因的饮料，均会抑制钙剂的吸收。

3. 大量进食富含纤维素的食物能抑制钙的吸收，因钙与纤维素结合成不易吸收的化合物。

4. 本品与苯妥英钠及四环素类同用，二者吸收减少。

5. 维生素 D、雌激素能增加钙的吸收。

6. 含铝的抗酸药与本品同服时，铝的吸收增多。

7. 本品与噻嗪类利尿药合用时，易发生高钙血症（因增加肾小管对钙的重吸收）。

8. 本品与含钾药物合用时，应注意心律失常的发生。

【不良反应】可见便秘、嗳气，偶见奶－碱综合征，大剂量用药可发生高钙血症，导致钙在角膜及结膜沉积，长期大量服药可导致胃酸分泌反跳性增高。

【应急措施】一旦发生严重不良反应，应立即停药，通知医生及时救治。

【用药宣教】

1. 告知家长本品与牛奶同服，偶致高血钙、碱中毒及肾功能不全，故不建议二者同服。

2. 告知家长用药期间不宜大量进食富含纤维素的食物或大量饮用含咖啡因的饮料，以免降低钙的吸收。

3. 告知家长用药超过 2 周应检测血钙、血磷浓度。

【规格】 ①片剂：0.25g，0.5g。②口服混悬液：148ml：1.84g。③颗粒剂：0.625g。

【贮藏】 密封，干燥处保存。

## 葡萄糖酸钙

### Calcium Gluconate

【适应证】

1. 治疗钙缺乏，急性血钙过低、碱中毒及甲状旁腺功能低下所致的手足搐搦症。

2. 过敏性疾患。

3. 镁中毒时的解救。

4. 氟中毒的解救。

5. 心脏复苏时应用（如高血钾或低血钙，或钙通道阻滞引起的心功能异常的解救）。

【用法用量】

1. 口服 钙缺乏，每次 0.5~2g，每日 3 次。解救氟中毒，服用 1% 口服液。

2. 静脉注射 ①急性低钙血症及过敏性疾病，每次 1g（10% 葡萄糖酸钙 10ml），必要时重复给药。②高镁血症及高钾血症，首剂 1~2g，必要时可重复，每日极量为 10g。③慢性肾功能衰竭时的低钙血症，每日 1~2g。④解救氟中毒，首剂 1g，1 小时后重复给药，如有搐搦可静脉注射 3g，如有皮肤组织氟化物损伤，按受损面积给予 10% 的注射液 $50mg/cm^2$。每日极量 15g。

【操作要点】

1. 本品有强刺激性，必须以 10%~25% 葡萄糖注射液稀释后方可进行静脉注射或静脉滴注。注射宜缓慢，速度不超过50mg/min。如无特殊情况，注射前应将药液加热至37℃。不宜做皮下或肌内注射。

2. 本品与氧化剂、可溶性碳酸盐、磷酸盐、硫酸盐及枸橼酸盐等存在配伍禁忌，不可混用。

3. 静脉注射时可有全身发热感，注射后应平卧片刻。

4. 注射液不可漏于血管外，否则会导致剧痛及组织坏死。如有药液外漏，应立即停用并用氯化钠注射液作局部冲洗，局部给予1%利多卡因、氢化可的松或玻璃酸，热敷并抬高肢体。

5. 脱水或低钾血症等电解质紊乱时应先纠正低钾，再纠正低钙。

6. 静脉注射本品期间，如患儿出现不适或出现明显的心电图异常，应立即停用，待异常消失后再缓慢注射。

7. 本品静脉使用禁止与头孢曲松合用。

【不良反应】

1. 静脉注射可出现全身发热，静脉注射过快可产生恶心、呕吐、心律失常甚至心跳停止。有报道静脉内给药可导致静脉血栓形成。

2. 药物过量或注射过快可导致血钙过高，表现为便秘、嗜睡、持续头痛、食欲不振、口中有金属味、异常口干等，晚期征象表现为精神错乱、高血压、眼和皮肤对光敏感及恶心等。

【应急措施】

1. 一旦发生严重不良反应，应立即停药，通知医生及时救治。

2. 药物过量 轻度高钙血症只需停用钙剂和其他含钙药物，减少饮食中钙的含量。血钙浓度超过2.9mmol/L时，立即采取下列措施：

（1）输注氯化钠注射液，并应用襻利尿剂呋塞米、布美他尼等，加速尿钙排泄。

（2）纠正低血钾、低血镁。

（3）监测心电图，同时使用β肾上腺素受体阻断药，防止严重的心律失常。

（4）必要时进行血液透析，使用降钙素和肾上腺皮质激素。

（5）密切随访血钙浓度。

【用药宣教】

1. 告知家长本品口服给药时宜在餐后服用。

2. 告知家长此注射液为过饱和溶液，遇冷可析出大量沉淀，往往加热也难于溶解，故应在常温下保存。

【规格】①注射液：10ml：1g。②口服溶液：10ml：1g。

【贮藏】密闭保存。

## 葡萄糖酸锌
### Zinc gluconate

【适应证】用于缺锌引起的小儿厌食、生长发育迟缓、营养不良、厌食症、复发性口腔溃疡、痤疮等。

【用法用量】口服剂量均以锌计算，饭后服。小儿 2 ~ 3 岁，每日 10mg；3 ~ 4 岁，每日 12.5mg；4 ~ 6 岁，每日 15mg；每日 6 岁以上 20mg，均分 2 ~ 3 次服用。

【操作要点】

1. 禁与四环素、多价磷酸盐、青霉素等同时服用。

2. 禁与牛奶、面包、植物酸多的食物（如芹菜、菠菜、韭菜、柠檬等）同服。

【不良反应】本品不良反应轻微，偶可引起恶心、胃内不适等消化道反应。

【应急措施】出现胃肠道反应，一般减量或停药，即可减轻或消失。

【用药宣教】

1. 告知家长应避免空腹服药。

2. 告知家长本品过量使用可影响铜、铁离子的代谢。应在确诊缺锌时使用；不可超量使用。

【规格】①片剂：含锌 10mg。②胶囊剂：含锌 25mg。③口服液：10ml/瓶，含锌 10mg。

【贮藏】密闭、避光保存。

# 甘草锌

## Licorzinc

【适应证】

1. 治疗由于锌缺乏症引起的儿童厌食、异食癖、生长发育不良及锌缺乏症。

2. 治疗寻常型痤疮。

3. 用于口腔、胃、十二指肠及其他部位的溃疡症。可用于促进刀口、创伤、烧伤的愈合。

【用法用量】

1. 胶囊剂　1岁以内，40mg/次，2次/天；1~3岁，80mg/d，2~3次/天；3~5岁，160mg/d，2~3次/天；5~10岁，240mg/d，3次/天；10岁以上，250mg/d，3次/天。

2. 颗粒剂　常用剂量为每日按体重0.5~1.5mg/kg元素锌计算，分3次服用。也可按儿童包装规格使用：1~5岁，每次0.75g，每日2~3次；6~10岁，每次1.5g，每日2~3次；11~15岁，每次2.5g，2~3次/天，开水冲服。

【操作要点】

1. 本品勿与牛奶同服。

2. 本品勿与铝盐、钙盐、碳酸盐、鞣酸等同时使用。

【不良反应】　在治疗胃溃疡时，由于用量较大，疗程又较长，个别人可能出现排钾潴钠和轻度水肿，停药后症状可自行消失。

【应急措施】　发生不良反应后，必要时可通过限制钠盐摄入量或加服氢氯噻嗪和枸橼酸钾，或加服小剂量螺内酯对症处理，可不妨碍继续用甘草锌。

【用药宣教】

1. 告知家长应按推荐的剂量服用，不可过量服用。

2. 告知家长餐后服用，可减少锌剂的胃肠道刺激。

【规格】　①胶囊剂：0.25g（相当于含锌12.5mg、甘草酸73.5mg）。②颗粒剂：1.5g（相当于锌3.6~4.35mg，甘草酸25.2mg），5g（含锌12~14.5mg，甘草酸不少于83.4mg）。

【贮藏】　密封，在阴凉（不超过20℃）干燥处保存。

# 附　录

# 附录1　处方常用拉丁词缩写与中文对照表

## 处方常用拉丁词缩写与中文对照表

| 缩写 | 拉丁文 | 中文 |
|---|---|---|
| a. c. | Ante cibos | 饭前 |
| a. d. | Ante decubitum | 睡前 |
| a. h. | Alternis horis | 每2小时，隔1小时 |
| a. j. | Ante jentaculum | 早饭前 |
| a. m. | Ante meridiem | 上午，午前 |
| a. p. | Ante parndium | 午饭前 |
| a. u. agit | Ante usum agitetur | 使用前振荡 |
| Ad．；add | Ad | 到、为、加至 |
| Ad lid | Ad libitum | 随意、任意量 |
| Ad us. ext | Ad usum externum | 外用 |
| Ad us. int. | Ad usum internum | 内服 |
| Alt. die.（a. d.） | Alternis diebus | 隔日 |
| Amp. | Ampulla | 安瓿 |
| Abt. ccen. | Ante coenam | 晚饭前 |
| Aq. | Aqua | 水 |
| b. i. d. | Bis in die | 1日2次 |
| Cap | Cape，capiat | 应服用 |

续表

| 缩写 | 拉丁文 | 中文 |
|---|---|---|
| Caps. gelat. | Capsula gelatinosa | 胶囊 |
| Caps. dur. | Capsula dura | 硬胶囊 |
| Caps. moll. | Capsula mollis | 软胶囊 |
| Collum. | Collunarium | 洗鼻剂 |
| Collyr. | Collyrium | 洗眼剂 |
| Co. | Compcitus | 复方的 |
| Cons | Consperus | 撒布剂 |
| Crem. | Cremor | 乳剂 |
| c. t. | Cutis testis | 皮试 |
| d. | Da, dentur | 给予，须给予 |
| d. d | De die | 每日 |
| Dec. | Decoctum | 煎剂 |
| Deg. | Deglutio | 吞服 |
| Dieb. alt | Diebus alternis | 间日，每隔一日 |
| Dim. | Dimidius | 一半 |
| Div. in p. | Divide in partes | 分……次服用 |
| Div. inpar. aeg | Divide inpartis aegualis | 分成等分 |
| Em. ; emuls | Emulsum, emulsio | 乳剂 |
| Extr. | Extractum | 浸膏 |
| Feb. urg | Febri urgente | 发烧时 |
| Garg. | Gargarisma | 含漱剂 |
| g. ; gm. | Gramma, grammata | 克 |
| h. | Hora | 小时 |
| h. s. s | Hora somni sumendus | 睡觉服用 |

续表

| 缩写 | 拉丁文 | 中文 |
|---|---|---|
| Hod. | Hodie | 今日 |
| In. d | In die | 每日 |
| Inf. | Inrfsum | 浸剂 |
| Inj. | Injectio | 注射剂 |
| i. h. | Injectio hypodermatica | 皮下注射 |
| i. m. | Injectio musculosa | 肌内注射 |
| i. v. | Injectio venosa | 静脉注射 |
| Liq. | Liquor，liquidus | 溶液，液体的 |
| Lit. | Litrum | 升 |
| Lot | Lotio | 洗剂 |
| Mist. | Mistura | 合剂 |
| ml. | Millilitrum | 毫升 |
| mg. | Milligramma | 毫克 |
| Muc. | Mucilago | 胶浆剂 |
| N | Nocte | 夜晚 |
| n. et. m | Nocte et mane | 在早晚 |
| Neb. | Nebula | 喷雾剂 |
| o. d. | Omni die | 每日 |
| Om. bid. | Omni biduo | 每 2 日 |
| Om. hor.（o. h.） | Omni hora | 每小时 |
| Om. man. | Omni mane | 每日早晨 |
| Om. noc.（o. n.） | Omni nocte | 每日晚上 |
| p. c. | Post cibos | 饭后 |
| p. o. | Per os | 口服 |
| Pil. | Pilula | 丸剂 |

续表

| 缩写 | 拉丁文 | 中文 |
|---|---|---|
| p. j. | Post jentaculum | 早饭后 |
| p. m. | Post meridiem | 午后 |
| p. prand. | Post prandium | 午饭后 |
| Pcoen. | Post coenam | 晚饭后 |
| Pro us. ext | Pro usu externo | 外用 |
| Pro. us. int. | Pro usu interno | 内用，内服 |
| Pulv. | Pulvis | 粉剂、散剂 |
| Pt. | Partes | 部分 |
| p. r. n. | Pro kre nata | 必要时 |
| q. d. | Quaque die | 每日 |
| q. i. d. | Quarter in die | 每日 4 次 |
| q. h. | Quaque hora | 每 1 小时 |
| q. 4. h. | Quaque 4 hora | 每 4 小时 |
| Rp. | Recipe | 取 |
| Ser. ; syr. | Sirupu，ssyrupus | 糖浆 |
| Solut. | Solutio | 溶液 |
| Semih. | Semihora | 半小时 |
| Stat. ; st | Statim | 立刻，立即 |
| Supp. | Suppositouium | 栓剂 |
| t. i. d. | Ter in die | 每日 3 次 |
| t. ; tr. | Tinctura | 酊剂 |
| Troch. | Trochscus | 锭剂，糖锭 |
| Tab. | Tabella | 片剂 |
| Ug. ; ung. | Unguentum | 软膏 |
| Us. ext. | Usus externus | 外用 |

# 附录2　儿童用药剂量的计算方法

1. 按体重（kg）计算法先根据年龄估计体重，再由体重计算剂量：

1～6个月儿童体重（kg）＝月龄×0.6＋3

7～12个月儿童体重（kg）＝月龄×0.5＋3

1岁以上儿童体重（kg）＝月龄×2＋8

儿童用药剂量＝估计体重(kg)×成人剂量/60kg(成人体重)

2. 按年龄计算法（见附表）

### 附表　按年龄用药计算法

| 年　　龄 | 相当于成人用量的比例 |
| --- | --- |
| 初生～1岁 | 1/24～1/12 |
| 1～2岁 | 1/8 |
| 2～4岁 | 1/6 |
| 4～6岁 | 1/4 |
| 6～8岁 | 1/3 |
| 8～12岁 | 1/2 |
| 12～15岁 | 3/5 |
| 15～18岁 | 3/4～1 |

3. 接体表面积（$m^2$）计算剂量法。有些药物的使用剂量是根据体表面积计算的，小儿的体表面积也可通过下列公式计算：

体表面积$(m^2)$＝0.0061×身高(cm)＋0.0128×体重(kg)－0.1529

或　体表面积$(m^2)$＝体重（kg）×0.035＋0.01

体表面积可以通过下图确定。在身高和体重的相应点上画一根横切体表面积标尺的直线，切点上的数据即是所求之体表面积（附图）。

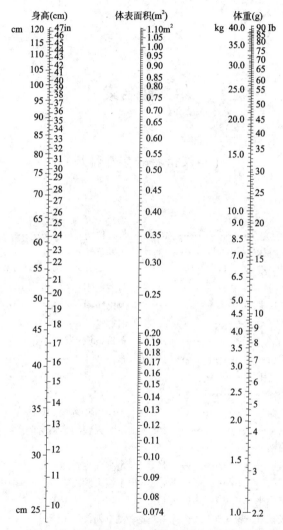

在身高和体重的相应点上面一根直线，横断体表面积的标尺，
其切点上的数据即所求体表面积

附图　儿童表面积

# 中文药名索引

## （按汉语拼音字母排序）